のどを鍛えて誤嚥性肺炎を防ぐ！

嚥《えん》下《げ》トレーニング

1日5分で「飲みこみ力」に差がつく！

一般社団法人
嚥下トレーニング協会代表
耳鼻咽喉科専門医
浦長瀬昌宏 著

Mates-Publishing

はじめに

飲みこみ力が弱くなると、さまざまな問題が起こります。その代表が「誤嚥性肺炎」です。この病気は食べものや唾液が、細菌とともに誤って気管に入りこむことによって発症します。また、死亡事故としてはもっとも多い「窒息事故」も飲みこみ力の低下が原因です。

そして、もっともつらいのが楽しい食事もできなくなること。好きなものを食べられず、食欲や生活全体への意欲もわかなくなってしまいます。これらを防ぐためには、元気なうちからトレーニングをし、飲みこみ力を落とさないようにすることが必要です。

では、どのようなトレーニングが必要なのでしょうか。今まだ健康に暮らしているみなさまに必要なのは、飲みこむ動作を理解して、飲みこみ方そのものを練習するトレーニングです。ほとんどの人は、どのように飲みこんでいるかを理解できていません。一日約700回飲みこんでいるにもかかわらず、ほとんどの人がその動作をわかっていないのです。

首の前を触りながら飲みこむと動くところがあります。これを喉頭（のどぼとけがあるところ）といいます。飲みこむ動作は、この喉頭が上に動くことです。運動の原理から考えれば、のどぼとけをしっかりと動かす訓練をすれば、効果的に飲みこみ力を高めることができます。

この本を読んで、ぜひ、本当の飲みこみ力をつけてください。

前回から5年ぶりに本を改訂いたしました。前回と比べ、「飲みこみ方」の指導をより丁寧に説明しました。前作をお読みの方も、ぜひご一読ください。

※本書は2015年発行の『健康長寿は「飲み込み力」で決まる! 100歳まで「食」を楽しむための嚥下トレーニング』の増補改訂版です。

目次

第5章 「飲みこみ力」の低下で起こる危険な病

第1章

「飲みこみ力」はだれでも衰える

生きるために絶対必要な「飲みこみ力」

「飲みこみ力」とは

「飲みこみ力」とは食べものや飲みものを、のどから食道に送りこむ能力のことです。

飲みこむことを医学用語で「嚥下《えんげ》」といいます。「飲みこみ力」＝嚥下機能は、人が生きていくうえで、もっとも大切な機能のひとつです。

「飲みこみ」ができないと、食べられない

食べるためには、口の中に食べものを入れる（摂食）。食べものの形を整える（咀嚼《そしゃく》）。食べものを飲みこむ（嚥下）。この3つの動きが必要です。

食べる動作のなかでもっとも重要なのは「嚥下」です。なぜなら、嚥下は、完全に自力で行わなければならないからです。食べものは口に入れてもらえます。飲みこみやすく整えてもらうこともできます。しかし、飲みこむのを手伝ってもらうことはできません。

つまり、飲みこめなくなると、食べることはできないのです。

信じられないかもしれませんが、いま食べものを飲みこめない人が激増しています。多くの人が、口から食べることに不自由する「嚥下障害」に苦しんでいるのです。

では、どうしてそのようなことが起こるのでしょう。

飲みこむことは一見簡単にできそうです。口に食べものを入れ、かめば、あとは勝手に胃まで食べものが流れこみそうに思えます。

しかし、この飲みこみは、さまざまな器官がタイミングよく動いて成立しています。人は、たった0・7秒という短い時間で、喉頭（のどの一部）をもち上げ、舌を動かして、食べものを飲みこんでいるのです。

年齢とともに「飲みこみ力」は低下する

脳梗塞、パーキンソン病といった病気にかからなけ

れば「飲みこみ力」は弱くならないのでは？と思うかもしれません。

確かに、そのような病気にかかると、「飲みこみ力」は大きく低下します。

しかし、重い病気にならないと衰えないというのは誤解です。病気とは関係なく、年をとると「飲みこみ力」は確実に低下します。なぜなら、老化によって、喉頭と舌の機能が弱くなるからです。

耳鼻咽喉科の外来をしていると、のどの症状を訴える患者さんを多く診察します。そのとき、内視鏡という小型カメラで、のどを確認すると、高齢者ののどに唾液がたまっていることがよくあります。これは、「飲みこみ力」が弱っている証拠です。

通常の場合、のどに唾液がたまらないよう、人は無意識のうちに唾液を飲みこみ続けています。

ところが、のどの感覚が鈍り、筋力が弱くなると、のどに唾液がたまってしまいます。のどの違和感を訴えて耳鼻咽喉科を受診する人の約30％が飲みこみに問題があると報告されています。つまり、それだけ多くの人がすでに「飲みこみ力」が弱くなってきているのです。

「飲みこみ力」は喉頭と舌の機能

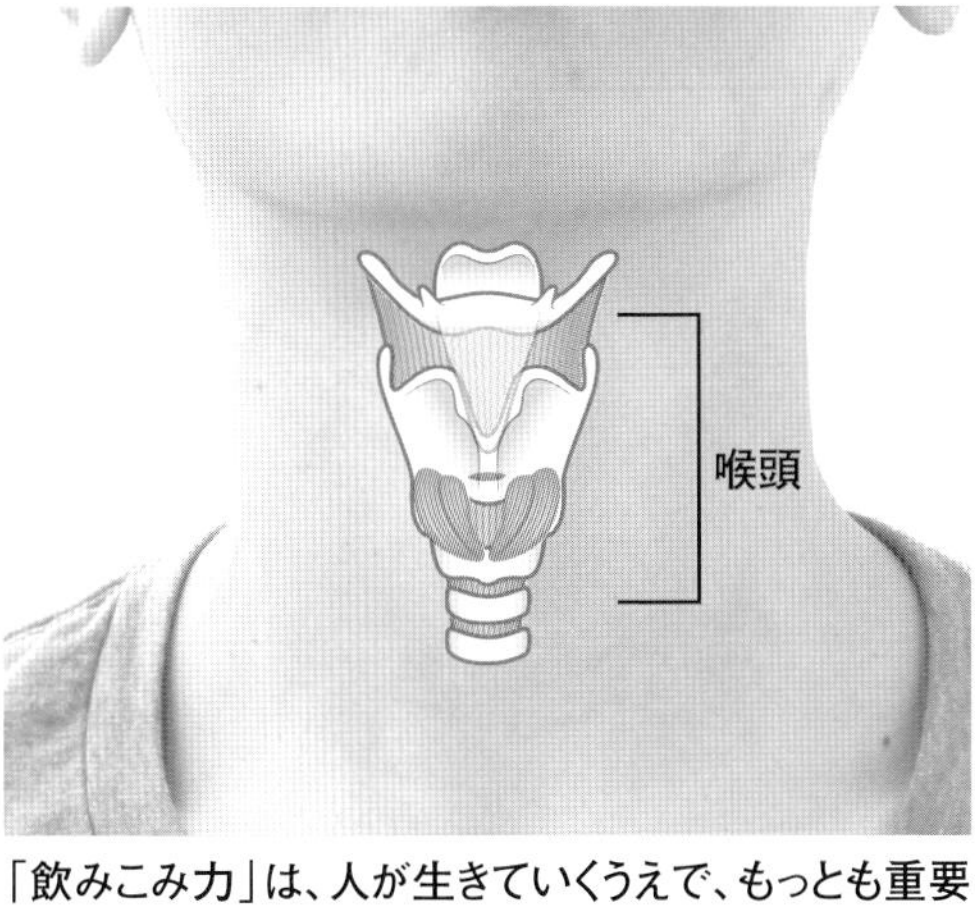

「飲みこみ力」は、人が生きていくうえで、もっとも重要な機能のひとつです。飲みこめなければ、食べることはできません。
飲みこむことを「嚥下」といいます。嚥下を理解することで、「飲みこみ力」を高めることができます。

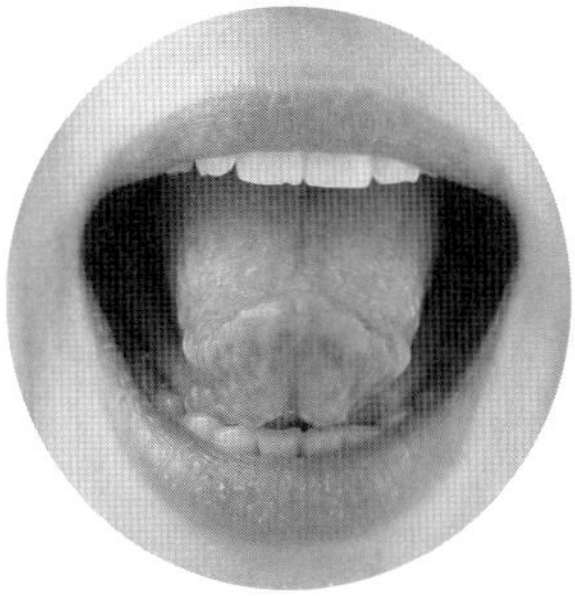

人は、喉頭と舌を巧みに動かして、食べものを飲みこんでいます。

誤嚥性肺炎、窒息、認知症…命にかかわる病気になる

いまは、ちゃんと食べられているから安心と思っていませんか？　「飲みこみ力」が弱くなると、とりかえしのつかない問題がいろいろと起こります。

「誤嚥」で起こる問題

「誤嚥」とは、本来なら食道に送られるべき食べものや唾液が、気管や肺に流れこんでしまうことです。うまく飲みこめないと、むせたり咳きこんだりしてしまいます。それが「誤嚥」の症状です。

人は気管を通して、空気を肺に送りこんでいます。ですから、気管に異物が入ると、呼吸機能に異常をきたします。

①誤嚥性肺炎

誤嚥性肺炎は、気管に流れこんできた異物を足がかりにして、細菌が肺に感染して起こる病気です。高齢者の肺炎の約40～50％が誤嚥性肺炎といわれています。

②窒息

窒息とは、大きな異物が気管に入ってしまい、呼吸ができなくなってしまうことです。5分以上呼吸が停止すると、脳に重大な障害が起こります。

飲みこむタイミングが悪いと、もちなどの食べものや入れ歯などの異物が、食道ではなく、気管に入ってしまうのです。

「栄養不足」で起こる問題

飲みこめなくなると、食事量が減ってきます。食べている間にむせたり、引っかかったりするため、食べる量が減ってくるのです。栄養不足は、からだすべてに影響を与えます。

脚の筋肉が弱くなれば、歩けなくなります。骨が弱

くなれば、骨折します。さらには、栄養が足りなくなれば、脳の機能も低下します。きちんとバランスのとれた栄養摂取をすることが、健康的な生活には必要なのです。

①サルコペニア

サルコペニアとは、筋肉量が減り、からだの機能が低下する状態のことです。飲みこむ動作そのものも筋肉による運動ですから、老化による嚥下障害もサルコペニアが原因のひとつです。

サルコペニアの予防には、適切な栄養摂取が必要です。なぜなら栄養不足になると、からだの機能を維持できないからです。

歩く、走るといった運動で脚の筋肉を維持することは重要です。しかし、筋肉を維持するためには、たんぱく質などの筋肉の原料をしっかり摂取しなければならないのです。

②認知症

手や脚と同様に、脳もからだの器官ですから、適切な栄養補給が必要です。もし、栄養不足になると、脳の機能が弱くなり、思考力が低下してしまいます。

脳血管障害やアルツハイマー病は、認知症の原因として広く知られています。悪い生活習慣は、これらの病気の原因になります。

活動量を上げることや頭を使うことは、認知症を防ぐために重要です。しかし、それと同時にしっかりと栄養摂取することが重要なのです。

「飲みこみ力」が弱くなると…

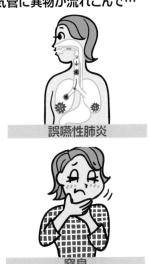

気管に異物が流れこんで…

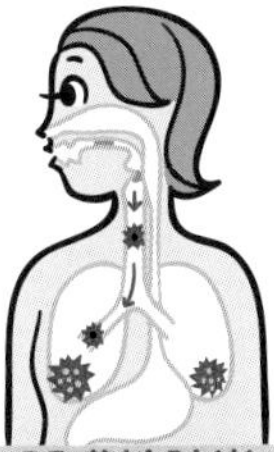

誤嚥性肺炎

窒息

栄養不足になって……

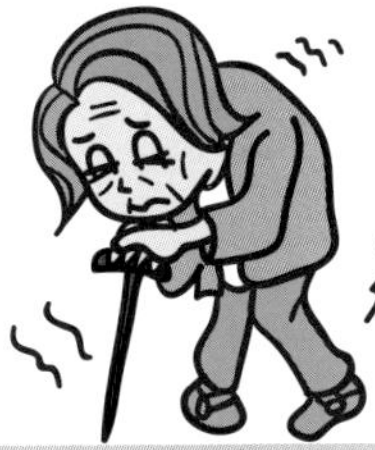

サルコペニア

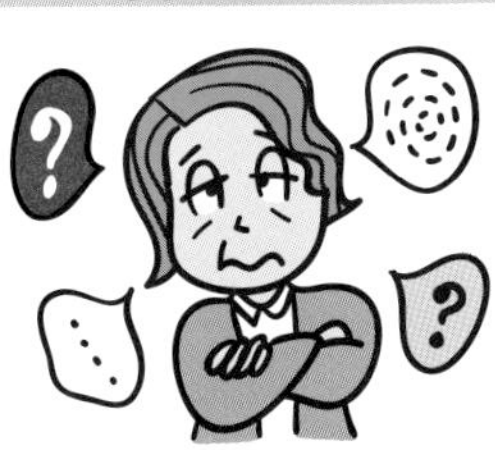

認知症

「飲みこみ力」が弱くなると、生命にかかわる重大な疾患や事故が起こる可能性が高くなります。

「飲みこみ力」が弱くなった状態

「飲みこみ力」がどれくらい弱くなったら医療機関で診てもらえるのか？

「飲みこみ力」が弱くなってきた状態を「嚥下障害」といいます。

では、どれくらい「飲みこみ力」が弱くなったら、リハビリなどの訓練が始まるのでしょう。

嚥下機能を調べる簡単な検査のひとつに、反復唾液嚥下テストがあります（下図）。

このテストを試してみてください。もし、唾液が出なければ、お茶やお水を口に含んでもらってもかまいません。

3回以上できましたか？　これができなかった人はいないのではないでしょうか。

嚥下にかかる時間は、0・7秒ですから、30秒で2回しかできないというのは、かなりの機能低下です。

つまり、素人目にも明らかに「飲みこみ力」が弱くなった状態でないとなかなか医療による介入は行われないのです。つまり、「飲みこみ力」が少し弱くなったくらいでは、リハビリ対象にはならないのです。

嚥下障害患者の「飲みこみ力」

反復唾液嚥下テスト

唾液の飲みこみをくり返して、30秒間で何回できるかを調べる。

- ●6回以上できれば問題なし
- ●3～5回で要注意
- ●2回以下しかできなければ嚥下障害

「飲みこみ力」が極端に弱くなった状態を「嚥下障害」といいます。簡易検査では、30秒に2回以下しか飲みこめない状態が嚥下障害。ふつうに生活しているときには、想像もつかないくらい厳しい状態です。

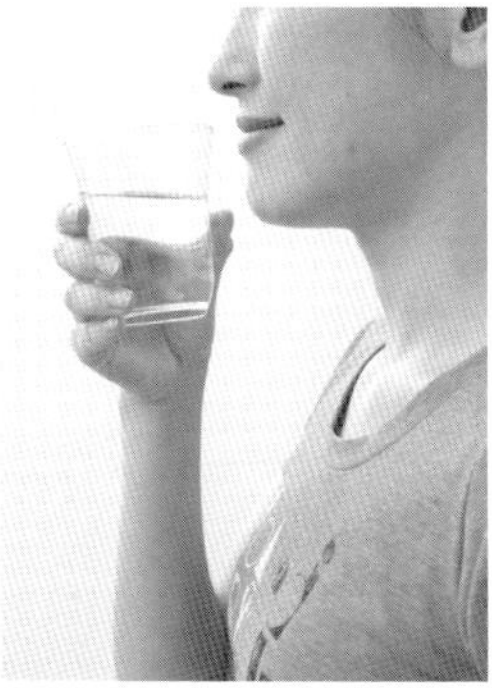

気づかないうちに弱くなる「飲みこみ力」

飲みこむ、息をするといった行為は、命にかかわります。そのため、人は無意識のうちに、これらの行為をしています。たとえば、人は呼吸を1分間で20回、1日あたりに換算すると2万8800回も息をしています。

嚥下の場合はどうでしょう? のどをきれいにするために、人は1日約700～1000回も飲みこんでいます。しかし、呼吸や飲みこみをこれだけの回数を行っている実感はありません。なぜなら、どちらも意識せずに行えるために、できて当たり前と考えてしまうからです。

しかし、「飲みこみ力」は、老化によって確実に弱くなります。

次のような研究があります。60歳以上で、嚥下障害をきたしうる基礎疾患がない高齢者(平均年齢68・2歳)を対象に、飲みこむときに、のどの中を内視鏡で観察する検査を行いました。その結果、飲みこみ力が弱くなり、のどの中に唾液がたまっている人は全体の65%、一回で飲みこみきれず、のどの中に残ってしまう人は58%もいると報告されています。実際に、耳鼻科外来にも、のどに痰がたまっていると訴える人が多くきますが、かなりの割合で、飲みこみきれていない唾液がのどの中にたまっている場合が多いのです。

一般的に、嚥下障害というと、通常の食事がうまく食べられない状態と考えますが、それよりもかなり前の段階で、実際に飲みこむ力の衰えはあらわれてきているのです。

75歳以上になると、ほぼ全員に何らかの嚥下機能の低下が認められるといわれています。「自分はまだまだ大丈夫!」と思っていても、年をとってくると気がつかないうちに確実に飲みこむ力が衰えてくるのです。ですから、嚥下障害を他人事だと思わず、できるだけ早くから対策を打ちましょう。

健康な高齢者でもすでに嚥下障害になっている

嚥下内視鏡検査	
のどの中に唾液がたまる (喉頭蓋谷・梨状陥凹の唾液貯留)	65%
飲みこむ反応が遅くなる (声門の閉鎖反射・嚥下反射の減弱)	47%
しっかりと飲みこめていない (咽頭クリアランスの低下)	58%

健常高齢者63名　年齢60～87歳(平均68.2歳)
兵頭政光 :加齢に伴う嚥下機能の変化様式. 耳展, 52: 282-288, 2009.

老化で重症の嚥下障害になるともう手遅れ

飲みこめなくなってから、治せばいい。と思うかもしれません。しかし、老化で重症の嚥下障害になってしまうと、元通りに食べられるようになるのは、ほぼ無理なのです。

理由は2つあります。

①嚥下障害が、悪循環でどんどん悪くなる

嚥下障害になると、日常生活に最低限必要なエネルギーを摂取することができず、体力や抵抗力がなくなってしまいます。

つまり、病気を治すには、しっかり食べて体力をつけなければならないのに、それができなくなるのです。それゆえ、そのような状態になってから治そうと努力しても、なかなか回復させることはできません。

脚の筋肉が弱れば、歩くことができなくなります。骨が弱くなれば、骨折しやすくなります。また、免疫力も弱くなるので、簡単に風邪をひいたり、重い感染症にかかったりしやすくなります。

そうなると、健康的な生活ができなくなり、ついには、寝たきりになってしまうのです。

そのような状況は、さらに嚥下障害を悪化させます。歯を磨けなくなると、口の中が汚くなります。汚くなった唾液が気管に流れこむと、誤嚥性肺炎を引き起こしてしまいます。また、からだ全体の筋力が衰えるため、呼吸筋も弱り、うまく異物を気管が出せなくなっ

嚥下障害で起こる負のスパイラル

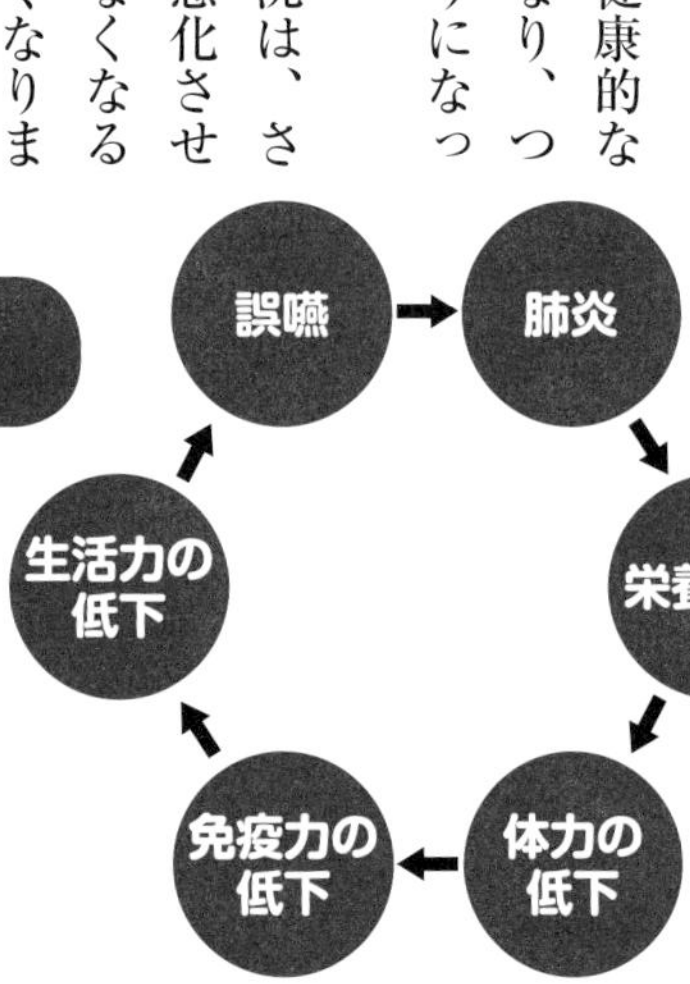

嚥下障害になると、必要なエネルギーを十分に摂取することができないため、通常の生活ができなくなります。そのため、よりいっそう、肺炎などの病気にかかりやすくなります。

てしまいます。

嚥下障害になると、このような悪循環でどんどん症状が悪化してしまいます。このような負のスパイラルに陥る前に、予防しなければいけないのです。

②飲みこみ力そのものを改善させるリハビリは行われない

嚥下障害になると、嚥下のリハビリテーションが行われます。リハビリと聞くと、行えば、どんどん飲みこめるようになるようなイメージがわきますが、そうではありません。

嚥下リハビリは、状態を見ながら食べものの形態や量、食べる姿勢を調整することがおもな内容です。つまり、リハビリでは、患者の飲みこみ力に応じて、食べるものを変えるだけというのがほとんどなのです。ですから、リハビリで、飲みこみ方が指導され、どんどん飲みこめるようになるわけではありません。

まったく口から飲みこめない場合だと、のどの粘膜を冷たい綿棒で刺激したり、声を出したり舌を動かしたりする程度の訓練しか行われません。それは怠慢ではなく、そうする以外に方法がないからです。

医療機関が介入する状態では、理解力も低下していることが多く、どのように飲みこんでいるかを理論的に指導することはできません。また、飲みこみ力が衰えているため、ふつうの食事や液体を飲みこませようとしても、高い確率で誤嚥してしまいます。そうなると、肺炎や窒息事故を引き起こしかねませんから、無理をさせることはできないのです。

もちろん、リハビリは必要です。なぜなら、リハビリを行わないと、まったく飲みこまない状態が続くため、急激に飲みこみ力は弱くなってしまうからです。

老化で嚥下障害になると、リハビリを行っても、少しずつ「飲みこみ力」が弱くなっていき、最終的には、口から食事がとれなくなってしまうのです。

くり返される「飲みこみ力」の悪化

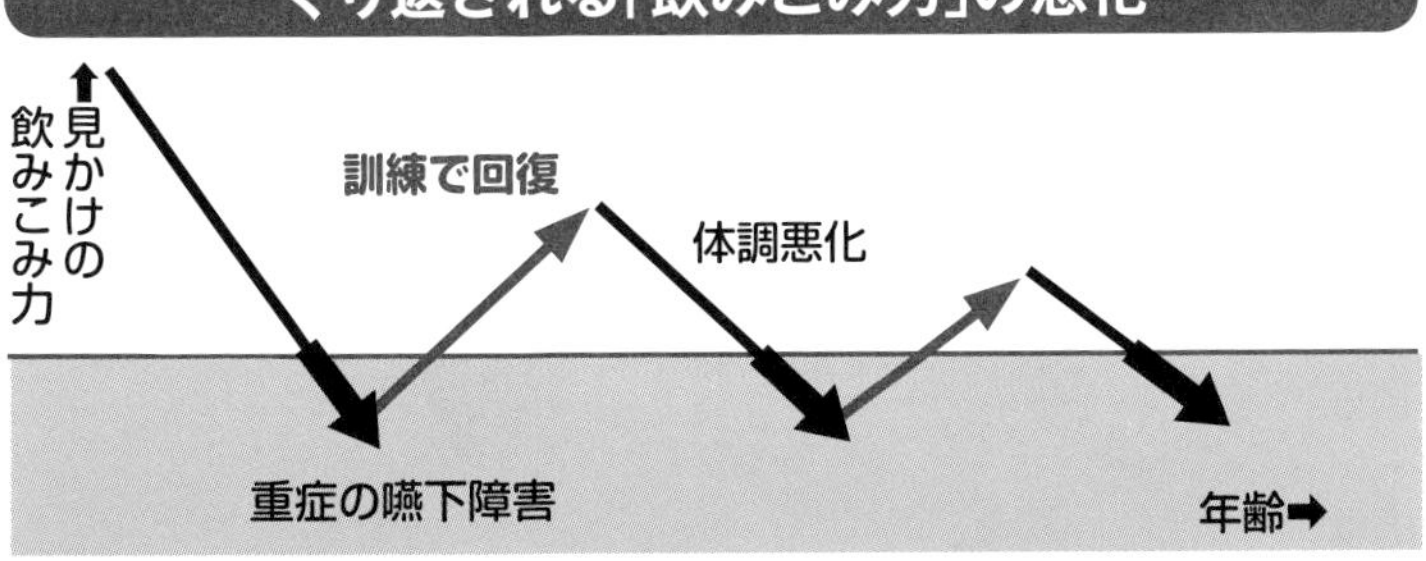

老化で嚥下障害になると、リハビリで「見かけの飲みこみ力」を回復しても、完全には戻らず、再び「飲みこみ力」が悪化する可能性が高くなります。これをくり返すと、ずっと嚥下障害が続きます。

現実を直視して、必要な対策を

嚥下ケアは、施設も人材も不足している

嚥下障害になると、食事に介助が必要です。しかも、3食すべてですから、介助は長時間になります。また、しっかりと嚥下障害を診療するには、医師や言語聴覚士などさまざまな職種が必要です。そのため、患者が増えるとそれにあわせて、多くのマンパワーが必要になるのです。

すでに、介護施設・人材も不足しています。そして将来、さらに高齢化が進みますから、状況は悪化します。65歳以上の高齢者数は3588万人（2019年）で、総人口に占める割合は28・4％。実に日本人の約3割が65歳以上です。もちろん、最近は65歳といっても、お元気な方も多く、すぐに飲みこめなくなるわけではありません。しかし、65歳以上になれば、のどの力は確実に衰えています。そして、ほぼ全員の嚥下機能が弱くなる75歳以上の人口に占める割合は2030年には19・2％。14・7％（2019年）から急増します。高齢化にともない、嚥下障害は急激に増加していきます。このペースで嚥下障害が増え続けると、十分な嚥下ケアを供給し続けるのは、ほぼ不可能です。

そのような将来に国は対応できないでしょう。老化による嚥下障害の患者に従来の嚥下リハビリを続けても、現状維持が精いっぱいで、飲みこめるように機能が改善されていくわけではありません。対費用効果を考えると、今後、多くの予算が嚥下ケアに投入されることはないでしょう。

嚥下ケアを行っても、最終的には飲みこみ力は衰えていきます。ですから、施設に入所している人の多くが、胃ろうや経鼻チューブで栄養を補給している状況です。そのような方法で栄養補給をすることが、倫理的・経済的に正しいことなのかは疑問があります。もうすでに、欧米では、延命処置としての胃ろうは作製しないようになっています。高齢化の現状を考えると、

日本も欧米と同じように、飲みこめなくなれば「寿命」という考えになるでしょう。

理想的な嚥下ケアの推進は社会の負担になる

高齢者にできるだけ口から食べてもらう嚥下ケアは大切です。しかし、そこで行われるのは、飲みこみやすい食べものを提供したり、食べるときに介助したりすることがほとんどです。患者さんの自立的な努力はほとんどありませんから、嚥下ケアの充実度は、どれだけ介助者が手を入れるかで決まります。そうなると、嚥下ケアを充実させようとすればするほど、介助者に努力を強いることになるのです。

さらに高齢化が進み、介助の人手不足が深刻になると、どんな人でも口から食べてもらうという目標は、高すぎるハードルになるでしょう。嚥下ケアを厳しく求められれば、施設を運営できなくなり、入所を断られようになるかもしれません。もし、理想的な嚥下ケアをすることが当然視されて、家族でケアすることになったら、働けなくなり生活が崩壊してしまう危険すらあるのです。理想の実現を介助者の頑張りにまかせてしまえば、負担は想像を絶するものになります。高い目標をもつことは大切なことですが、その目標が義務化されるようになると、社会にとって高いハードルになってしまうのです。

将来を考えると、飲みこみ力が衰えきる前に、自分自身で嚥下機能を維持改善できるようにすることが社会的にも必要なのです。

日本の年齢区分別将来人口推計〈総人口比〉(%)

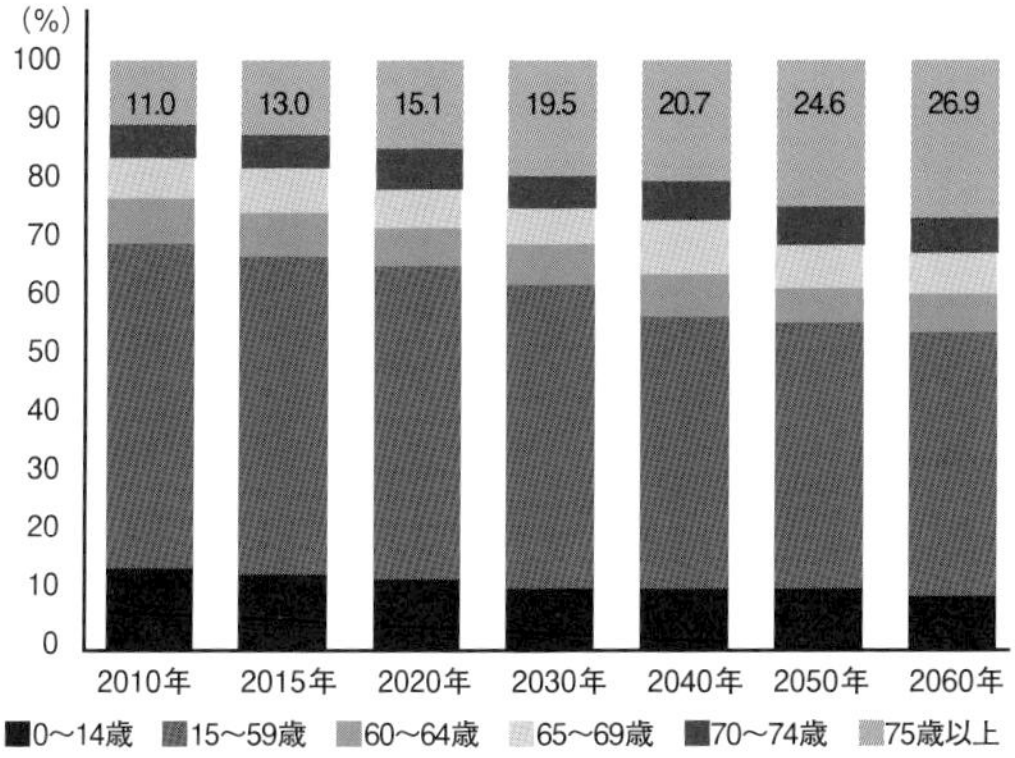

●2015年版高齢社会白書

摂食・嚥下障害者の割合(%)

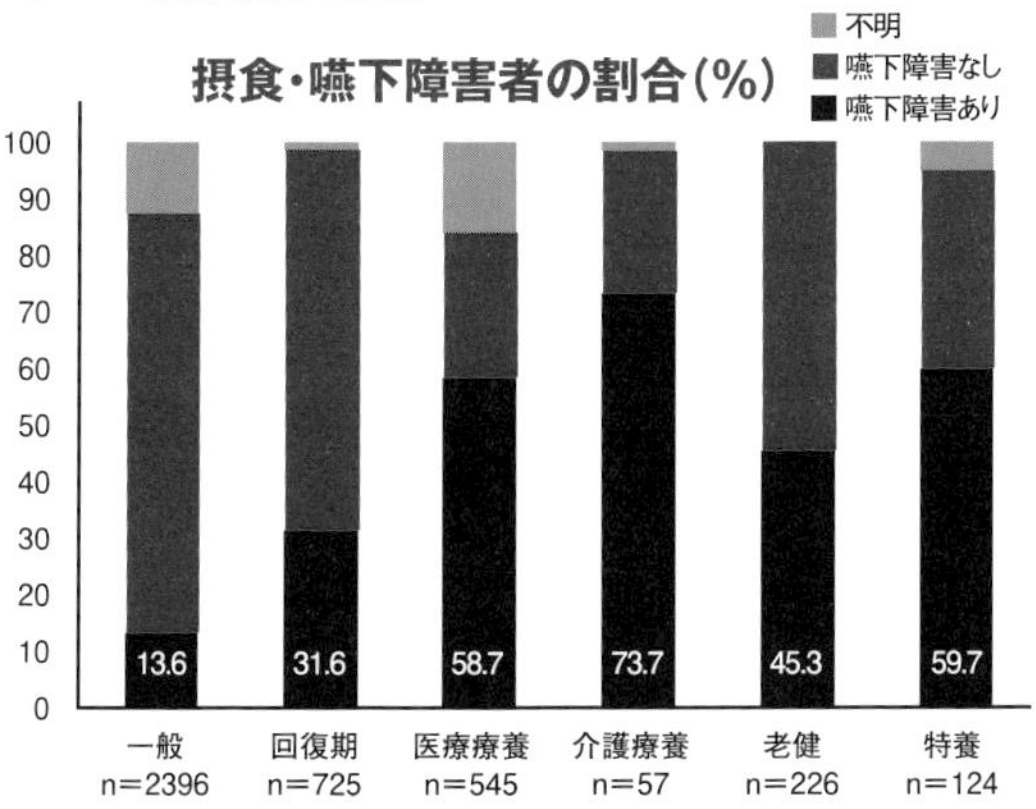

●摂食嚥下障害に係る調査研究事業報告書
平成24年 独立行政法人国立長寿医療研究センター

早期介入でレベルの高い訓練を

「飲みこめないから訓練する」から「飲みこめるうちに訓練する」

　これまでの嚥下ケアは、食べものにとろみをつけるといった「飲みこみやすいものを食べてもらう」ことが中心です。しかし、このような介助を続けていても、残念ながら飲みこみ力は改善しません。たとえば、歩くと転倒しやすくなったので、家を改造してバリアフリーにしたとしましょう。段差がなくなり、エレベータが設置されたので、転倒することはなくなるでしょう。しかし、階段を上ることがなくなり、家の中で歩くことが減ったら、歩く機能は衰えるしかありません。

　それと同じように、むせることが増えたからといって、食べるものにとろみをつけてしまえば、飲みこみ力はさらに衰える一方です。しかし、それがわかっていても、無理に飲みこませると誤嚥が起こる確率が高いので、食べものの形態や量の調整をするしかないのです。

　一方、まだ十分に飲みこめる状態で訓練を始めれば、誤嚥せずに訓練をすることができます。実際に水を飲みながら、飲みこみ方の練習をすれば、どうすれば誤嚥せずに飲みこめるのかをからだで覚えることができるのです。また、それをくり返すと、余裕をもって飲みこめる「のど」をつくることができます。

　これまでの嚥下ケアでは、始めるのが遅く、理解力が衰えた人を対象とせざるえないため、「飲みこみ方」を指導することはほとんどありませんでした。

　まだまだ飲みこめるから、嚥下の訓練は不要と思っている人が多いのです。また、嚥下ケアは飲みこみにくくなってから行うものだという、思いこみもあります。しかし、老化で重症の嚥下障害になると、根本的に改善させる方法はありません。ですから、まだ大丈夫なうちに始めるのが大切なのです。

「介助者がケアをする」から「自らの力で訓練する」

どんなにお金を使っても、飲みこむ動作を手伝ってもらうことはできません。「嚥下は完全に自力」なわけですから、自分自身で飲みこみ方を理解することが大切です。従来の嚥下ケアでは、介助者がすべて手助けをして、患者さんは何も考えず反射的に飲みこむだけのことが多いのです。しかし、「嚥下は完全に自力」という本質を考えると、本人のやる気や理解力がなく、ただ他人が介入するだけで、飲みこみ力が改善する可能性はほぼありません。

嚥下トレーニングでは、質の高い訓練法を習得することができます。早く始めれば、嚥下のしくみを理解することができ、誤嚥の危険性が高くて行えなかった、水を飲みこみながら行う訓練も可能になるからです。

早く始めることで、介入する人員も減らすことができます。飲みこみ力が衰えた状態では誤嚥が起こりやすいため、これまでの嚥下ケアでは医療知識をもった専門家が必要でした。しかし、早くに訓練を始めれば、誤嚥するリスクがほとんどないので、本人やまわりの人が自ら勉強して安全に訓練を行えます。

嚥下トレーニングの開始は早めに！

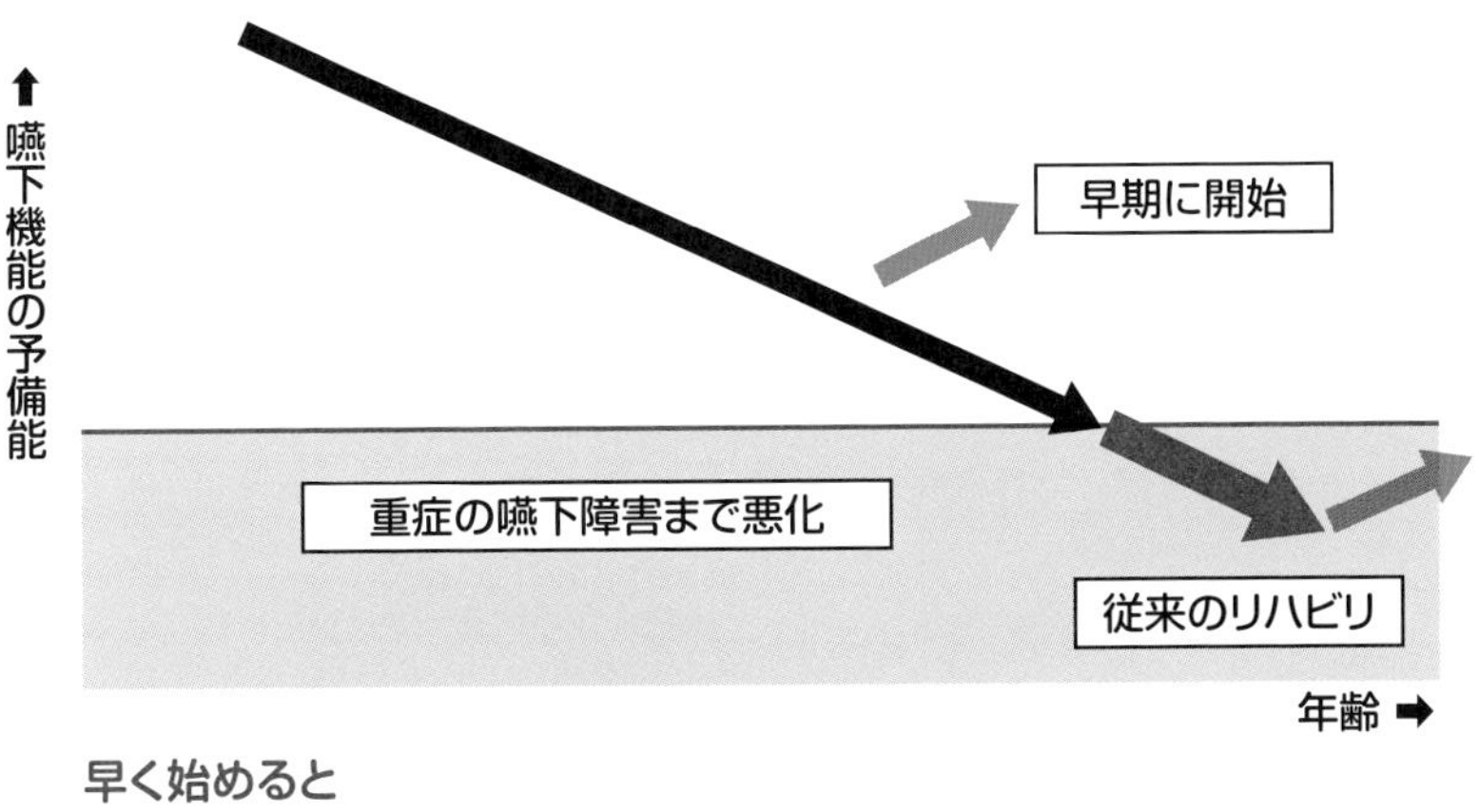

早く始めると
①誤嚥しない飲みこみ方を覚えられる
②余裕をもって飲みこめる筋力（予備能）をつけることができる

これまでの予防訓練とのちがいとは

これまでの予防訓練は「飲みこんでいない」

マスコミで誤嚥性肺炎が取り上げられることが多くなりました。それに関連して、テレビで嚥下機能を高める訓練も説明されています。「パ、タ、カ」と言えば、誤嚥が防げる。歌を歌えば、誤嚥が防げる。おでこを押せば、誤嚥が防げる……。講演をすると、「テレビで紹介されている訓練は本当に効果があるの？」と何度も聞かれます。

それには「効果がないわけではないですが、もっと効果的な方法があります」と答えます。

テレビで取り上げられる訓練には大きな弱点があるのです。

それは、「嚥下動作を再現していないこと」です。

歌をうまくなりたいとするなら、歌を歌うことがもっとも必要な練習です。

何事も同じで、上手になるには、上手になりたい動作と同じ動作をすることがもっとも効果的です。この法則を運動学習の課題特異性の原理といいます。

歌えば、飲みこみ力が鍛えられるといわれています。しかし、歌いながら飲みこんでいるわけではないので、間接的な効果しかないのは明らかです。

飲みこみ力を効果的に鍛えるために、真に必要な訓練は、「ふだんの飲みこむ動作そのものに負荷をかける訓練」です。

しかし、それは簡単には行えません。なぜなら、どのようにして飲みこんでいるかを、ほとんどの人が理解しておらず、意識的に力を入れて飲みこめる人も多くないからです。

ですから、飲みこみ力を高める訓練をするには、まず飲みこむ動作を理論的に理解し、意識的に再現することから始める必要があるのです。

これまでの予防訓練は、「全員同じ訓練をしている」

訓練は、行う人の状態に合わせたものでなくてはなりません。たとえば、問題なく歩ける人が予防のために訓練する場合、階段を上ったり、走ったりして、足腰に負荷をかける必要があります。問題なく歩ける人が、リハビリのように手すりを持ってそろそろ歩くことは意味がありません。なぜなら、能力に応じてかける負荷が違うからです。

これまでの予防訓練の多くは、残念ながら「能力に応じて負荷を変える」ことが考慮されていません。予防訓練の多くは、重症の嚥下障害の患者に行っている訓練をそのまま行っています。たとえば、「パタカラ」と発声するという訓練があります。しかし、この訓練は重症の嚥下障害患者が行うものですから、この練習を、「パタカラ」と苦労なく発声できる人が何度行っても負荷が軽すぎて効果はないのです。

予防訓練をするには、ふだん行う嚥下動作以上の負荷をかける必要があるのです。

飲みこむ力をつけたいなら……

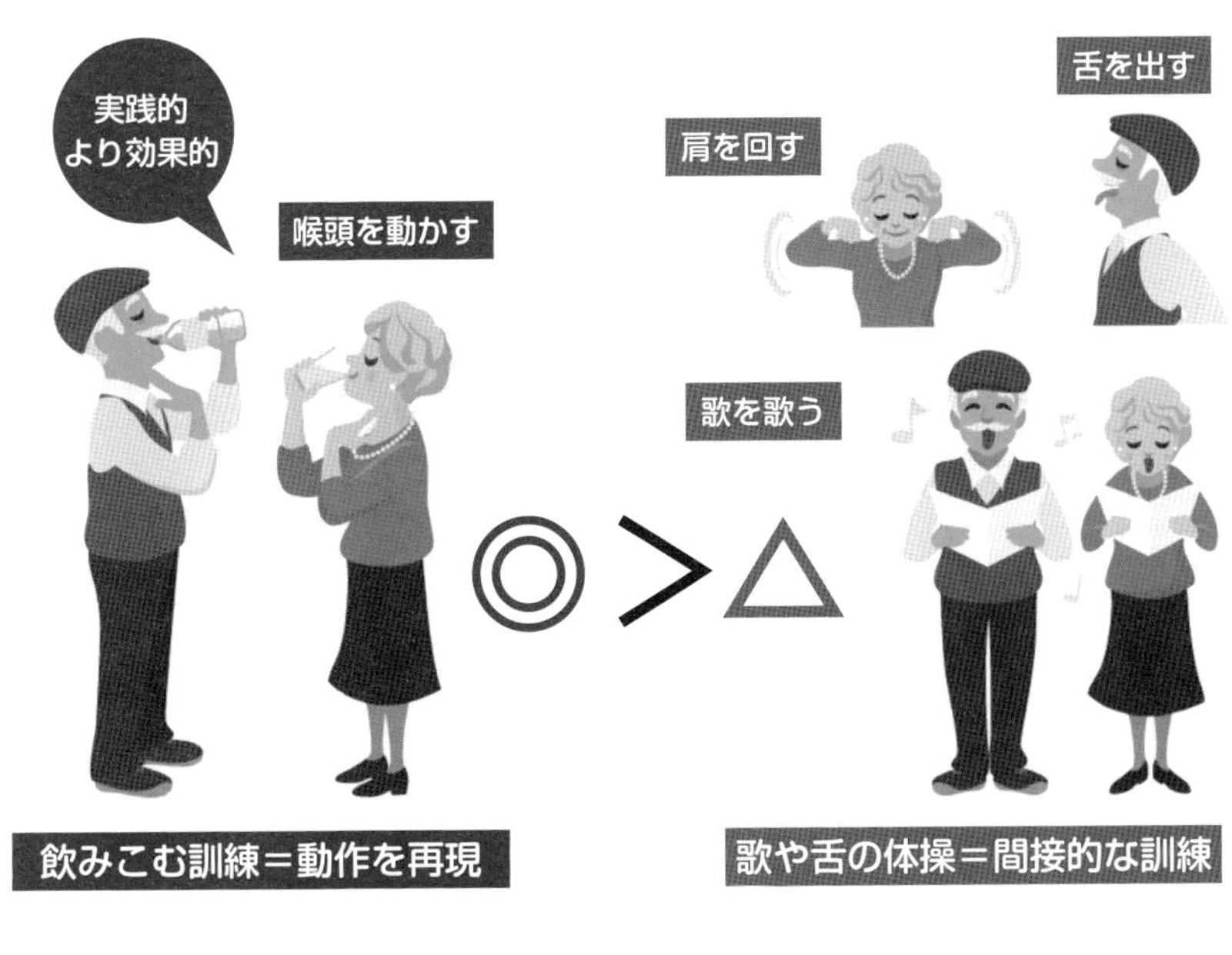

嚥下のしくみを把握してトレーニング

健康で楽しい人生のために、自らの力で「飲みこみ力」を維持することが大切だとわかりました。

では、どのようにすれば「飲みこみ力」を改善できるのでしょう。

3つのステップで「飲みこみ力」を改善しましょう。

ステップ1
嚥下のしくみを理解する

まず、嚥下にかかわるからだの構造を知り、それらがどのように働くかを理解しましょう。

みなさん、喉頭を知っていますか?

喉頭は、飲みこむときに上に動き、食べものを食道に送りこみます。

喉頭は、首の表面から触ることができ、飲みこむと動くのがわかります。さらに、喉頭と連動する舌や喉頭を動かす筋肉がわかるようになると、どのように動いているかが、具体的にイメージできるようになります。

からだの構造と役割を理解すると、トレーニングの理論も理解しやすくなります。そうすることで、どの部分をどのように鍛えればよいかがわかるようになるのです。

ステップ2
自分の「飲みこみ力」を把握する

嚥下のしくみを理解した後は、セルフチェックでみなさんの「飲みこみ力」を把握しましょう。

「飲みこみ力」が弱くなると、いろいろな徴候が出てきます。それは、のどの症状であったり、筋力の低下であったり、さまざまな形であらわれてきます。

しかし、なかなかそのような徴候を自分では気づけません。

「飲みこみ力」を改善する3つのステップ

ステップ1 嚥下のしくみを理解する

- 嚥下にかかわるからだの構造(26・27、86〜88ページ)
- どのように飲みこんでいるか(28・29、89ページ)

ステップ2 セルフチェックで、自分の「飲みこみ力」を把握する

- 症状のチェック(34〜37ページ)
- からだのチェック(40〜49ページ)

ステップ3 嚥下トレーニングで、「飲みこみ力」を鍛える

- トレーニングができるかを確認する(54〜67ページ)
- それぞれの「飲みこみ力」に合わせて、トレーニングを行う(82〜85ページ)

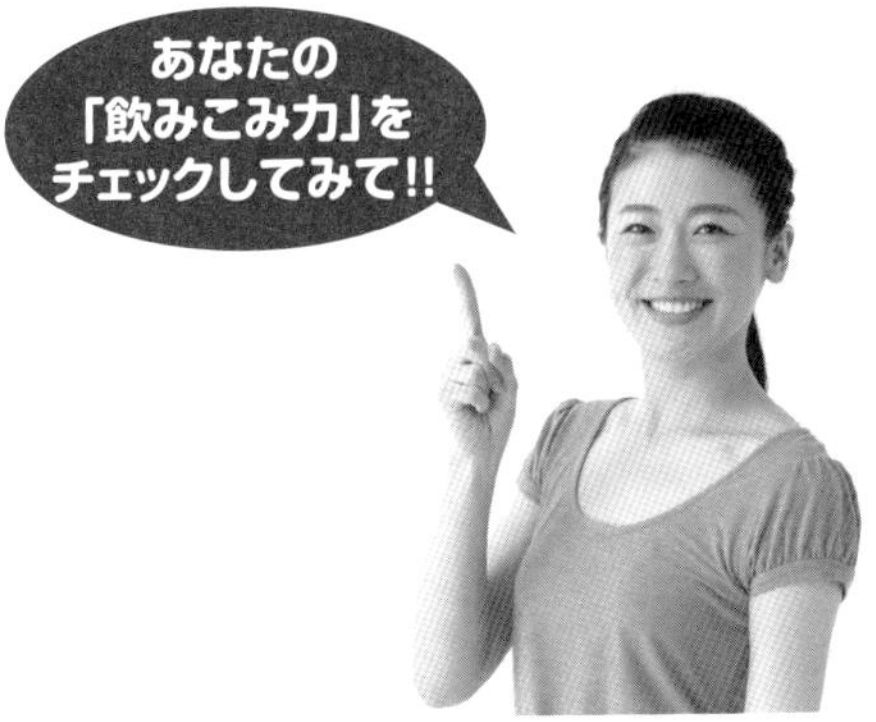

「飲みこみ力」が弱くなると、どのような症状があらわれ、どのようにからだが衰えるかを、第2章のセルフチェックにまとめました。セルフチェックで、自分の「飲みこみ力」をしっかり確認しましょう。

ステップ3 「飲みこみ力」を鍛える嚥下トレーニング

自分の「飲みこみ力」を把握できれば、次は第3章の嚥下トレーニングでしっかりと鍛えます。

何もしないでいると、年をとるにつれて、確実にのどや舌の筋力は弱ってきます。また、筋力が弱るにつれて感覚も鈍くなります。

しかし、適切な負荷をかけると、たとえ年をとっても、筋力を強くすることができます。刺激を与えると感覚も鋭くなります。飲みこみにかかわる筋力や感覚を鍛えることが「飲みこみ力」を維持するうえで大切なのです。

嚥下トレーニングは、日々の生活のなかで簡単に行えます。毎日少しずつ、鍛えていきましょう。

「飲みこむこと」は動作！動きを頭とからだで理解しよう

飲みこむ動作はとても単純

飲みこむ動作は簡単です。それは「のどぼとけ（喉頭）がタイミングよく上に動くこと」。

一般的には「飲みこむしくみは複雑」と説明されます。しかしそれは、何も考えずに飲みこむしくみが複雑なだけです。たとえば、息をすることは難しい動作ではありません。その証拠に、意識的に息をする「深呼吸」は簡単にできます。しかし、神経や筋肉は複雑なしくみで制御されているので、無意識のうちに呼吸をすることは簡単ではありません。

飲みこむこともそれと同じです。

飲みこむ動作を反射的に行うしくみを説明すると、難しいものになります。しかし、ただ動作だけを考えると、非常に単純です。それでも、飲みこむ動作を理解できていない人は非常に多いのです。それは、息をする動作に比べて、飲みこむ動作を意識して行うことがほとんどないからです。

まずは、飲みこむ動作を頭とからだで理解しましょう。そのために、実際に飲みこんで、からだをどのように動かしているかを感じることから始めます。

首の前を触りながら、飲みこむと首の前が上下に動きますね。この動いている場所が「のどぼとけ（喉頭）」です。また、あごの下を触って飲みこんでみましょう。飲みこんだときに硬くなりますね。ここに、のどぼとけを上に動かす筋肉、ごっくん筋があります。さらに、飲みこむ瞬間、舌を口の中の上壁に押しつけています。

飲みこむときのからだの動きを理解できれば、どうすればむせずに飲みこめるかがわかるようになります。

飲みこむときのからだの動きを確認する

若い人ほど筋力が強いので、からだの使い方がわかりやすくなります。ですから、始めるのは、早ければ早いほど有利です。

実際に水を飲んで、練習をくり返しましょう。どこを動かしているかを考えながら飲みこむことが大事です。手で触ったり、鏡で首を見たりすると理解しやすいです。

以下の3つの部分をとくに意識してください。

飲みこむときに意識する3つのポイント

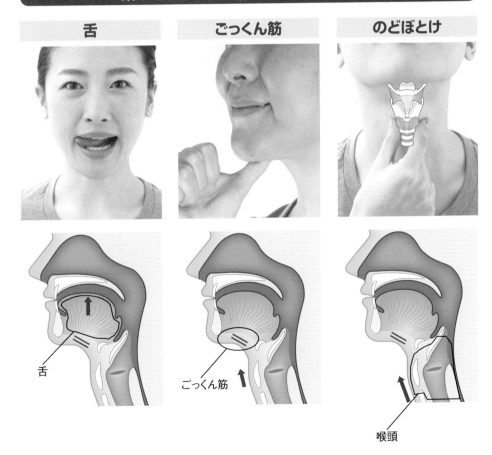

舌

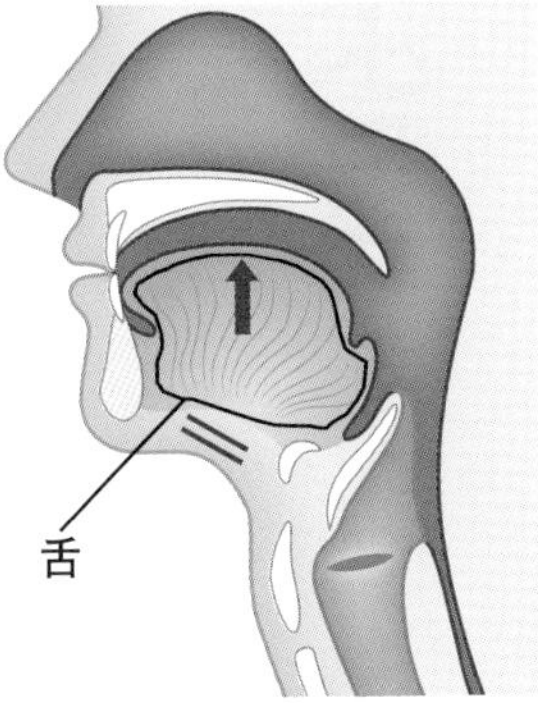

ごっくん筋

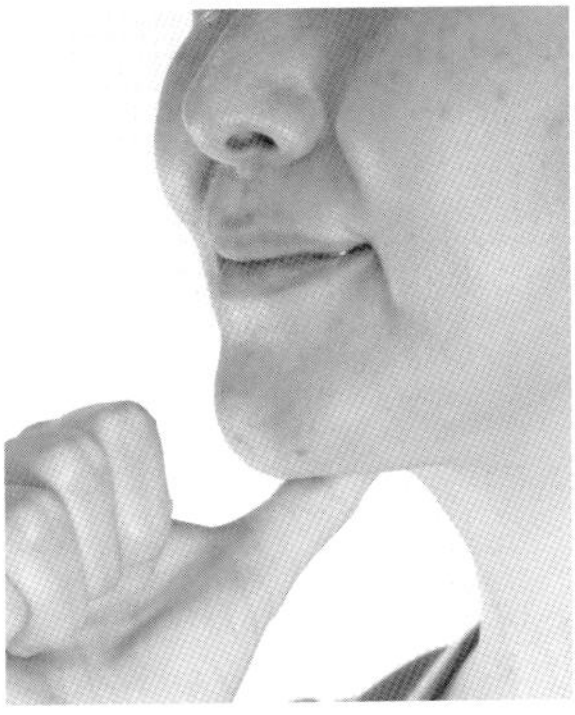

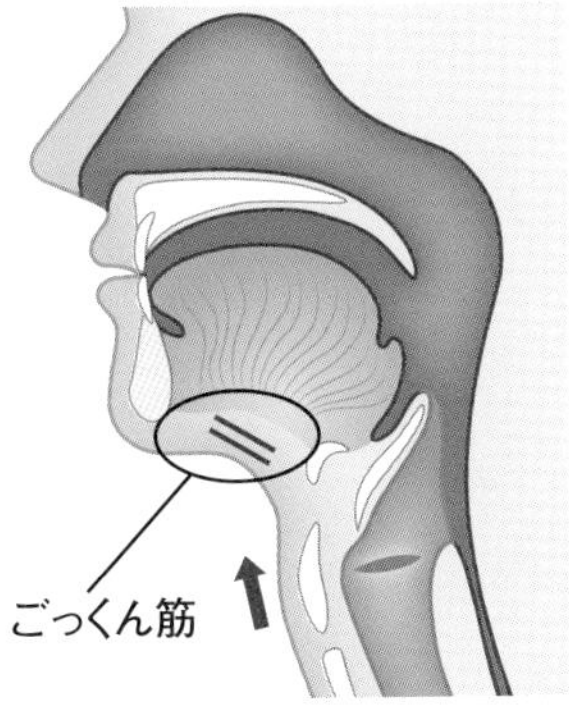

のどぼとけ

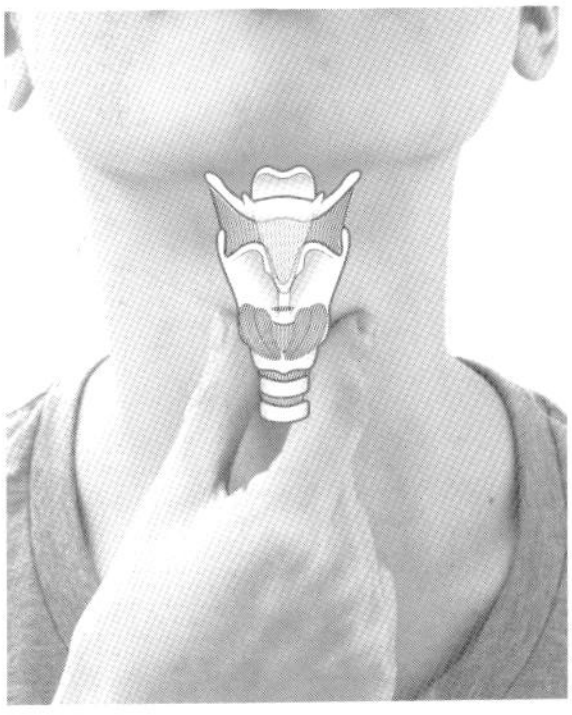

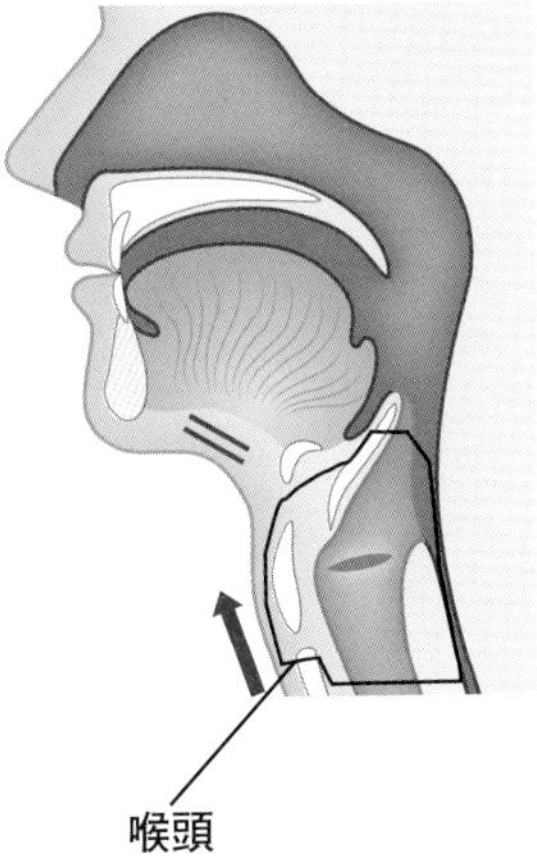

飲みこむ動作を頭で理解する

飲みこむ＝喉頭を上に動かす

もう少しくわしく、飲みこむ動作を説明します。

飲みこむときにもっとも重要な役割を果たすのが、のどぼとけがある「喉頭」です。

人は、食べものと空気をひとつの通路でからだの中に取りこんでいます。そのため、食べものは食道へ、空気は気管へ、別々に送りこまなければなりません。

喉頭は、食べものと空気を交通整理しています。喉頭が上に動くことで、食べものを食道に送りこんでいるのです。もし、喉頭の動きが弱くなれば、食べものが気管に入ったり、空気が食道に入ったりしてしまいます。食べものなどの異物が気管に入ることを「誤嚥」といいます。

①のどの中を絞りこんで食べものを食道に送りこむ

食べものがのどに入ると、喉頭と舌を上に動かし、のどの中を狭くしています。のどを狭くする圧力で、食べものをのどから食道に運んでいるのです。

②気管に食べものを入れないようにする

飲みこむときには、空気の通路である気管に、食べものを入れないようにしなければなりません。喉頭が上に動くことによって、喉頭蓋が反転し、声門を覆います。また、声門を無意識のうちに閉じています。このようにして、気管に食べものが流れこまないようにしているのです。

つまり、喉頭が上に動くことで、食べものを食道に送りこみつつ、気管に食べものが入れないようにしているのです。

嚥下時ののどの動き

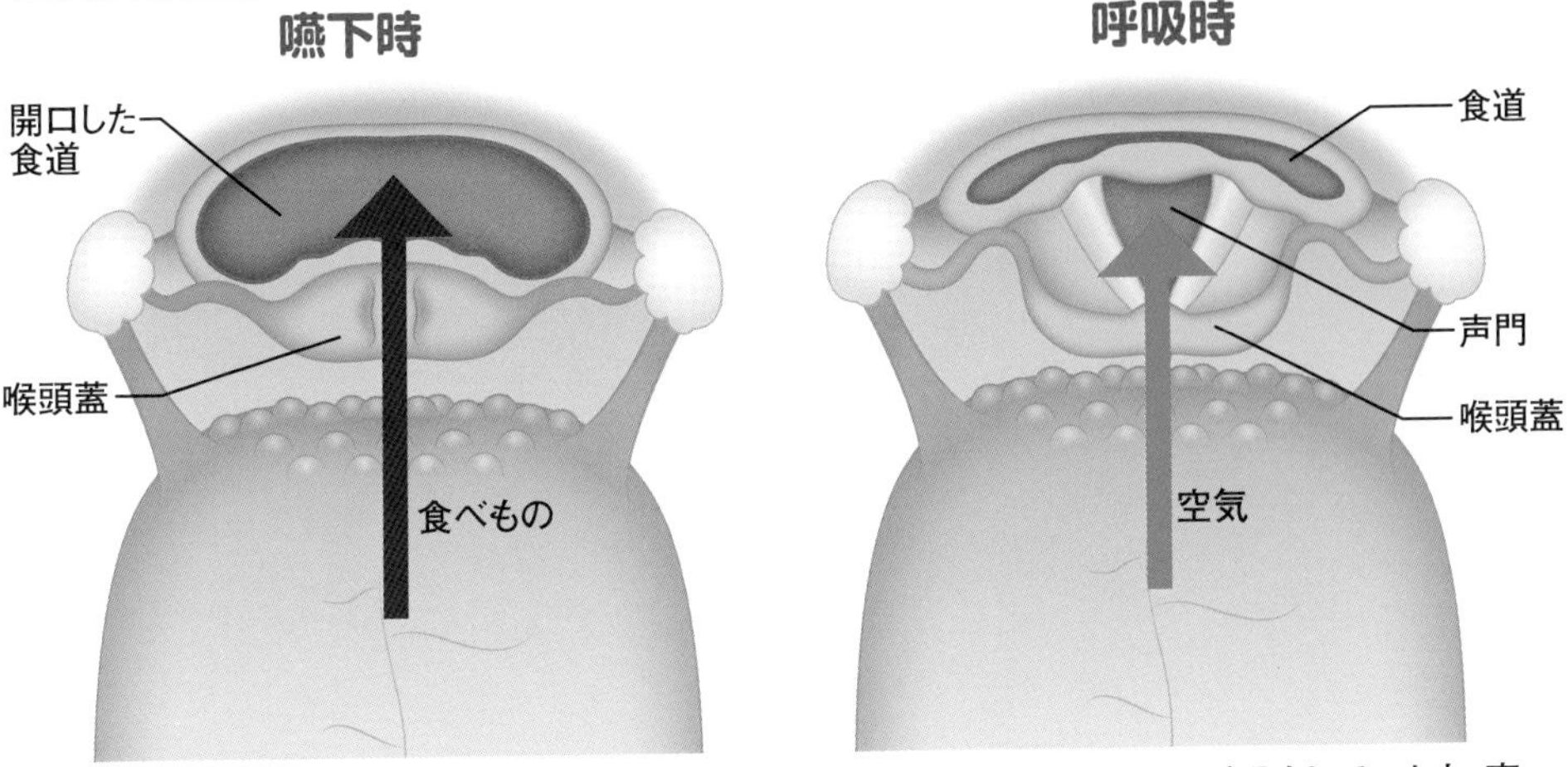

嚥下時には、喉頭がもち上がります。喉頭蓋がもち上がると、喉頭蓋がひっくり返って声帯を隠し、食べものが気管に入るのを防ぎます。食べものは、入り口が開いた食道に入ります。

飲みこんでいないときは、呼吸をしています。声門を通って、空気が肺に流入します。

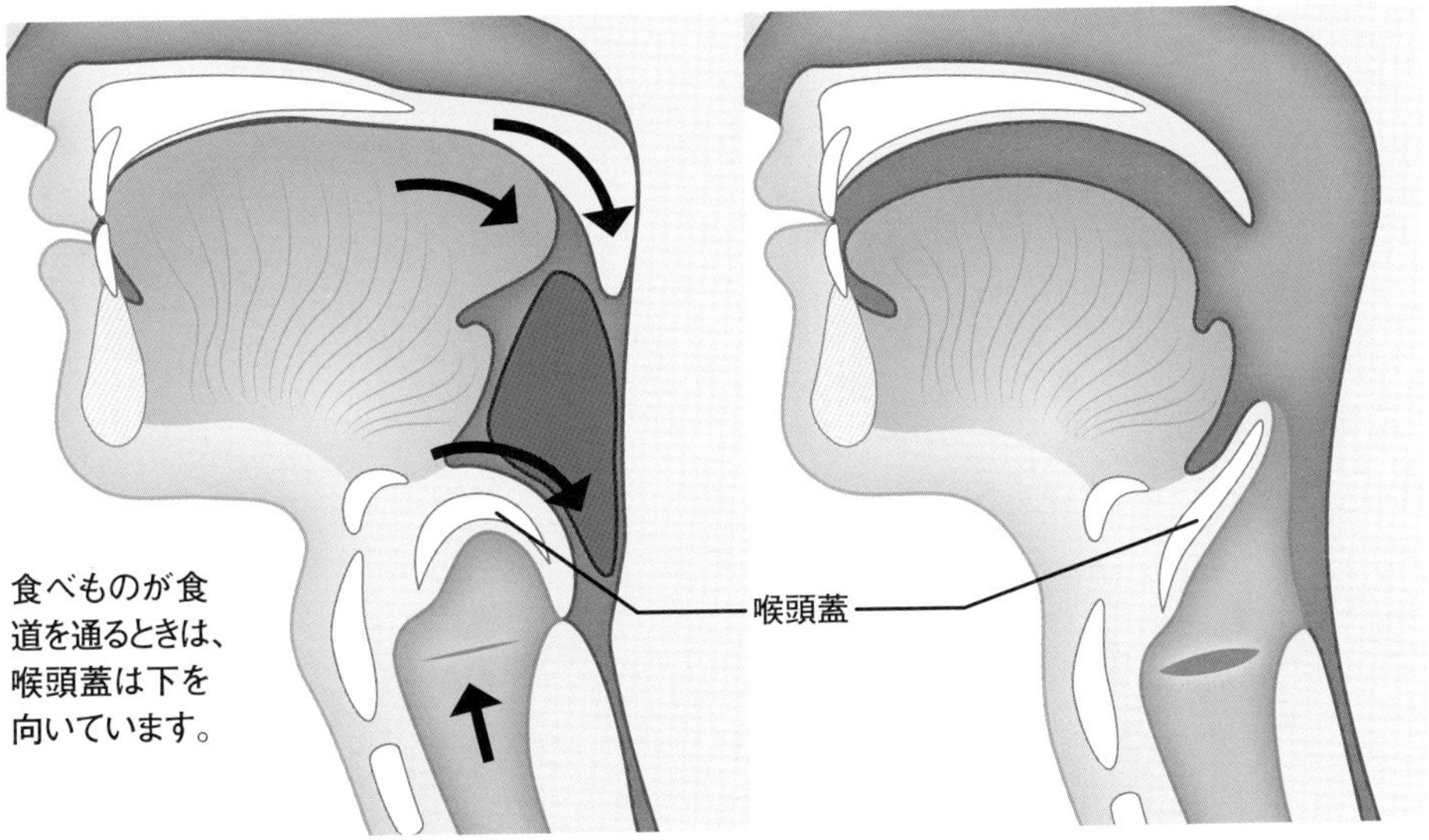

喉頭がもち上がると、喉頭蓋（ふた状の組織）が下を向きます（反転する）。ふだん呼吸をしているときは上を向いています。

呼吸をしているときは、喉頭蓋は上を向いています。

3つのステップで「飲みこみ力」を高める

できるだけ早く、意識的に喉頭を動かす訓練をすることが、嚥下トレーニングの核です。しかし、「喉頭を上に動かす」と説明しても、すぐにそれをできる人はほとんどいません。たいていの人は、反射的にしか喉頭を動かせず、どうしたらいいかわからなかったり、意味が理解できなかったりします。しかし、それは、飲みこみ力が低下しているからではありません。多くの人は喉頭を動かすコツがつかめていないのです。コツをつかむために、段階を追って、喉頭を動かせるようにしていきます。

①飲みこむ動作を頭とからだで理解する

飲みこむ動作は、まばたきなどとはちがい、動きは目立ちにくいので、理解しにくいのです。ですから、まず図や動画を見て、頭でどのようにして飲みこんでいるかを理解しましょう。

また、鏡で首の前を見ながら、どのように飲みこむかを考えて水を飲みこみましょう。頭とからだの五感を総動員して、嚥下動作のポイントを理解・体感します。

水を飲んでも、わかりにくい場合は、「多めの水を一口で飲む」「連続して水を飲む」といった嚥下動作に負荷をかける練習を行います。実際に水を飲みこんで練習すると、嚥下動作を理解しやすくなります。水を飲んで練習できるのが、予防訓練のよいところです。

それらを徹底すると、どのように飲みこんでいるかが理解できるようになります。

②飲みこむ動作を意識的に再現し、絶対にむせない飲みこみ方を習得する

飲みこむ動作を意識できれば、むせない飲みこみ方を体得できます。むせない「飲みこみ方」を徹底的に練習しましょう。それを意図的にできれば、誤嚥する心配がなくなります。

③余裕をもって飲みこめるようにする

飲みこむ動作以上に喉頭を動かすことができれば、嚥下機能の予備能を高めることができます。予備能とは余裕をもってできる能力のことです。たとえば、歩行機能の予備能が高ければ、走れたり、階段を上れたりできるので、ふつうに歩くことは容易です。

それと同じように、嚥下筋を鍛えて、ふだんの嚥下動作以上に喉頭が動けば、苦労せずに飲みこめるようになります。具体的には、喉頭を上げた状態で止めることができれば、嚥下筋に大きな負荷をかけることができます。

予備能とは

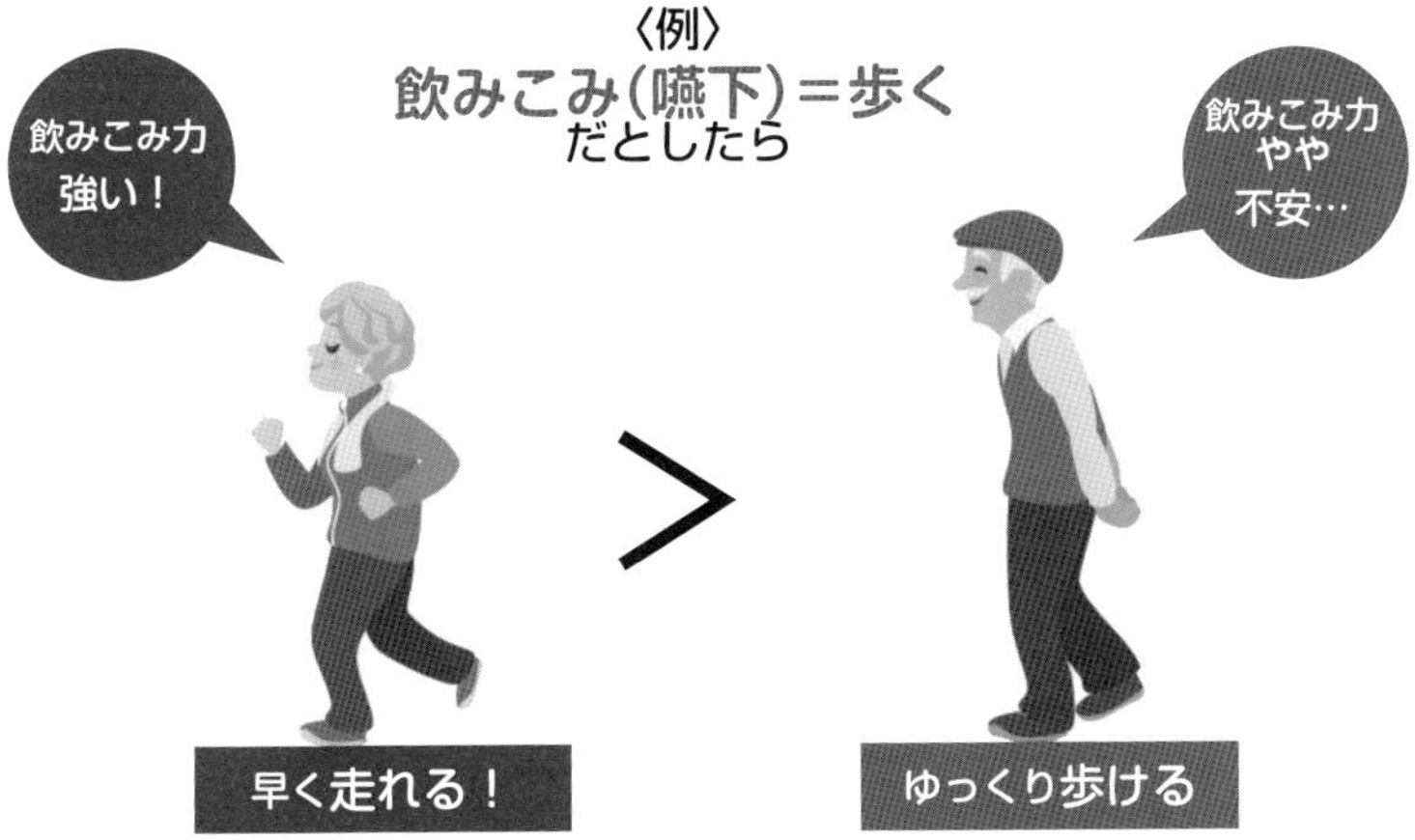

予備能とは、「余裕をもってできる能力」のことです。
早く走れる能力があれば、ゆっくり歩くことは問題なくできます。
それと同じように、「強いのど」があれば、飲みこむことに苦労しません。

嚥下トレーニングのいろいろな効果

嚥下トレーニングには、むせにくくなる以外にいろいろな効果があることがわかってきました。まず、このトレーニングをすると咳や痰が少なくなります。のどの中に唾液などがたまりにくくなるので、咳や痰が減るからと考えられます。

また、食育にも役立ちます。最近あごが小さい子どもが増えています。それは、食べものが軟らかくなって、すするようにして食べることが原因のひとつと考えられています。のどぼとけをしっかり動かして食べると、すすり飲みをせずきちんと飲みこむことができます。食育といえば、「食事の内容や摂取のしかた」の指導を思いつきますが、「食べ方」の指導も必要です。

あごのラインがシャープになる効果もあります。ごっくん筋はあごの下にあり、鍛えるとあごの下がゆるんでいたのが引き締まります。

重症の嚥下障害になるのは、かなり先の話です。できるだけ早くトレーニングを始めてもらいたい我々としては、もっと身近な効果をお伝えすることが大切と考えています。

一般社団法人嚥下トレーニング協会では、できるだけ早くトレーニングを行ってもらうため、「小児部」と「アンチエイジング部」を立ち上げました。

小児部は、子どものうちから喉頭をしっかりと使った飲みこみ方を理解してもらう活動を行う部会です。小児の嚥下にくわしい言語聴覚士や歯科医師を中心としたメンバーがわかりやすい指導法をまとめています。アンチエイジング部は、健康増進や美容的な要素をより深める部会です。これらの分野を研究し、形にしたいと考えています。

早いうちから嚥下のみならず、咀嚼《そしゃく》や発声などのどにかかわる要素について指導できるしくみをつくりたいですね。

第2章

あなたの「飲みこみ力」、今のままで大丈夫？

「飲みこみ力」セルフチェック❶

「飲みこみ力」の低下がわかる10大症状

痰がのどにたまったり、声が変わるのは「飲みこみ力」低下のサイン

セルフチェックは、症状と客観的な評価の2種類

「飲みこみ力」は、年をとると少しずつ弱っていきます。

しかし、なかなか「飲みこみ力」がどの程度あるかわかりません。それゆえ、適切な飲みこみトレーニングを行うために、あなたの「飲みこみ力」がどれくらいなのかを把握しなくてはなりません。

そこで、セルフチェックで、あなたの「飲みこみ力」を調べてみましょう。セルフチェックは2種類あります。ひとつは、症状のチェック。もうひとつは、客観的な筋力と感覚のチェックです。

チェック表のそれぞれの症状が、なぜ「飲みこみ力」が弱っていることにつながるのかを説明します。

このような症状はありませんか？

❶ 痰がのどによくたまる

耳鼻咽喉科で診察していると、風邪をひいているわけではないのに、痰がのどにからむという訴えをよくききます。しかし、内視鏡を使ってのどを見ると、痰ではなく、唾液（つば）がたまっていることが多いのです。

ではなぜ、唾液ではなく痰がたまっていると感じるのでしょうか。それは、これまで、唾液がのどにたまり続けたことがなかったからです。人は風邪をひいたときなどに、痰がたまる経験をしています。そのために、のどに唾液がたまっても、痰がたまったと感じてしまうのです。

「飲みこみ力」の低下がわかる10の症状

❶痰がのどによくたまる □

❷唾液が多いと感じる □

❸声の感じが変わってきた □

❹食事中や食後にむせるようになった □

❺咳払いが増えた □

❻寝ているときに、咳をするようになった □

❼飲みこむときにひっかかる感じがする □

❽のどがつまった感じがする □

❾液体のほうが固形物より飲みこみにくい □

❿食べものや飲みものが鼻に流れる □

このような症状が、「飲みこみ力」が弱くなったときに起こります。みなさん、どうですか。あてはまる項目はいくつありましたか？

チェックの数が、

0～1　➡今のところ、「飲みこみ力」はしっかりしています。
2～4　➡少し「飲みこみ力」が弱くなっています。
5～7　➡かなり「飲みこみ力」が弱くなっています。
8～10　➡嚥下障害にもうすでになっているかも。

② 唾液が多いと感じる

嚥下反射が弱くなると、唾液を飲みこみにくくなります。きちんと飲みこめていないと、のどや口の中に唾液がたまり、唾液が多くなったと感じてしまいます。

③ 声の感じが変わってきた

人は、喉頭にある声帯を振るわせて声を出します。のどに唾液がたまると、声帯のまわりにも唾液が付着するため、声帯がうまく振動しません。

また、のどの空間は音を共鳴する役割があります。のどに唾液がたまると、声がきれいに反響できなくなってしまいます。それゆえ、声が変わってしまうのです。のどに唾液がたまると、声が、こもった感じ、湿った感じになります。このような声を、専門用語で「湿性《しっせい》嗄声《させい》」といいます。

また、声帯の動きが悪くなると、声門（88ページ）が閉まりにくくなり、声を出し続けられなくなります。また、大きな声も出しにくくなります。

④ 食事中や食後にむせるようになった

飲みこむタイミングが遅れたり、飲みこむ動きが弱くなったりすると、食事中に、気管に食べものが流れこみ、むせてしまいます。

また、のどの感覚が鈍くなったり、食道の入り口が狭くなったりすると、食後にも、むせが起こります。なぜなら、飲みこみきれずにのどに残った食べものが気管に流れこむからです。

⑤ 咳払いが増えた

人は、咳払いで、気管に入った異物を意識的に外へ出します。「飲みこみ力」が弱くなると、気管に食べものや唾液が流れこみます。それがのどの異物感を誘発し、咳払いが出ます。

⑥ 寝ているときに、咳をするようになった

寝ているときは意識がないので、のどに流れこむ唾液をすべて反射的に飲みこんでいます。

しかし、「飲みこみ力」がある程度弱くなると、寝ている間に唾液が気管に流れこむようになります。気管に流れこんだ唾液を外に出すために、咳が起こるのです。

7 飲みこむときにひっかかる感じがする

「飲みこみ力」が弱くなると、スムーズに飲みこめません。そうなると、飲みこむときに違和感やひっかかる感じがします。

8 のどがつまった感じがする

人は絶えず、飲みこみを続けています。「飲みこみ力」がしっかりしているととくに症状はあらわれません。しかし、「飲みこみ力」が弱くなると、自然に飲みこめなくなるため、のどに異物があると感じます。

9 液体のほうが固形物より飲みこみにくい

老化で「飲みこみ力」が弱くなると、液体が飲みにくくなります。液体は、固形物より早くのどに流れこむので、飲みこむタイミングを合わせにくいからです。

とくに、水は無味無臭であるため、のどが「もの」として感じにくく、飲みこみづらくなります。

10 食べものや飲みものが鼻に流れる

口を開けると奥のほうにカーテンのような膜があります。それが軟口蓋です。

食べているときは、この軟口蓋がふたをして食べものが鼻に流れこまないようにしています。しかし、「飲みこみ力」が弱くなると、ふたをするタイミングがずれて、食べものが鼻に流れこんでしまいます。

注意

これらの症状は、ほかの病気でも起こる可能性があるので注意してください。

とくに、咽頭、喉頭や食道に悪性腫瘍ができたときにも、同じような症状が起こることがあります。悪性腫瘍を放置していると、命にかかわります。

もし、症状がひどくなってきた場合、自分で判断せず、医療機関を受診してください。

耳鼻咽喉科では、のどに異常がないかを内視鏡で確認できます。そのときに、のど（喉頭蓋谷、梨状陥凹）に唾液がたまっていないかをいっしょに診てもらうと、「飲みこみ力」のチェックにもなります。

「飲みこみ力」の低下がわかる10のからだのチェック

触ってわかる「飲みこみ力」にかかわるからだの構造

のどぼとけとごっくん筋

のどぼとけは喉頭の一部です。人は喉頭を動かして飲みこんでいます。

首の前を触りながら飲みこんでみましょう。のどぼとけが動くのがわかるはずです。しっかり飲みこむようにするためには、のどぼとけを力強く上に動かさなくてはなりません。

飲みこむときに使う筋肉は「あごの下」にあります。親指であごの下を触って飲みこんでみましょう。筋肉が硬くなってふくらむのがわかるはずです。この筋肉は舌骨を介して喉頭を引っ張り上げているのです。この筋肉（ごっくん筋）を鍛えれば、喉頭を力強く上に動かすことができます。

❶ 顔を上に向ける

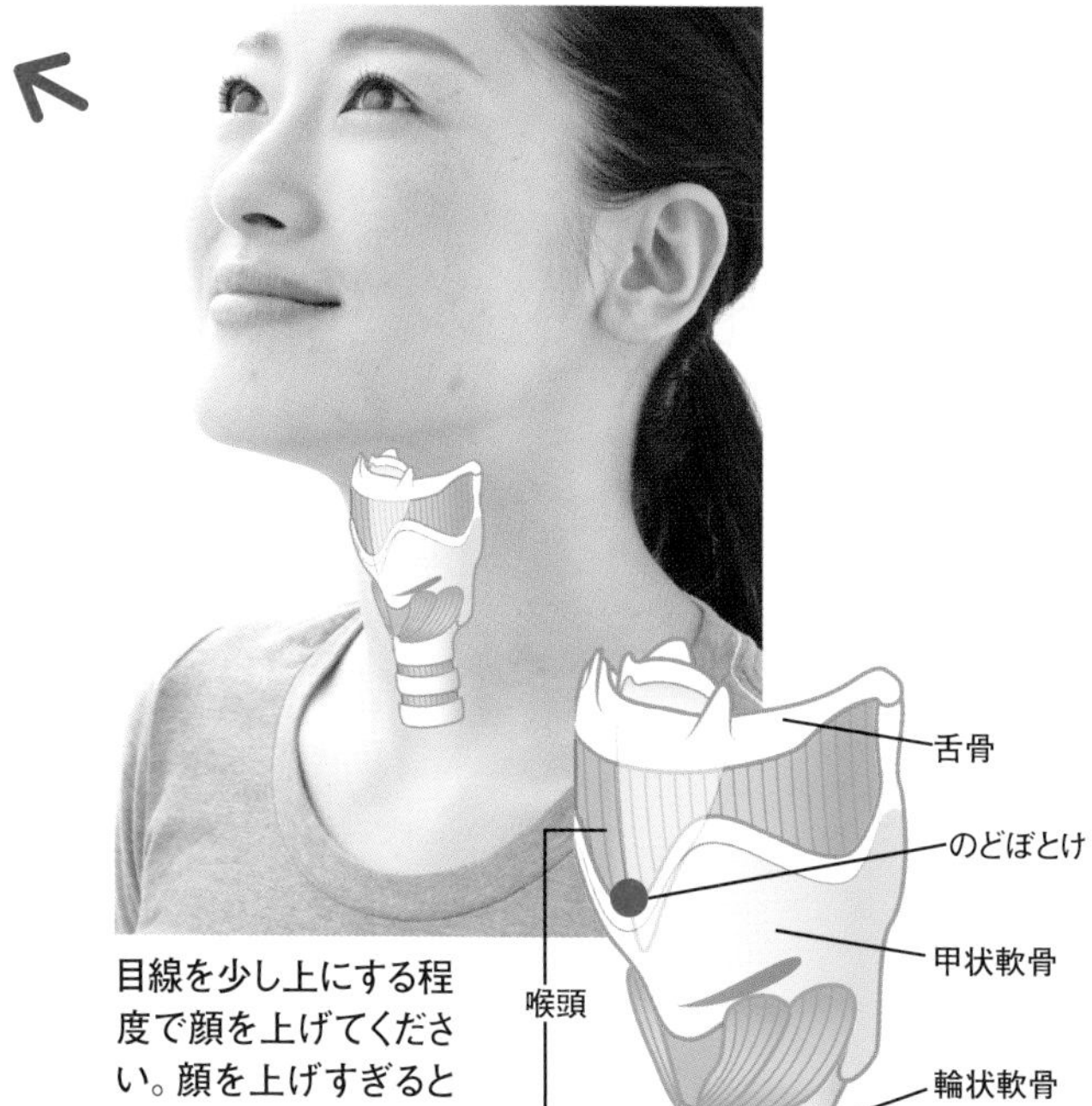

目線を少し上にする程度で顔を上げてください。顔を上げすぎると首の皮膚が突っ張って、のどぼとけやごっくん筋が触れにくくなります。

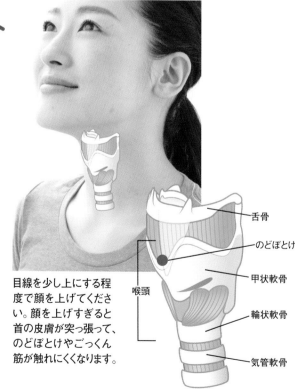

② のどぼとけを探す

喉頭の位置を図で確認してください。

首の正面を触って、出っ張っている部分（のどぼとけ）を探します。

のどぼとけは喉頭の前上方にあります。しっかり、のどぼとけを触ると真ん中が縦に割れているのが確認できます。

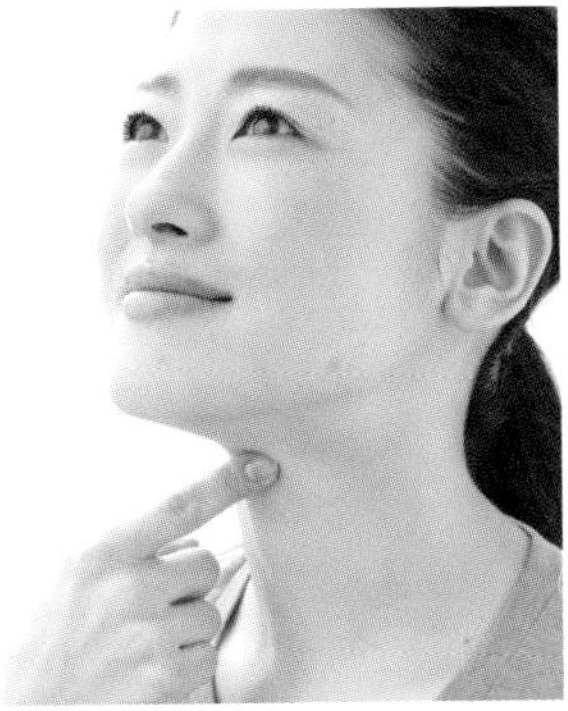

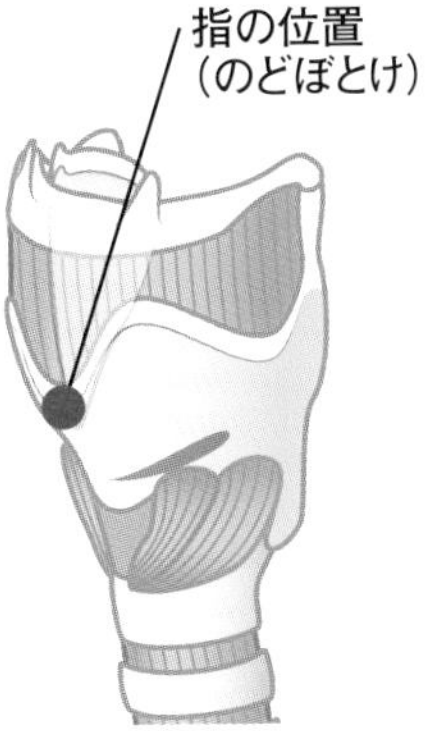

③ 舌骨を探す

硬く触れる部分が、舌骨です。舌骨は名前のとおり、舌に近い部分にあります。

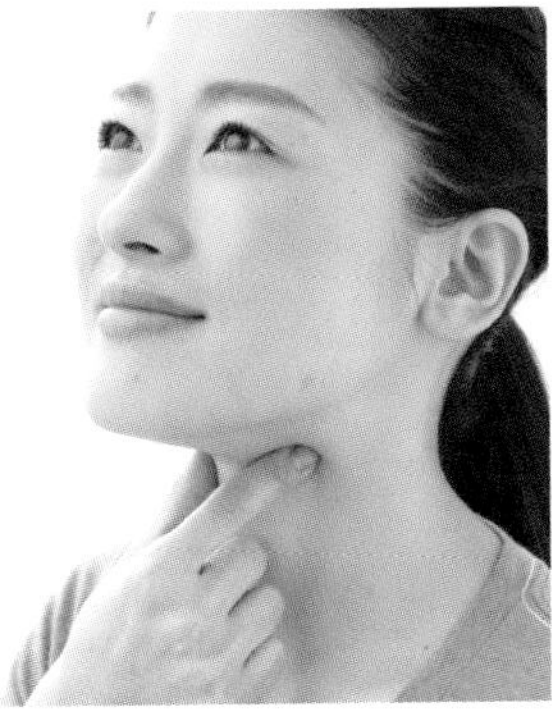

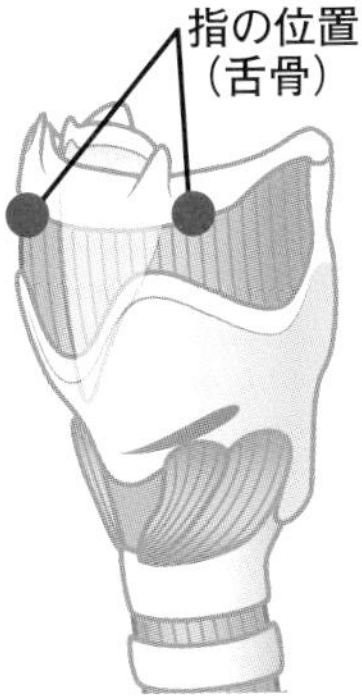

④ ごっくん筋を探す

ごっくん筋（顎二腹筋）は、飲みこむときにのどぼとけを引っ張り上げる筋肉です。飲みこむときに硬くなるのを確認しましょう。

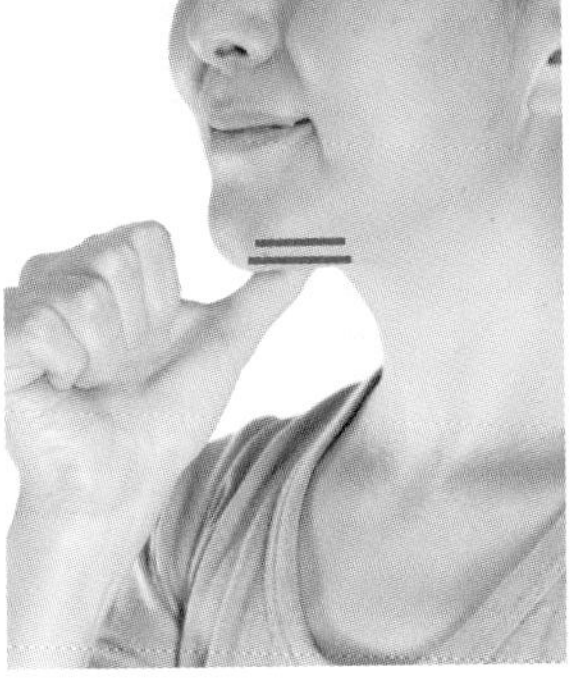

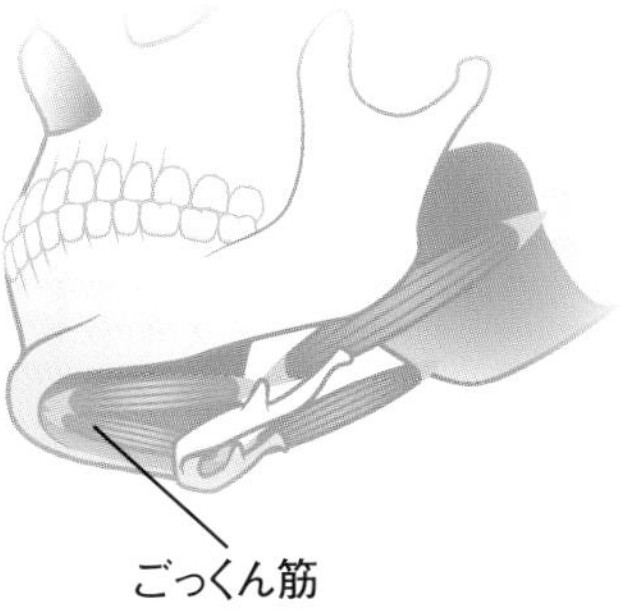

チェック❶

30秒間で6回以上飲みこむことができる……□

飲みこむ動作をくり返して行えるかをチェックします。唾液をくり返し飲んでみましょう。飲みこみ力が弱くなると、ごっくん筋が疲れて続けて飲みこみにくくなります。数回飲みこむと、口の中の唾液がなくなりますが、そのまま飲みこむ動作を続けてください。口の中に何かないと飲みこむ動作ができない人もいます。

1. 首の前を触る

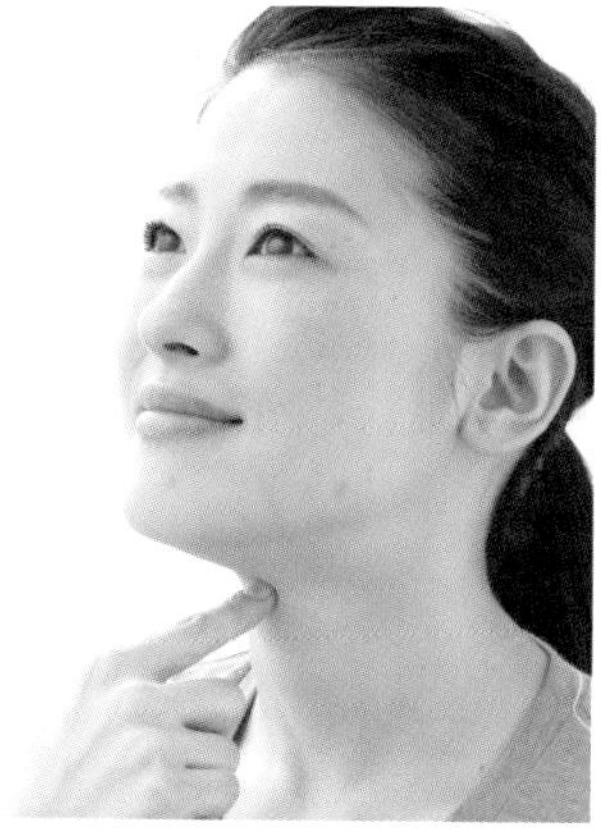

チェック方法

首の前を指で軽く触り、飲みこんだときにのどぼとけが動くのを確認します。

2. 30秒間で できるだけ多く飲みこむ

チェック方法

反復唾液嚥下テスト

唾液の飲みこみをくり返して、30秒間で何回できるかを調べます。

チェック❶の判定

- **6回以上できれば問題なし**
- **3～5回で要注意**
- **2回以下しかできなければ重症の嚥下障害**

唾液がたまらない場合は、最初に、口の中に水を軽く含ませておいてもかまいません。口の中に唾液がなくなっても、あると思って飲みこみ続けてください。

チェック❷

のどぼとけが上に動くことがわかる……□

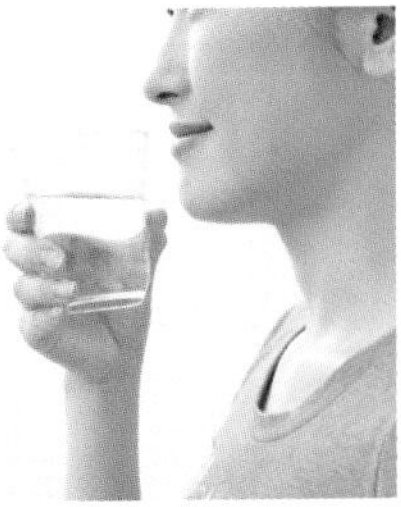

「飲みこみ力」でもっとも重要なのが、喉頭をしっかり上に動かして、食べものを食道へ送りこむことです。首の前を触りながら飲みこみ、首の前にあるのどぼとけが動いているか確認しましょう。

1. 首の前を触りながら水を飲みこむ

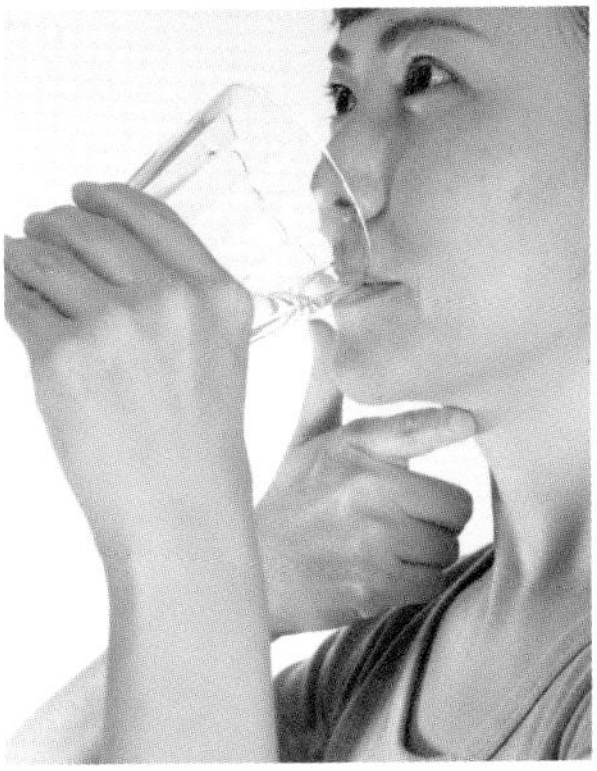

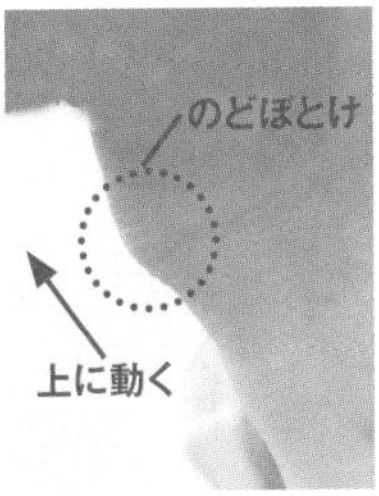

チェック❸

のどぼとけを上げたまま止められる……□

2. のどぼとけを上げたままキープする

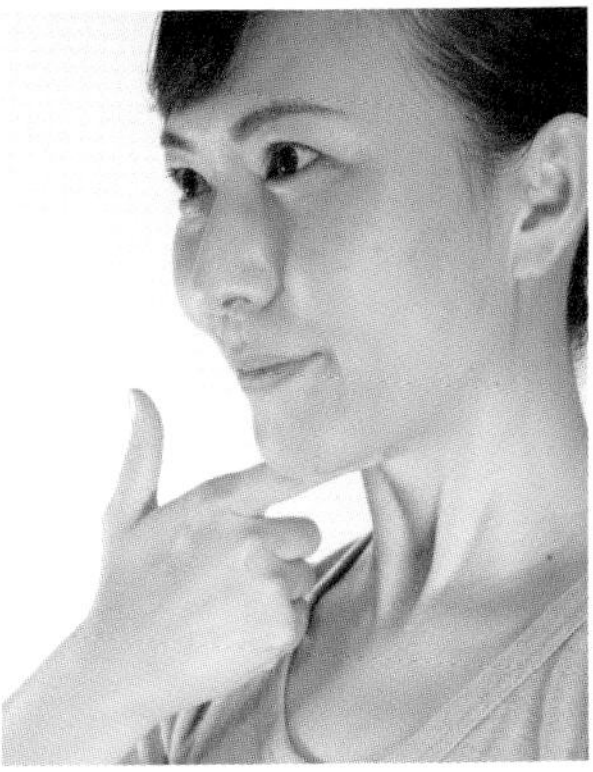

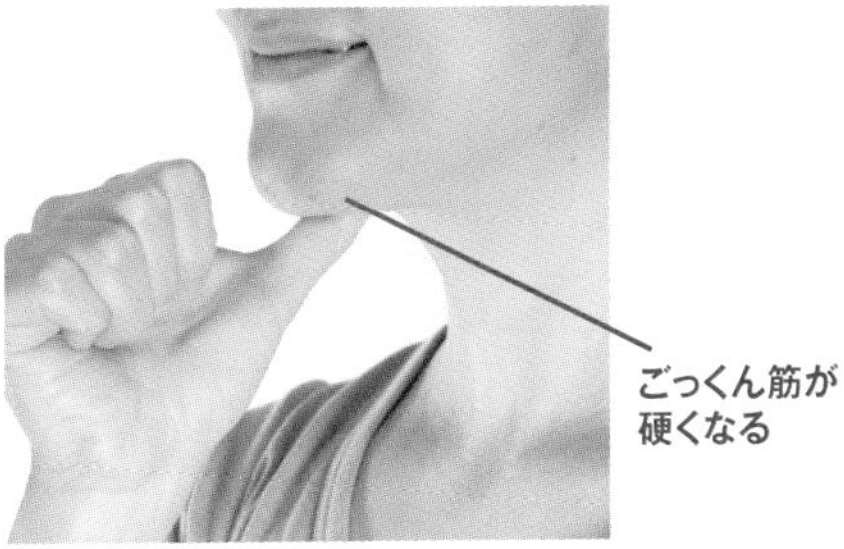

チェック方法

液体を飲みこんで、そのまま力を入れ続けましょう。
①指で首の前を触り、のどぼとけを上に動かし、そのまま止めましょう。
②あごの下を触り、あごの下にある「ごっくん筋」が硬くなり続けるのを感じてください。

チェック❷の判定

首の前が動いていることがわかれば ○　わからなければ ×

チェック❸の判定

一瞬でも上げたまま止められれば ○　止められなければ ×

チェック 4

舌をしっかりと動かすことができる……□

舌は、食べものの大きさを整えたり、食べものをのどに送りこんだりする役割をしています。舌が食べものをコントロールする力が弱まると、「飲みこみ力」が衰えます。しっかりと舌が動くかを確かめましょう。

1. 舌を皿状にして水をため下を向く

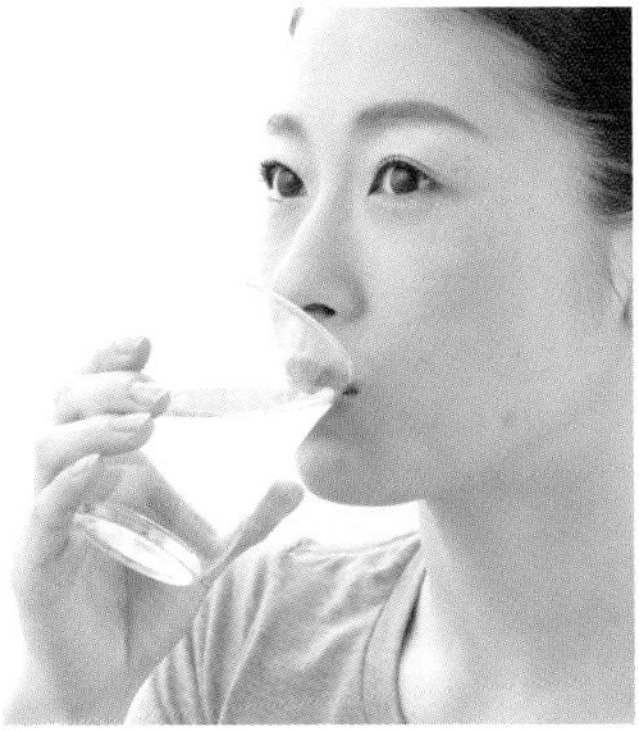

チェック方法

舌の真ん中をへこませて、皿状にします。水をため下を向いて水がこぼれないかを確認します。

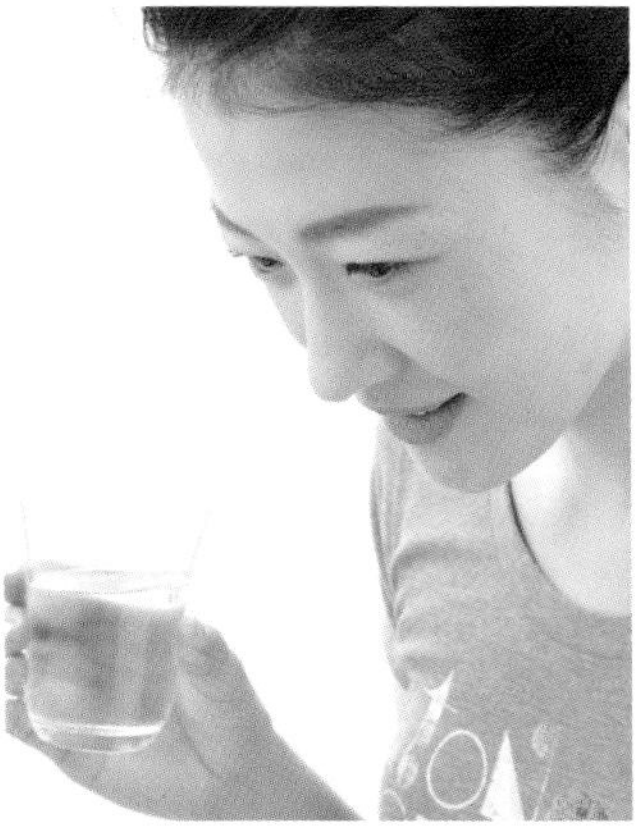

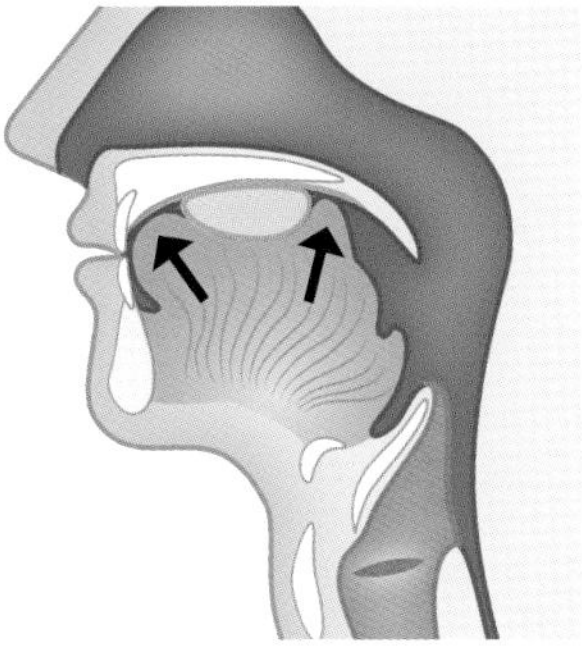

2. 舌先を手前に丸める

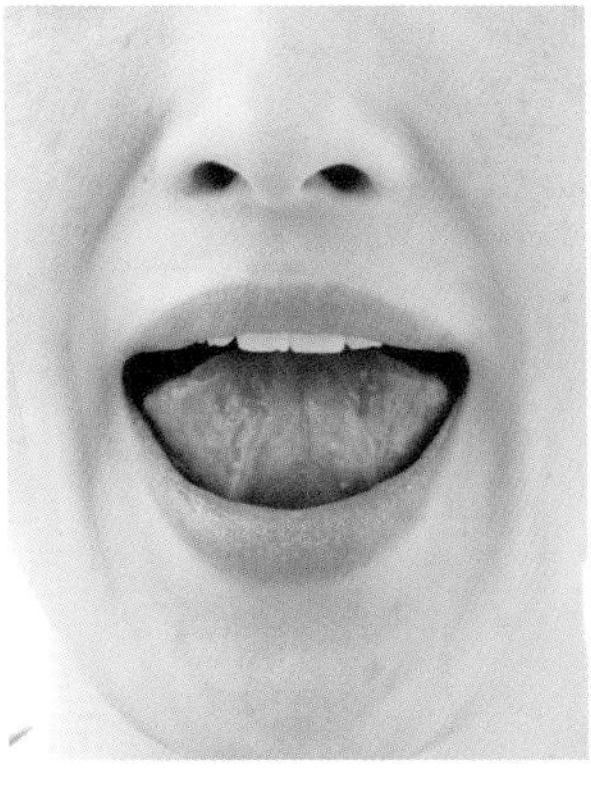

舌の先を上に向けます。舌の裏側をしっかり見せることができればOKです。

判定

2つともすべてできれば ○　ひとつでもできなければ ×

チェック5

咽頭反射をうまく起こすことができる……□

口を開けて、スプーンでのどを突くと、「うえっ」となります。それが咽頭反射です。のどの感覚が鈍くなると、咽頭反射がうまく起こらなくなります。

通常であれば、軟口蓋を突くだけで激しいえずきが起こります。

スプーンでのどを突く

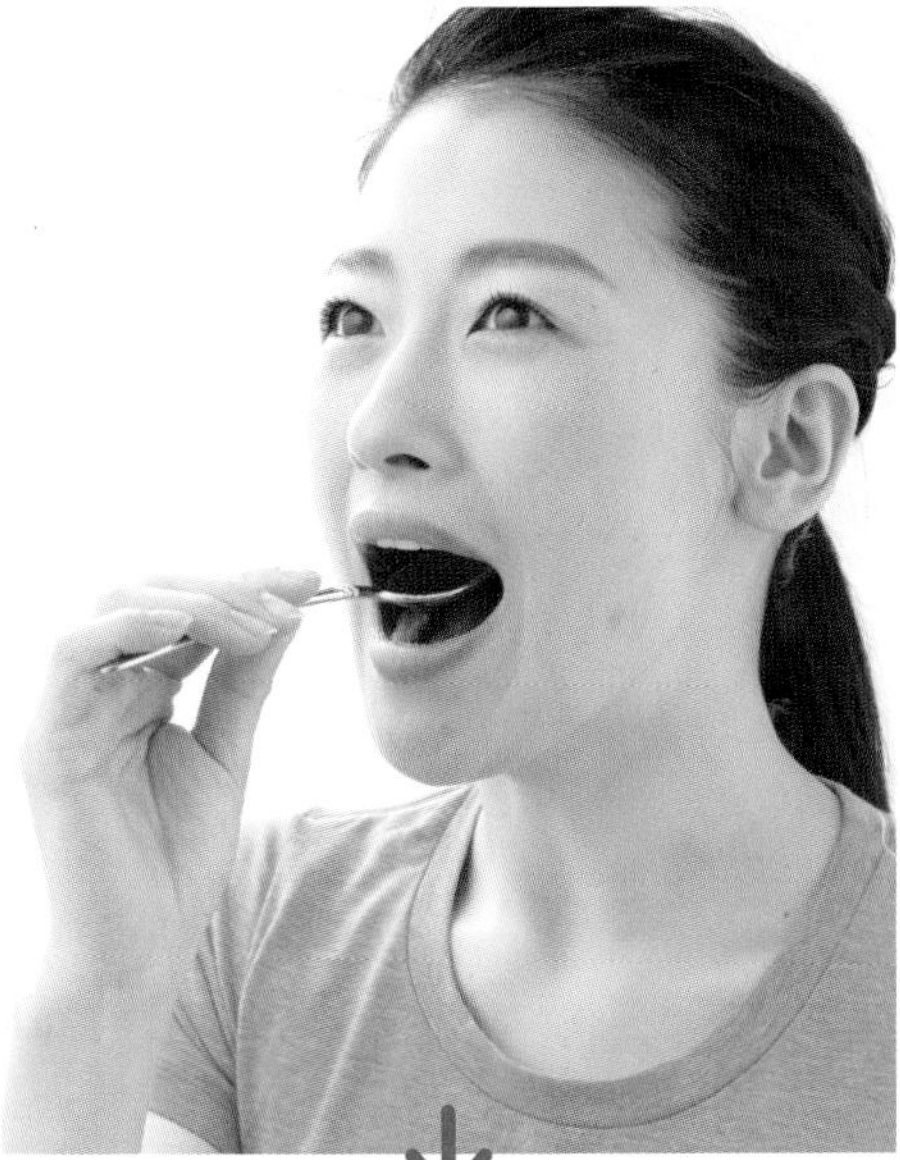

↓

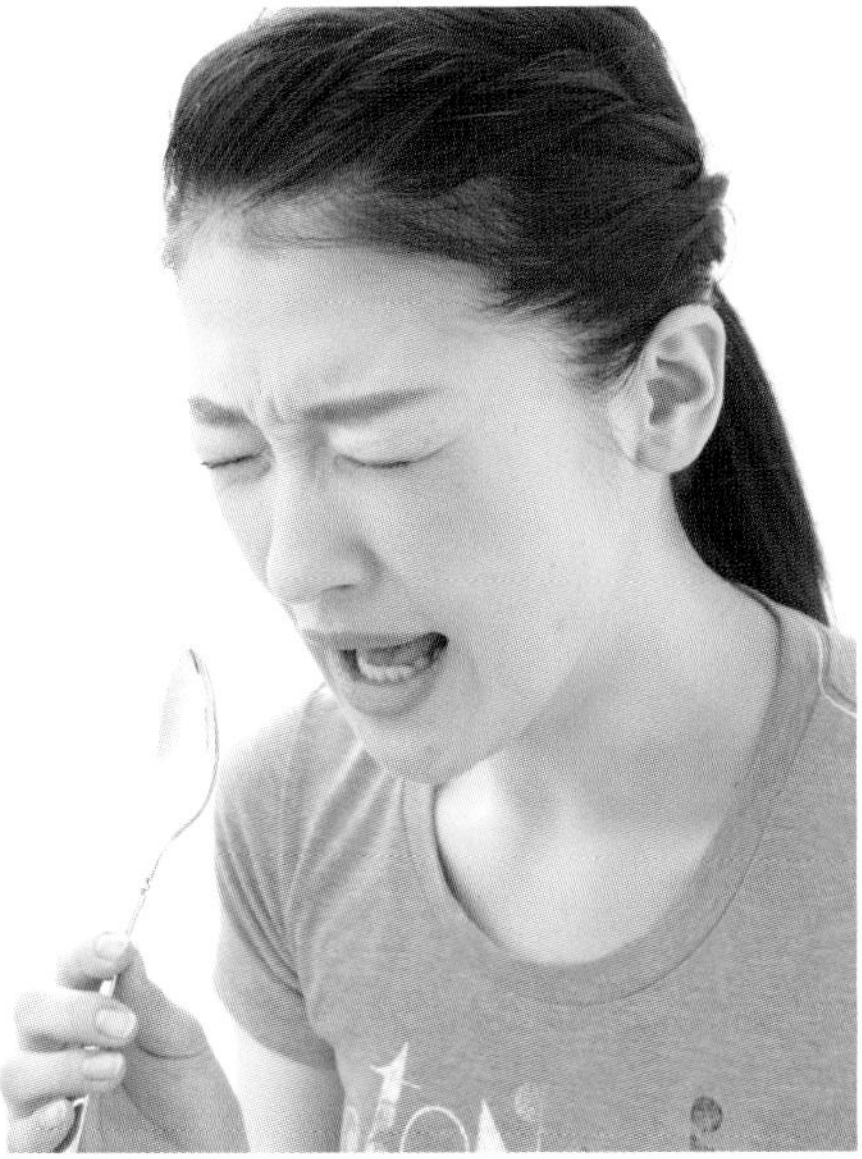

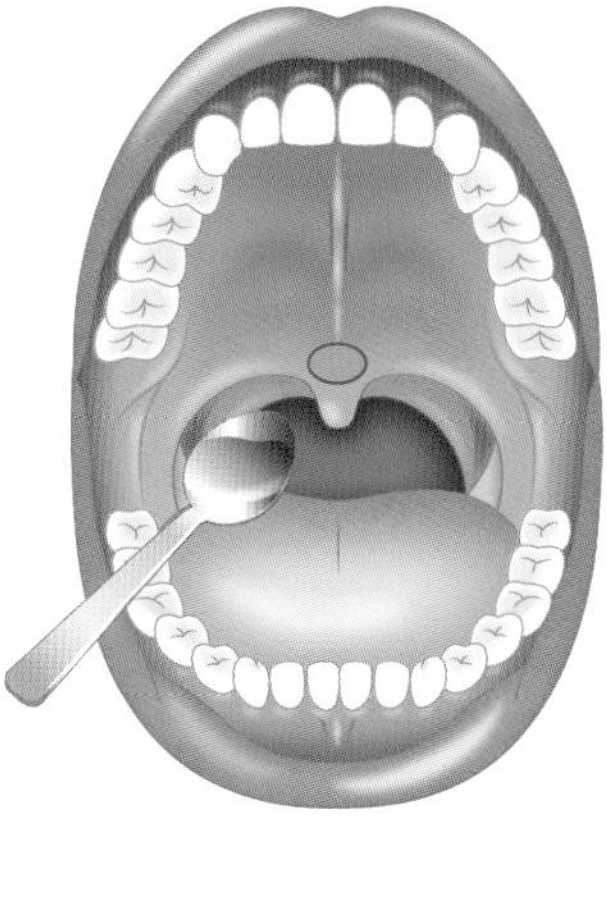

チェック方法

口を開けて、スプーンで軟口蓋を軽く突きます。咽頭反射が鈍くなるほど、軟口蓋を強く突かないと反応が起こりません。
しっかりと咽頭反射が起これば、目に涙がたまるほど苦しくなります。

判定

「うえっ」と咽頭反射が起これば ○　起こらなければ ✕

チェック
6

かみ合わせがしっかりしている

飲みこむときに、しっかり歯をかみしめられると、喉頭がもち上がりやすくなります。歯をかみ合わせて下あごを固定すると、喉頭を上に動かす筋肉がしっかり収縮するのです。下あごが固定できないと、飲みこみにくくなります。

上下の歯をしっかりとかみ合わせる

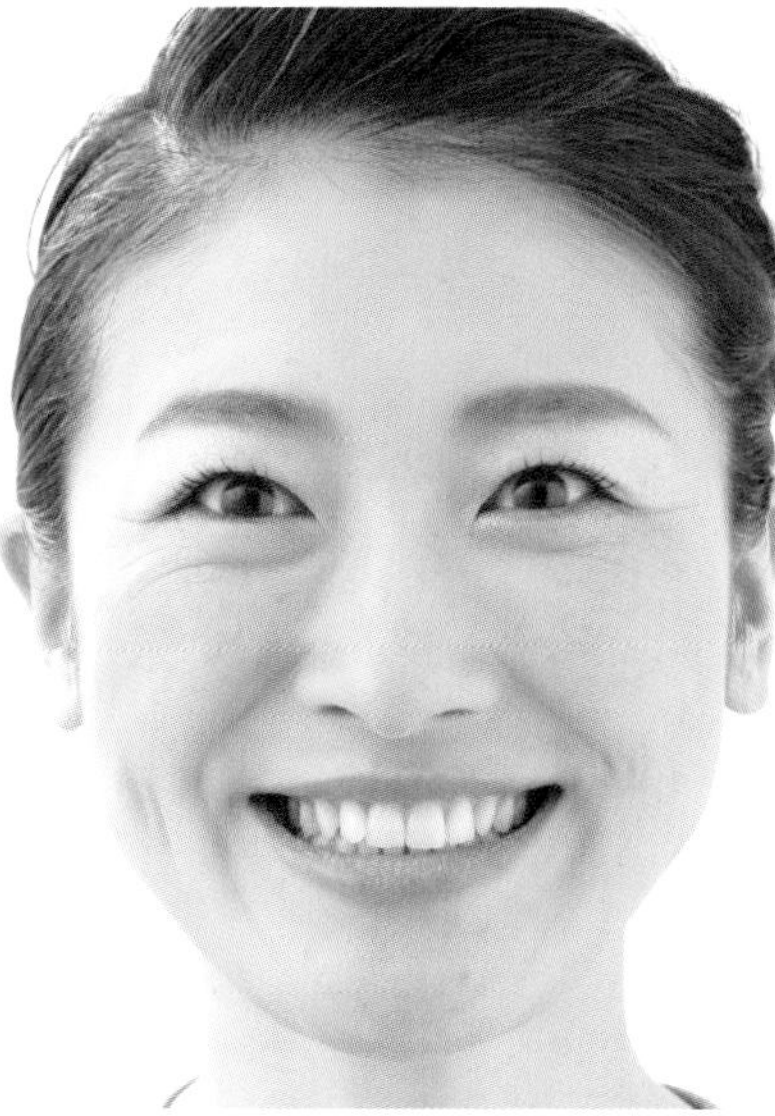

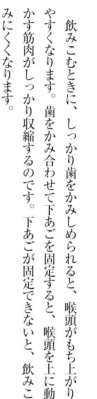

↓

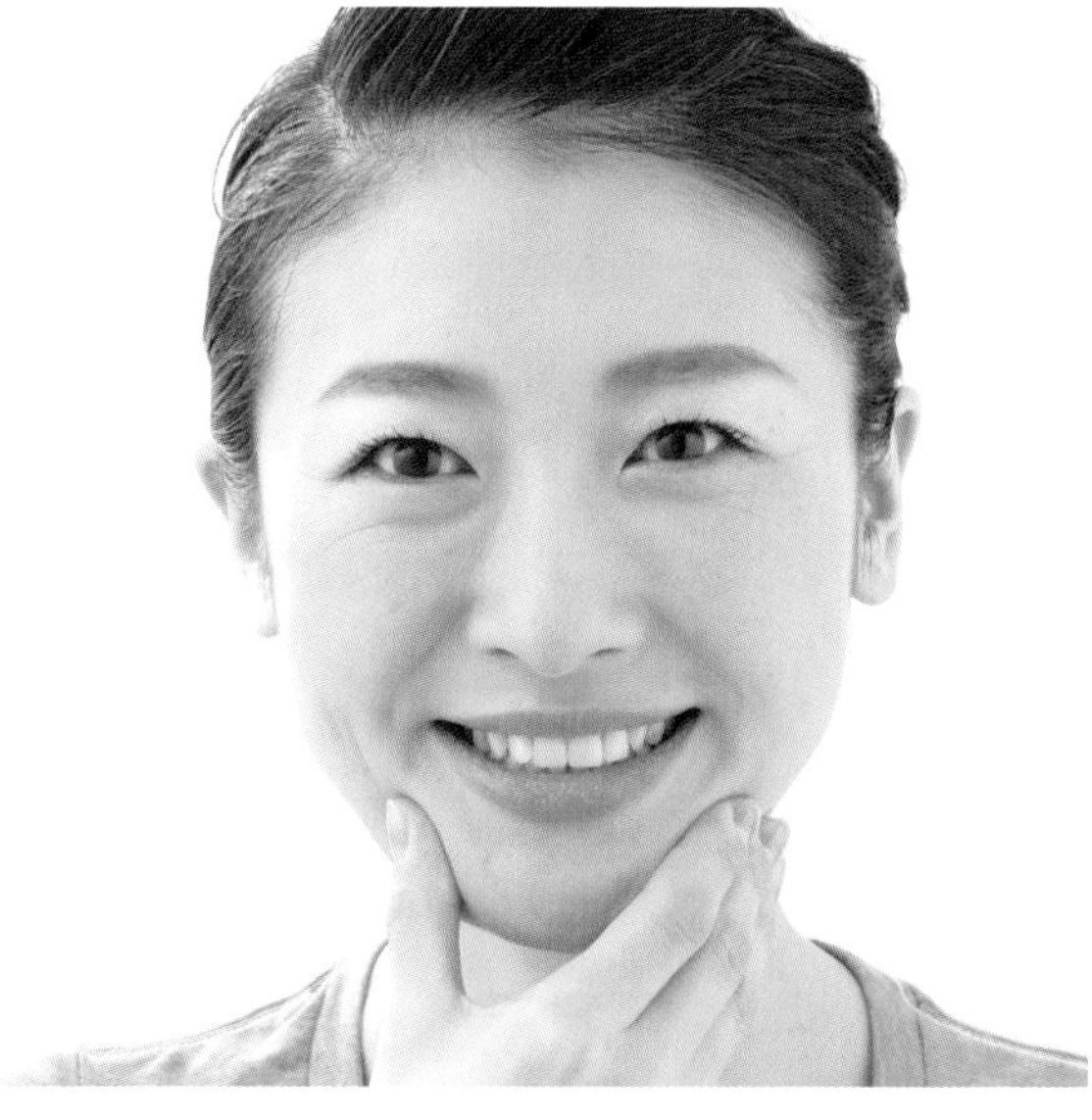

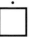

チェック方法

上あごと下あごの歯を、力いっぱいかんでください。下あごを人さし指と親指でつかんで、左右に動かそうとしてください。

判定

下あごがしっかりと固定されて動かなければ ○
下あごがぐらぐらと動くなら ×

□

チェック 7

首の柔軟性がある

首の筋肉がやわらかければ、喉頭や舌も動きやすくなります。
首の曲げ方は、屈曲・伸展・回旋・側屈の4種類あります。

1. 首を前と後ろに軽く曲げる

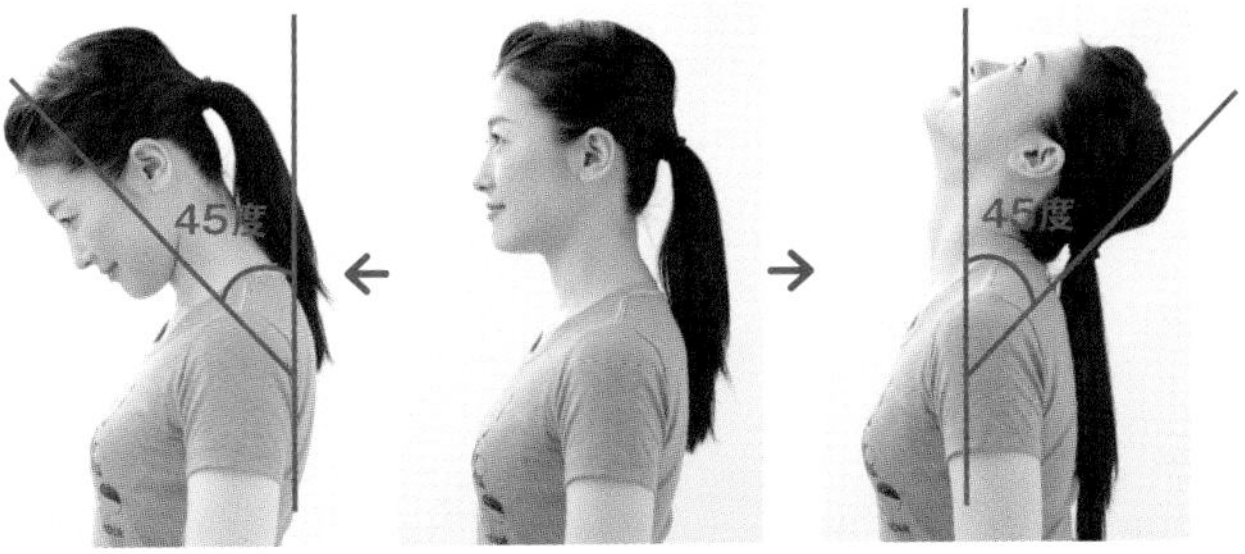

チェック方法 鏡を見て、首を前と後ろに軽く曲げたときに、屈曲、伸展とも45度以上曲がっているかを確認します。

2. 首を右と左に軽く回す

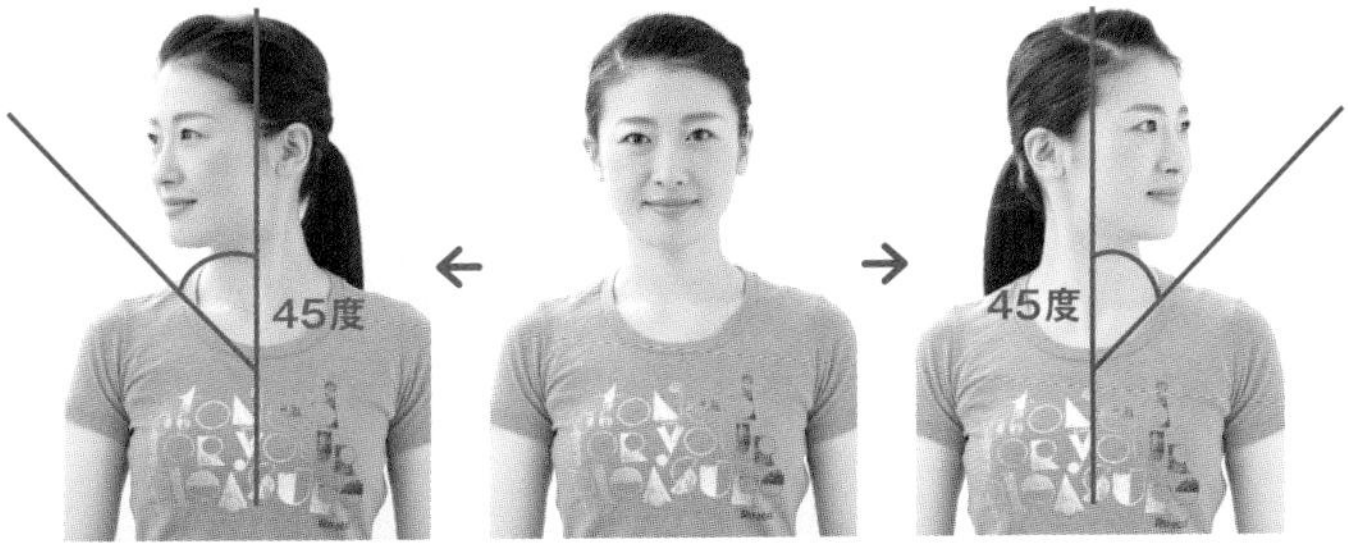

チェック方法 鏡を見て、首を右と左に軽く回したときに、左右とも45度回旋しているかを確認します。

3. 首を右と左に軽く倒す

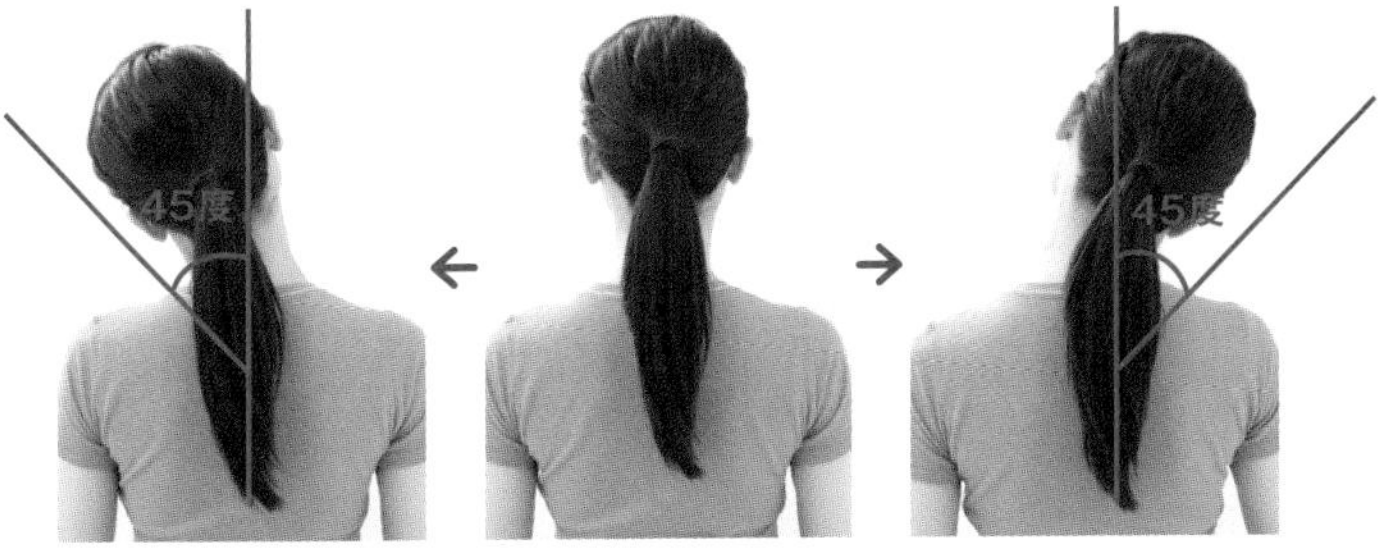

チェック方法 鏡を見て、首を右と左に軽く倒したときに、左右とも45度側屈しているかを確認します。

判定

すべての方向で45度以上曲がっていれば ○
ひとつでも45度未満しか曲がっていなければ ×

□

チェック 8

喉頭を支える筋肉に柔軟性がある □

喉頭をスムーズに動かすためには、喉頭のまわりの筋肉がやわらかくなければなりません。喉頭が硬くて動きにくければ「飲みこみ力」が弱くなります。喉頭を支える筋肉が硬くなると、喉頭を指で左右に動かしにくくなります。

喉頭を支えるまわりの筋肉を動かしてみる

チェック方法

喉頭の位置を確認してください(38・39ページ参照)。甲状軟骨を正面から指で押さえて、左右に動かします。喉頭を支える筋肉が硬くなると、なめらかに喉頭が動かず、「ごりっ」という抵抗を感じます。

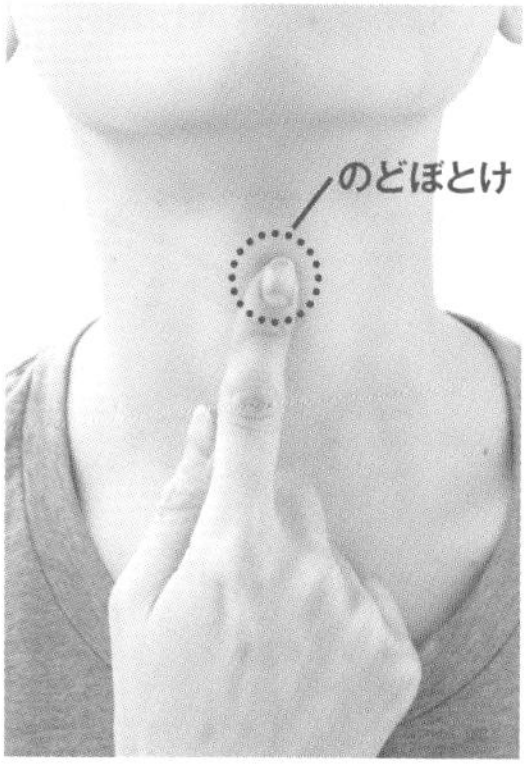

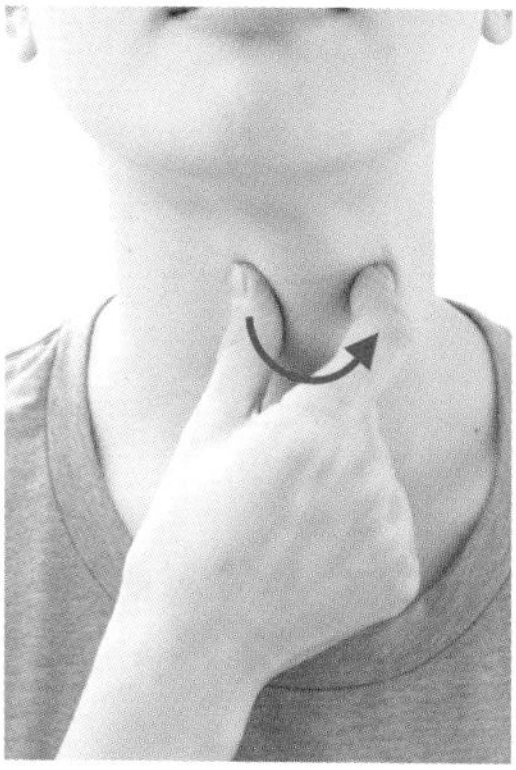

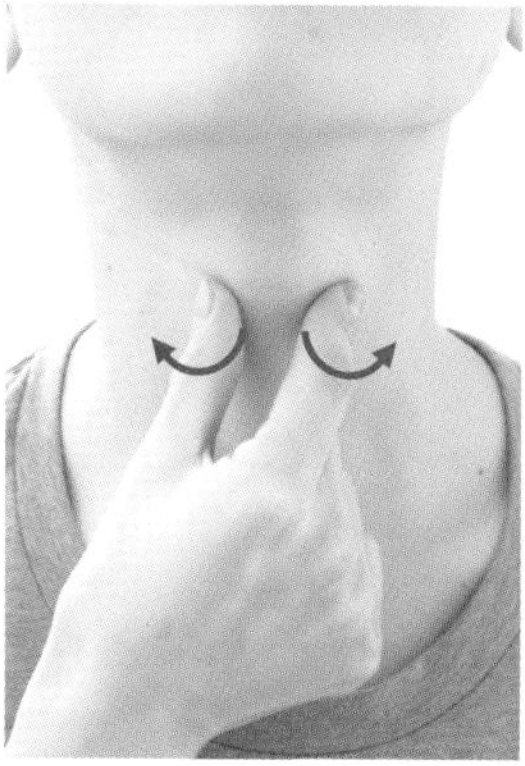

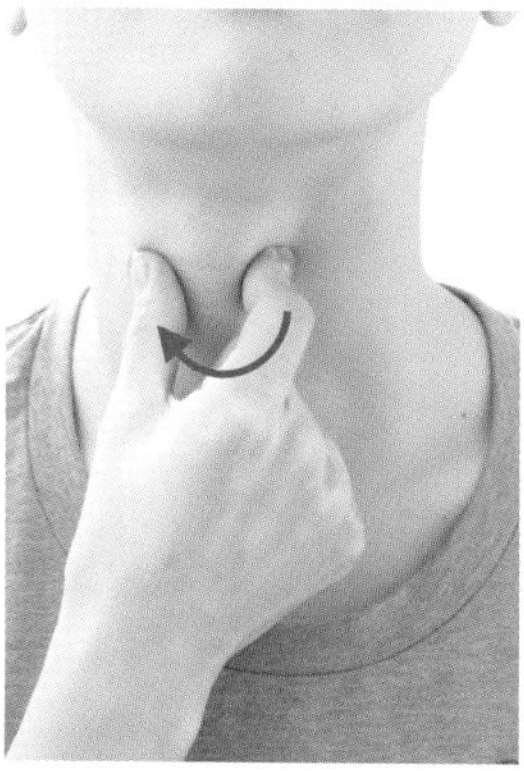

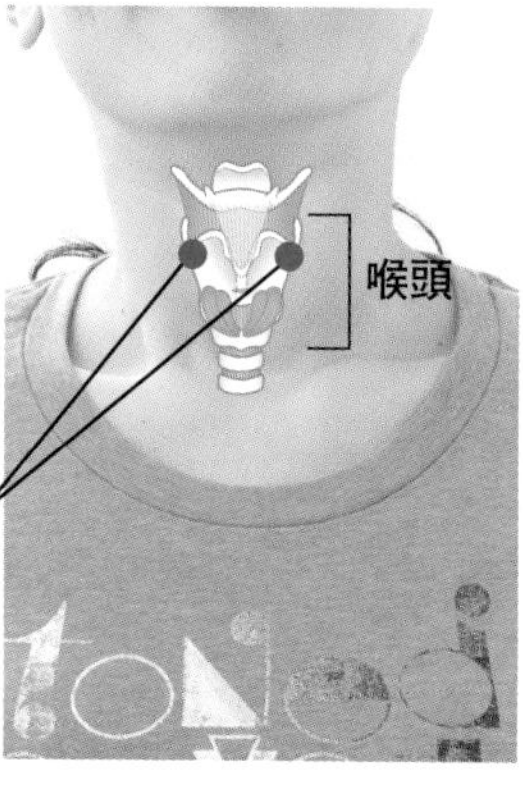

判定

左右あわせて1cmくらい抵抗なく動けば ○

喉頭が硬くて動きにくければ ×

第3章

「飲みこみ力」を鍛えるトレーニング

飲みこむ動作を覚えて、ごっくん筋を鍛える

嚥下トレーニングは、次の3つから構成されています。

①飲みこみ方を覚えるトレーニング
②ごっくん筋を鍛えるトレーニング
③舌を鍛えるトレーニング

　①飲みこみ方を覚えるトレーニングでは、誤嚥しない飲みこみ方を覚えます。これができると、むせずに飲みこめるようになり、誤嚥性肺炎や窒息事故を防ぐことができます。また、ごっくん筋に意識的に力を入れることができるようになるので、ごっくん筋に負荷をかけることができます。このトレーニングをくり返し、意識的に飲みこむコツをつかみましょう。

　②ごっくん筋を鍛えるトレーニングは、じっくりと飲みこんで、ごっくん筋に強い負荷をかけ、飲みこみ力を高めます。トレーニング①をくり返し行い、力の入れどころをからだで覚えてから行ってください。この訓練ができれば、飲みこみ力は安泰です。

　舌は食べものをのどの中に運ぶ働きをしますが、舌は喉頭と連動しています。トレーニング**③舌を鍛えるトレーニング**では舌の訓練を行います。

飲みこむ動作を意識的に行うことが重要

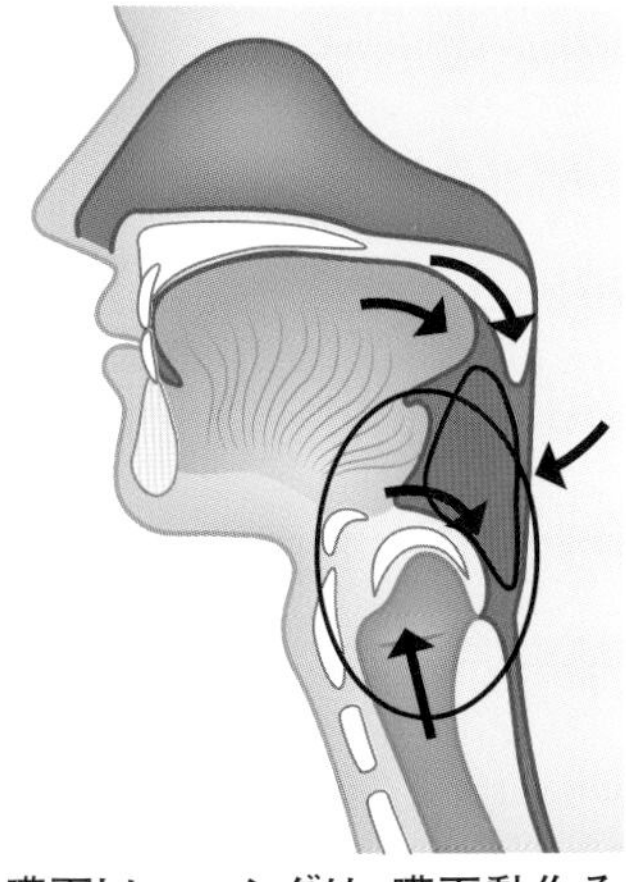

嚥下トレーニングは、嚥下動作そのものを再現することが大事です。

始める前に確認すべきからだの構造についてもう一度まとめておきます。

❶ のどぼとけ（喉頭）

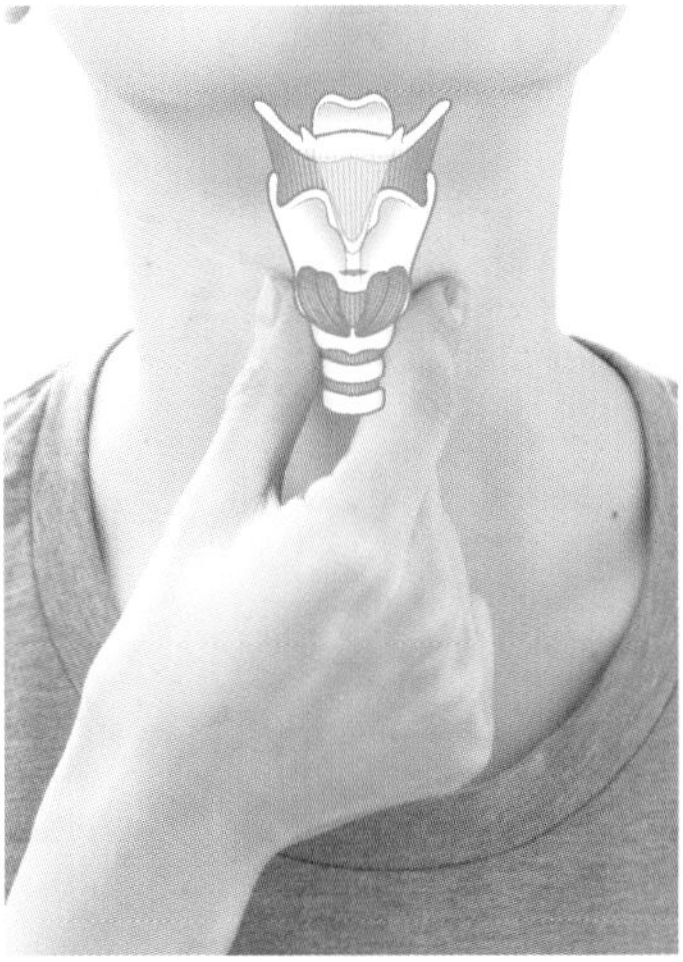

首の正面を触りながら、水を飲みこんでください。飲みこんで動くところが「喉頭」です。喉頭の前上方にのどぼとけがあります。

何度も飲みこんで、のどぼとけが動くのを確認しましょう。

❷ ごっくん筋

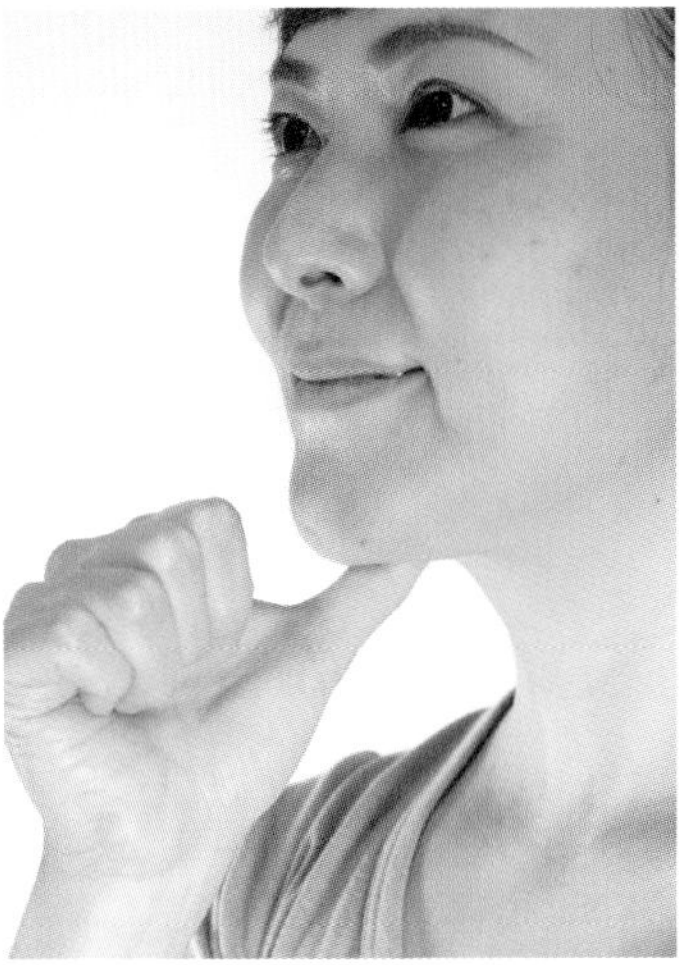

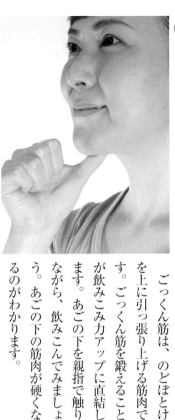

ごっくん筋は、のどぼとけを上に引っ張り上げる筋肉です。ごっくん筋を鍛えることが飲みこみ力アップに直結します。あごの下を親指で触りながら、飲みこんでみましょう。あごの下の筋肉が硬くなるのがわかります。

❸ 舌

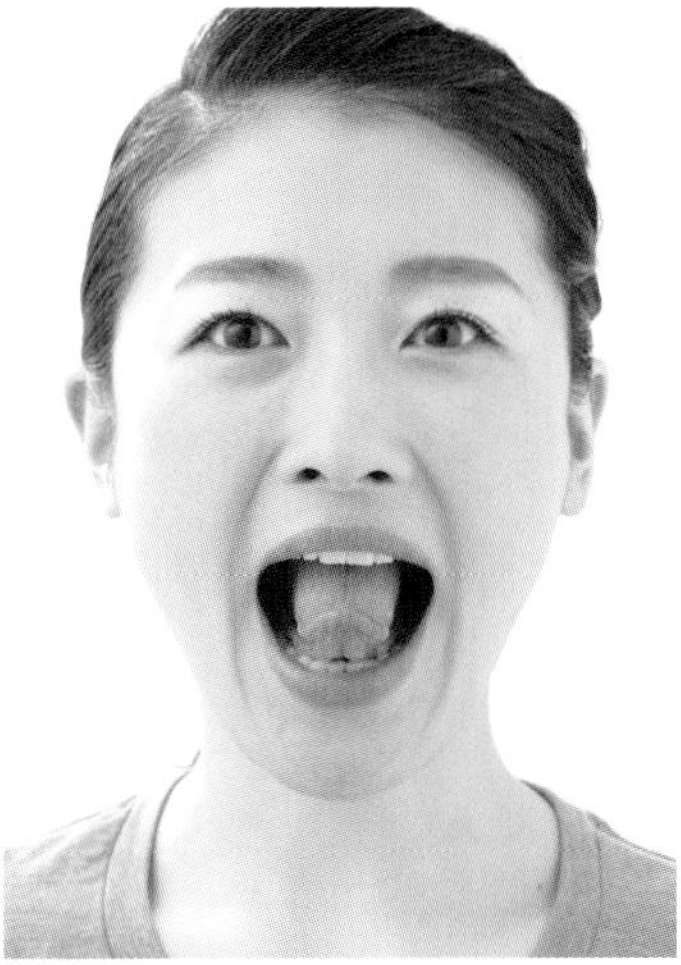

舌は喉頭と連結しているので、喉頭が上に動くと、舌も上に動きます。飲みこむ瞬間、舌が口の中の上壁（口蓋）にピッタリとくっつくのを感じましょう。

嚥下トレーニング①

飲みこみ方を覚えるトレーニング

① ごっくん筋に力を入れてのどぼとけを上に動かす

むせない飲みこみ方を覚えよう

嚥下トレーニングでもっとも大切なのは、飲みこむ動作を意識的に再現することです。飲みこむことは、なんとなく自動で行っているように感じます。しかし、飲みこむことは動作ですから、自らが力を入れて行うことができます。しっかりと飲みこむためのポイントを一つ一つ確認して行うことで、むせずに飲みこむ方法を体得してください。飲みこむときにどのようにからだを使っているかを頭で考えながら行うことが大切です。

なんとなくしか飲みこめない場合や飲みこむときの力の入れどころがあいまいな場合は、トレーニング①をくり返し行いましょう。68〜73ページを参考して、何度も水を飲みこんで、じっくりと行ってください。

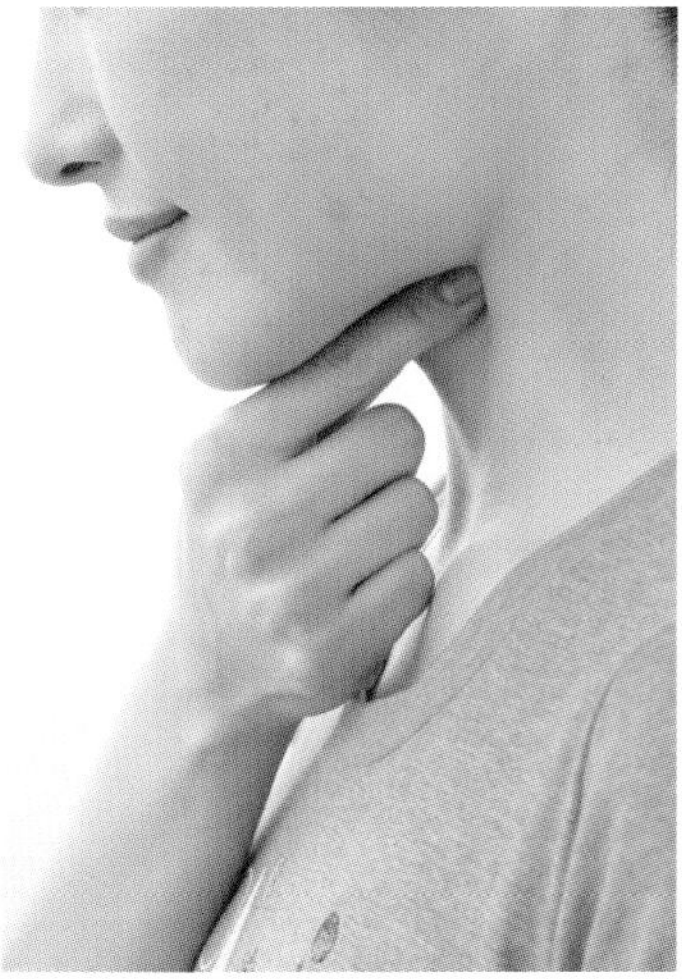

あごの下にある「ごっくん筋」に力を入れ、自分の力で飲みこんでいる感覚をつかみましょう。

② あごを軽く引く

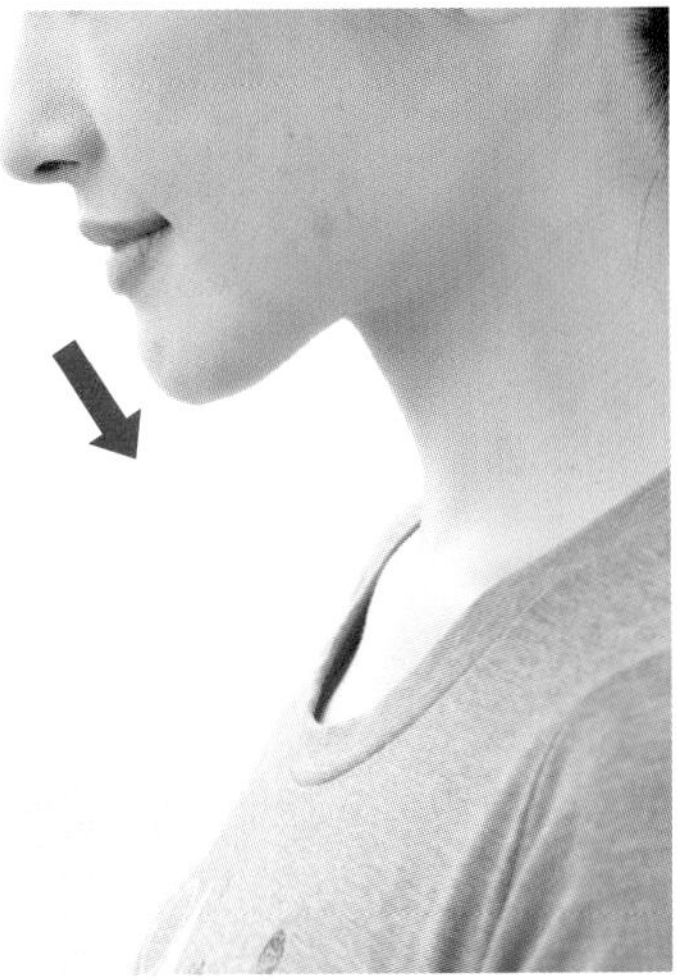

飲みこむ瞬間、あごを引くと、ごっくん筋が収縮しやすくなり、飲みこみやすくなります。

③ のどの中を絞りこみ息をこらえる

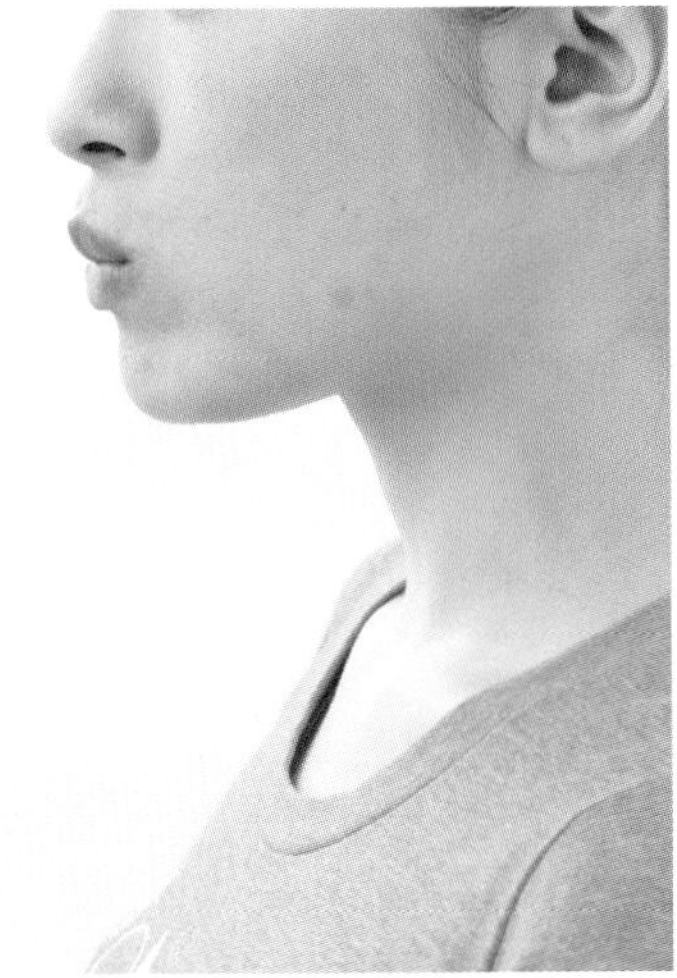

飲みこむ瞬間は、のどの空間が狭くなり息ができません。さらに息をこらえると声門が閉じ、誤嚥しなくなります。

④ 舌を口の上壁（口蓋）に押しつける

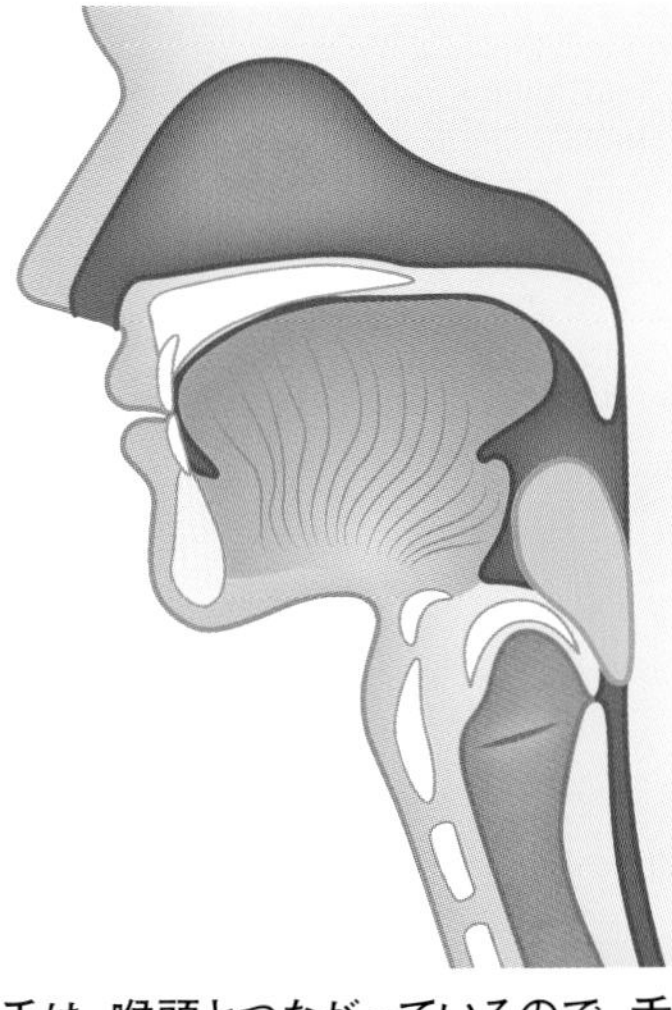

舌は、喉頭とつながっているので、舌を上に動かせば、のどぼとけが上がりやすくなります。

⑤ 歯を軽くかむ

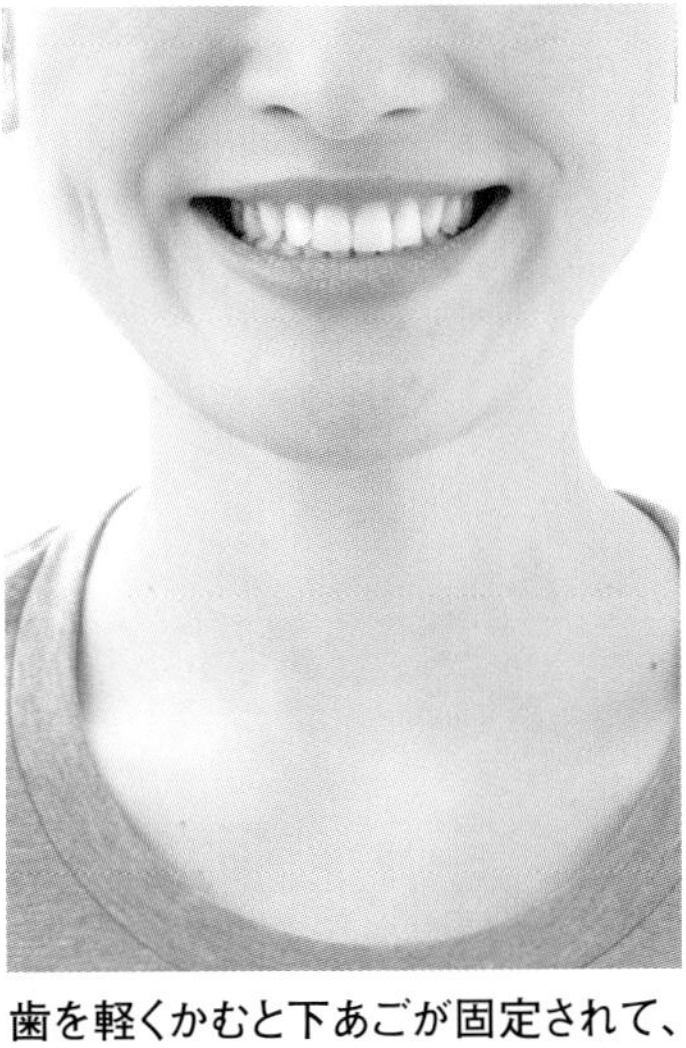

歯を軽くかむと下あごが固定されて、のどぼとけが上がりやすくなります。

嚥下トレーニング②

ごっくん筋を鍛えるトレーニング

飲みこむときに使う「ごっくん筋」を鍛える

嚥下トレーニング②は、飲みこむ動作を意識的に行うことに加えて、余裕をもって飲みこむための筋力（ごっくん筋）を鍛えるトレーニングです。

このトレーニングの核になるのが、のどぼとけ（喉頭）を上に動かしてそのまま止める訓練です。この訓練を行うと、のどぼとけを引っ張り上げるごっくん筋に強い負荷をかけて、飲みこむための筋力を高めることができます。

筋肉は、適度な負荷をかけることで増強します。ただ歩くだけでは脚の筋肉は衰えますが、階段を上るなど脚に負荷をかけると効果的に筋肉が鍛えられます。それと同じように、ごっくん筋にしっかりと負荷をかければ効率よく飲みこみ力を鍛えることができるのです。

のどぼとけを上げて止める訓練は、嚥下リハビリの世界では「メンデルソン手技」といい、効果的な方法として知られています。しかし、嚥下リハビリの対象となる患者さんには、習得が難しく、実際にはほとんど指導されていません。

この本をお読みの方でも、トレーニング②を試みてもできているかわからなかったり、最初はできなかったりすることがあります。

それは、ごっくん筋に力を入れるコツがつかめていないか、ごっくん筋が弱くなっていて強い力を入れられないかのどちらかです。

「のどぼとけを上げて止めること」ができない場合は、嚥下トレーニング①をしっかり行いましょう。トレーニング①をくり返し行うと、力の入れ方がわかり、のどぼとけを上げたまま止めることが容易にできるようになります。

この訓練を行えば、確実に飲みこみ力は改善します。

ステップ
1

ストローで飲みものを吸う

ストローで飲みものを口の中へ入れることで、吸う力を鍛えることができます。オレンジジュースなど、においや味がわかりやすい飲みものを使いましょう。また、冷えた飲みものを使うと、口やのどの粘膜を刺激しやすくなります。飲みものに少しとろみがあると、さらに負荷がかかります。

ストローで飲みものを吸う

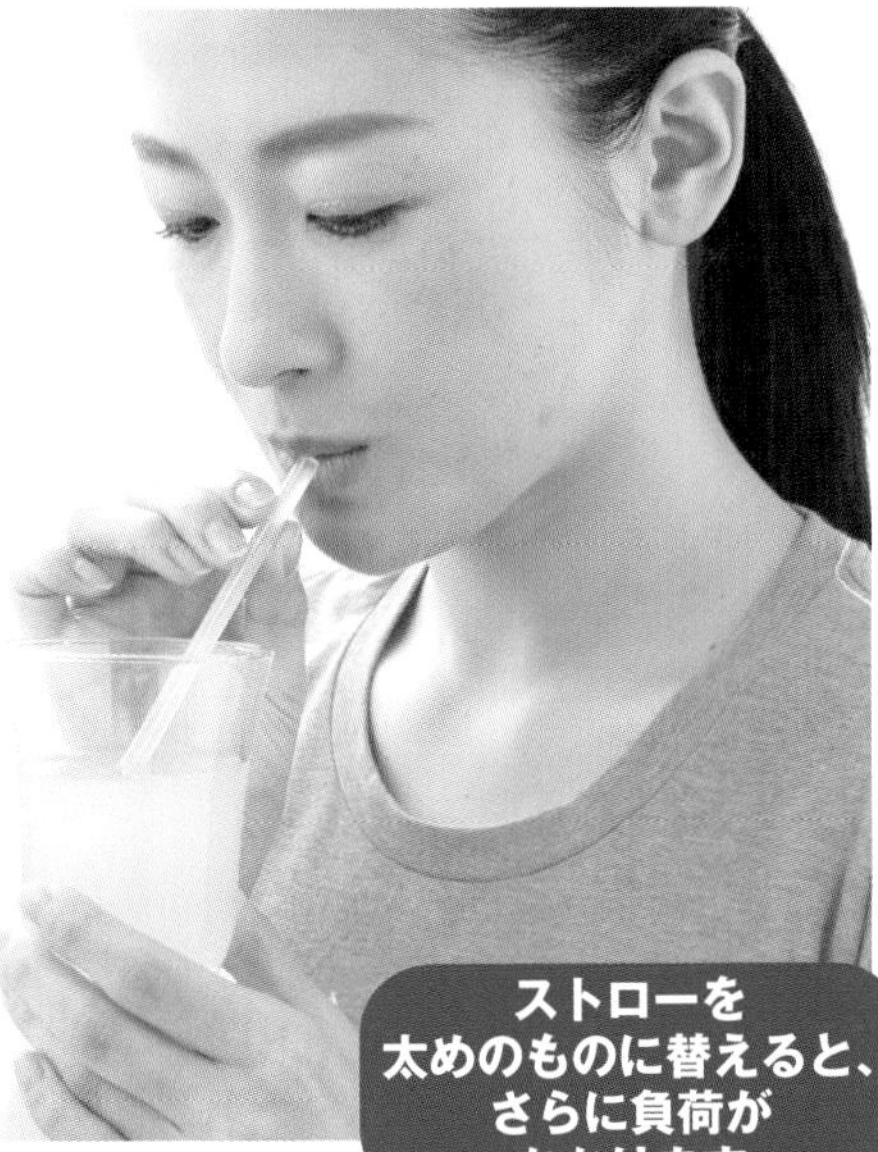

ストローを
太めのものに替えると、
さらに負荷が
かかります

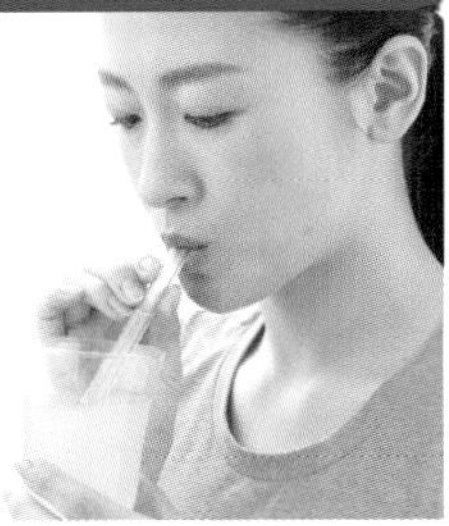

ストローで吸うときは、飲みものの色、吸うときの音を意識してください。また、飲みものの味もイメージしてください。
飲みものがのどに流れて、息ができない場合は、頭を前に倒してのどに流れこまないようにしてください。

ブローイング

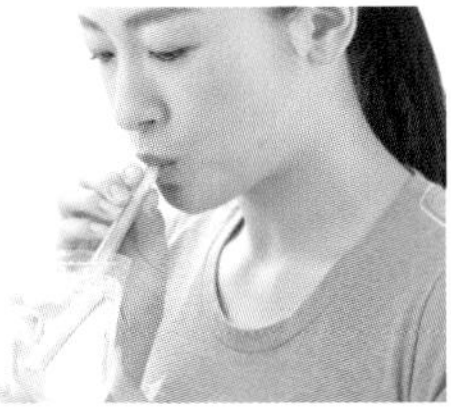

ストローを通して、息を吐くことをブローイングといいます。
ブローイングは息を吐くトレーニングです。ブローイングは、かなり「飲みこみ力」が弱くなった人に有効です。

コップで飲みものを口に入れてもOK

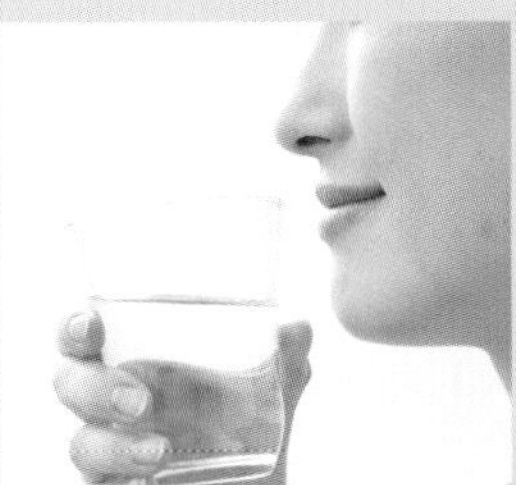

吸う力が弱くなっていない場合は、ストローを使わず、コップで飲みものを口に入れてもかまいません。

ステップ
2

口の中で飲みものをいったんためておく

舌を使って、食べものや飲みものをしっかり保持できるようにする訓練です。

舌の上で飲みものを保持します。このとき、味、におい、温度、触感を意識してください。ためておく時間は10秒が目安です（セルフチェックの2/3の時間でもOKです）。

入れ歯があると、歯茎と入れ歯のすき間から、液体がもれます。入れ歯を装着している場合は、舌を皿状にして、その上に液体を保持するようにしてください。

舌を皿状にできない場合は、両側の頬を内側に寄せて、できるだけ舌の脇から液体がもれないようにしてください。

飲みものを口の中に10秒ためておく

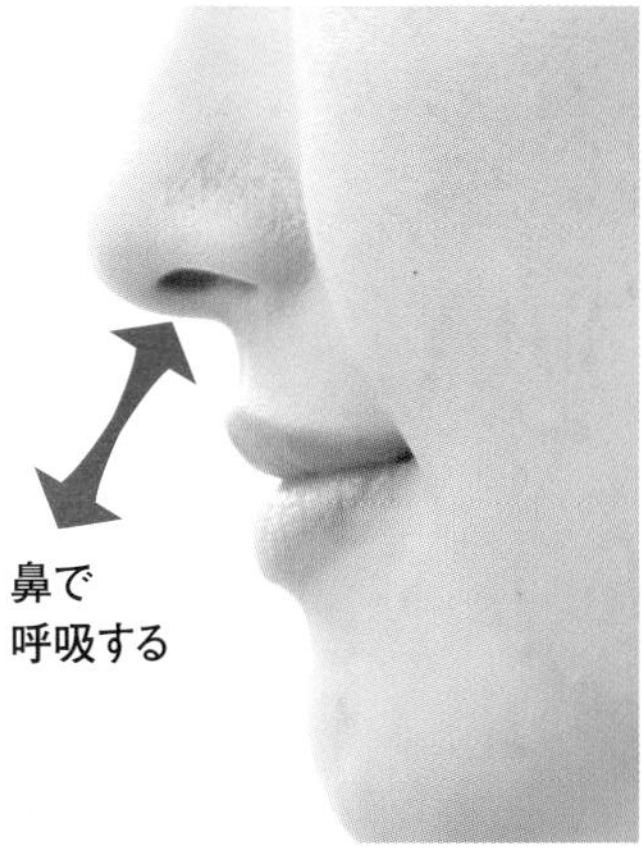

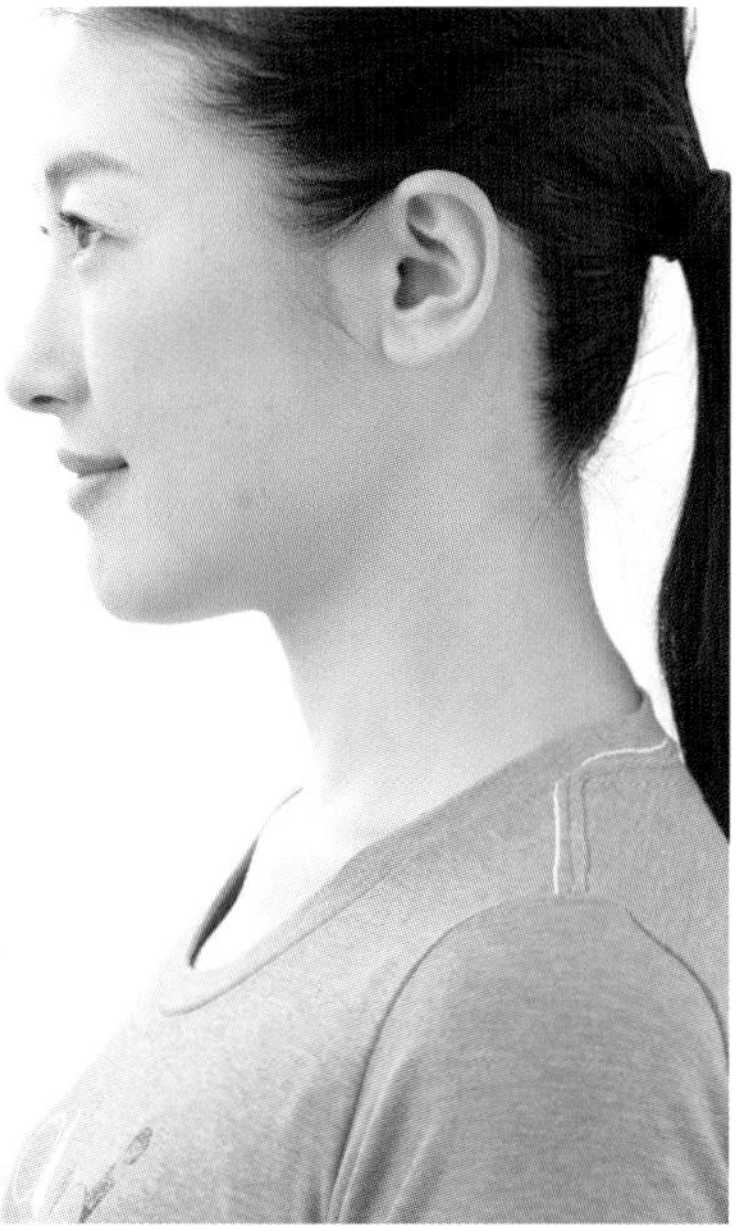

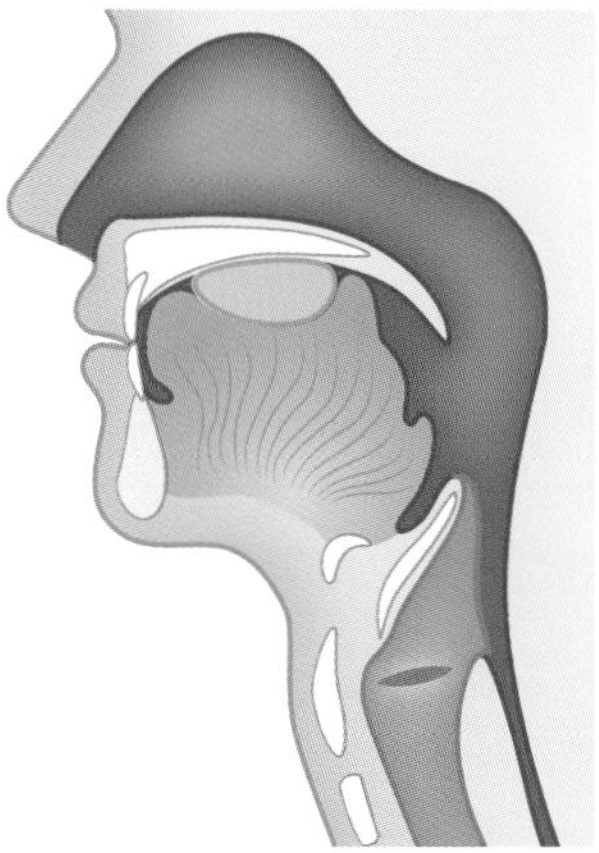

飲みものをためているときは、鼻で呼吸をするようにしてください。喉頭をもち上げるときに呼吸を止めないといけないので、ここで呼吸をとめてしまうと苦しくなってしまいます。
飲みものがのどに流れて、息ができない場合は、頭を前に倒してのどに流れこまないようにしてください。

ステップ3

液体をしっかり飲みこむ

喉頭を上に動かして飲みこみます。飲みこむ瞬間はあごを引きます。力を入れて飲みこむとごっくん筋が収縮し、あごの下が少しふくらみ硬くなります。口を開けたままだと下あごが固定できないため、飲みこみにくくなります。

喉頭が上がっているときは、呼吸ができません。飲みこむ前に、いったん呼吸を意識して行ってください。飲みこむ直前は、軽く息を吸っておきます。

しっかりかみしめて、あごを引きながら飲みこむ

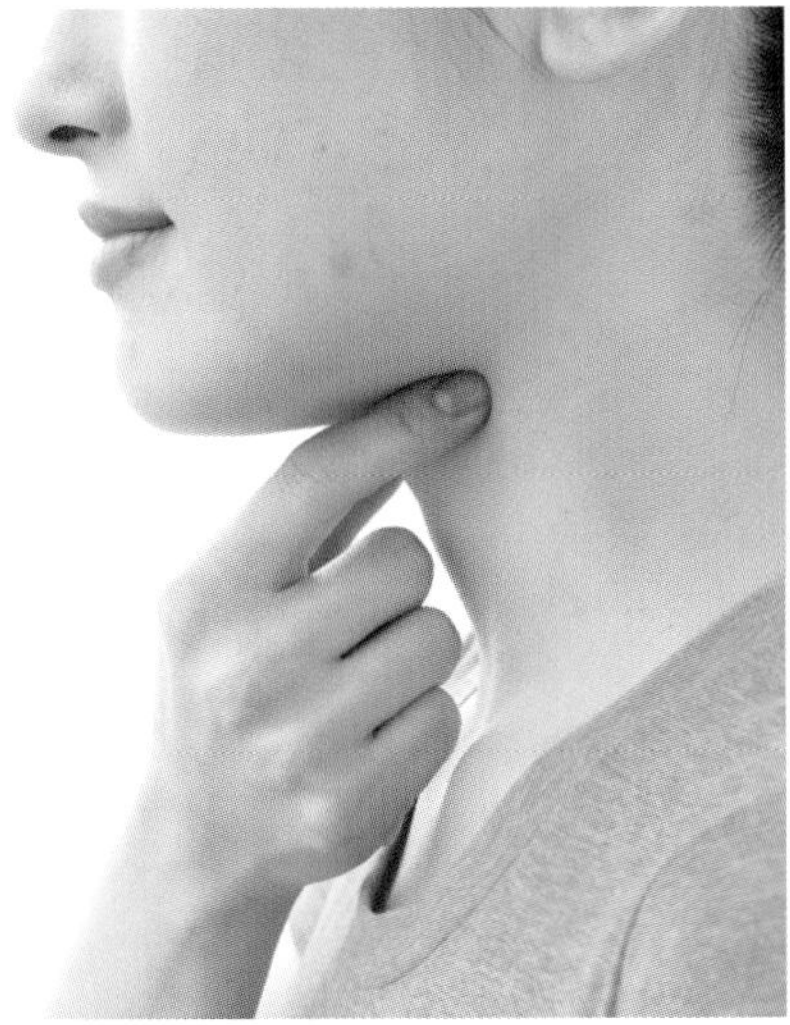

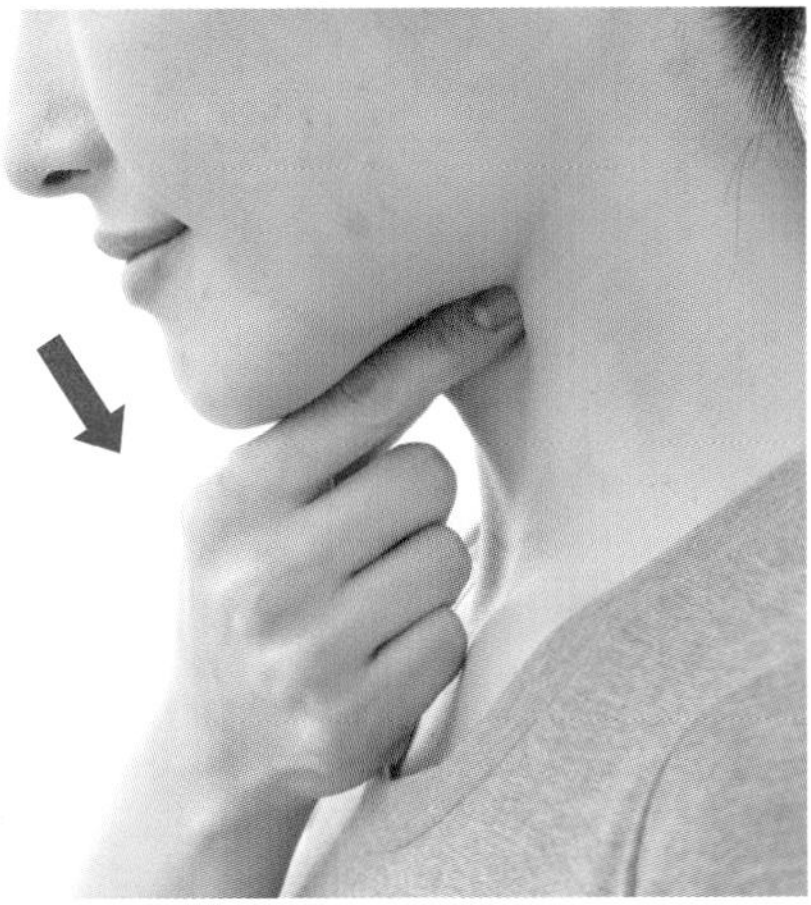

あごを引いた瞬間に喉頭を上げるようタイミングを合わせます。このときに、舌を口蓋に押しつけ、ごっくん筋に力を入れて、ぐっと飲みものに圧力をかけてください。

指は、軽く皮膚に当てる程度の力で触ってください。指で、喉頭が上がるのを確認します。

指を喉頭に強く押しつけたり、指でもち上げようとしたりしないでください。

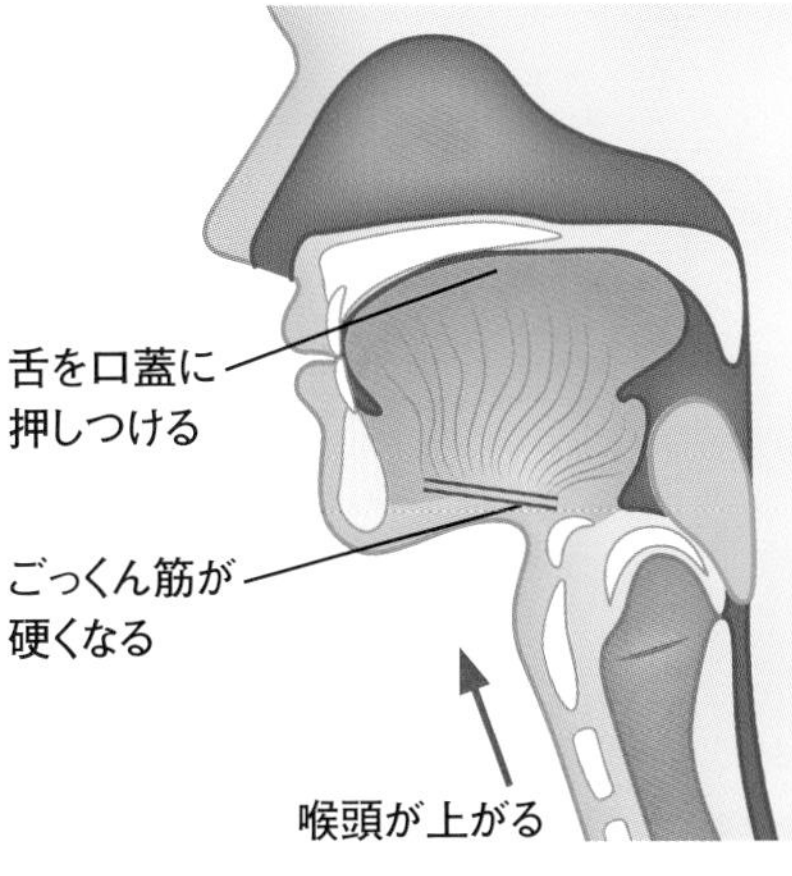

ステップ 4

のどぼとけ（喉頭）を上げた状態をキープする

のどぼとけ（喉頭）を上げ続ける訓練です。飲みこむときは、❶喉頭が上に動き、そのまま止まること、❷あごの下の筋肉に力が入り続けていること、❸舌が口蓋に押しつけられ続けていること、を確認します。

ごっくん筋を使ってしっかり喉頭を上げましょう。喉頭を上げているときは、呼吸ができません。液体を一度で飲みこみきれない場合は、二度、三度飲みこんでもかまいません。全部飲みきってから、喉頭を上げた状態を維持してください。のどに液体が残ったままにしておくと、喉頭が下りたときに、気管に液体が流れこみ、むせてしまいます。

飲みこんだときに喉頭が上がった状態を5秒維持する

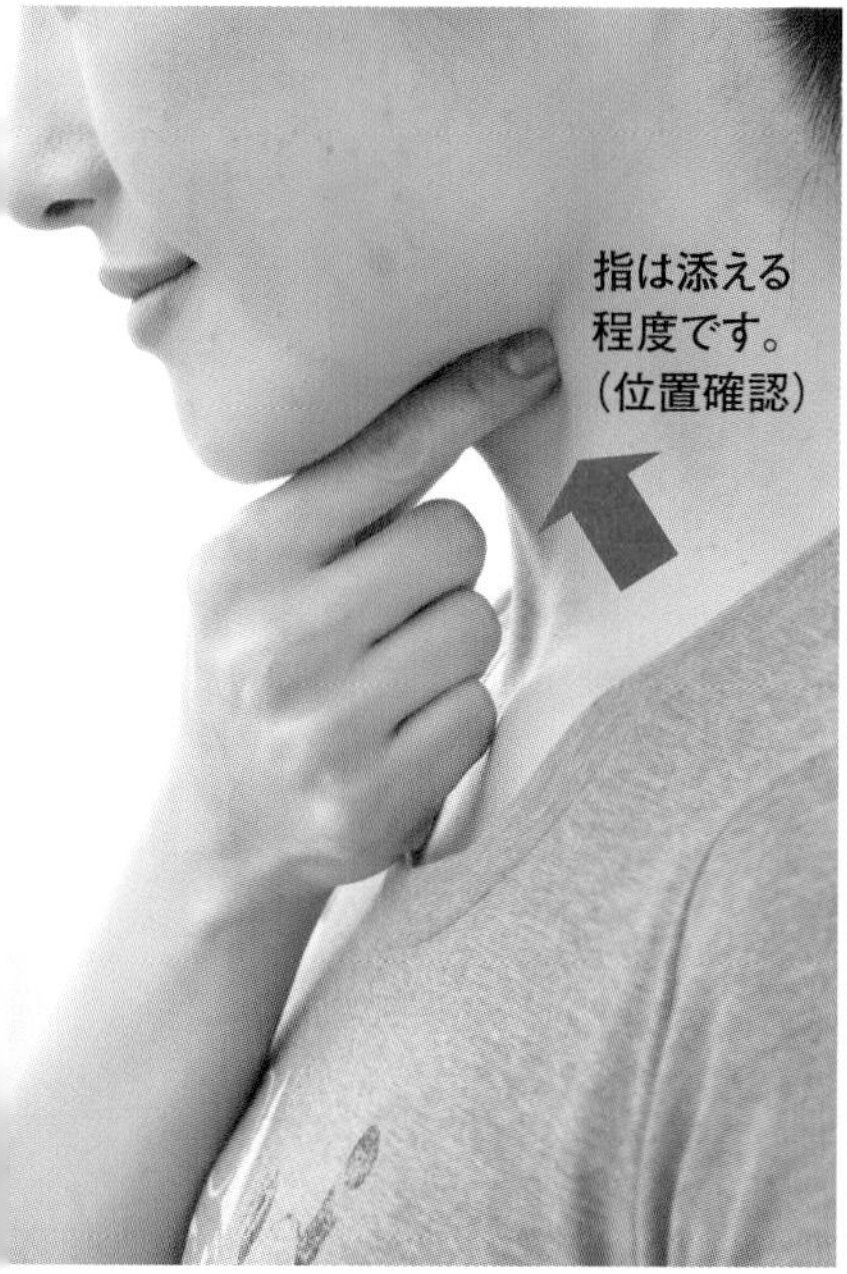

5秒維持できない場合は、最大限にできる時間の2/3、喉頭を上げ続けてください。上げて止めることができない場合は、まず、自分の意思で喉頭を動かす練習から始めてください。

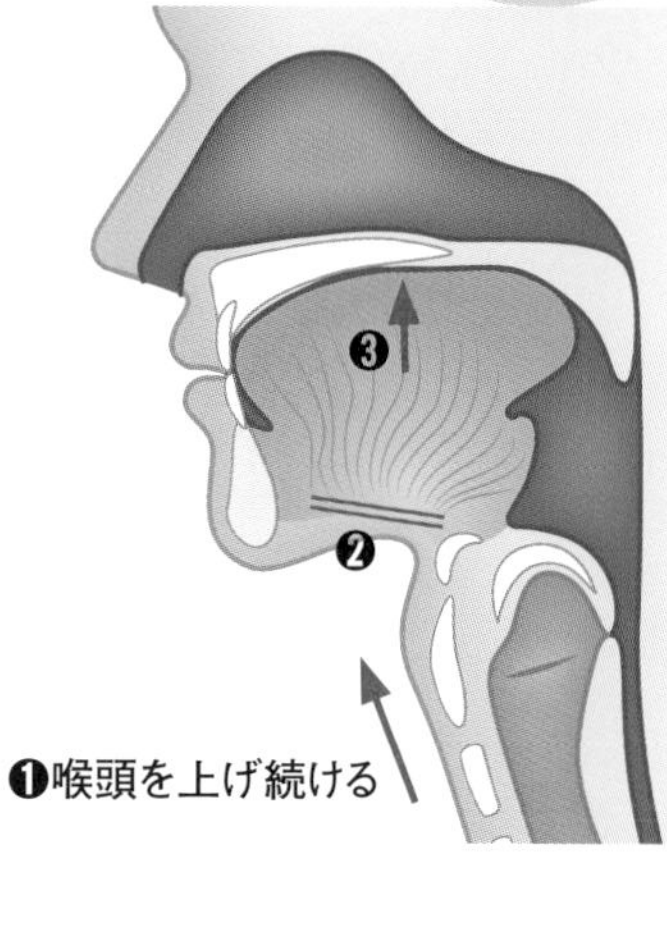

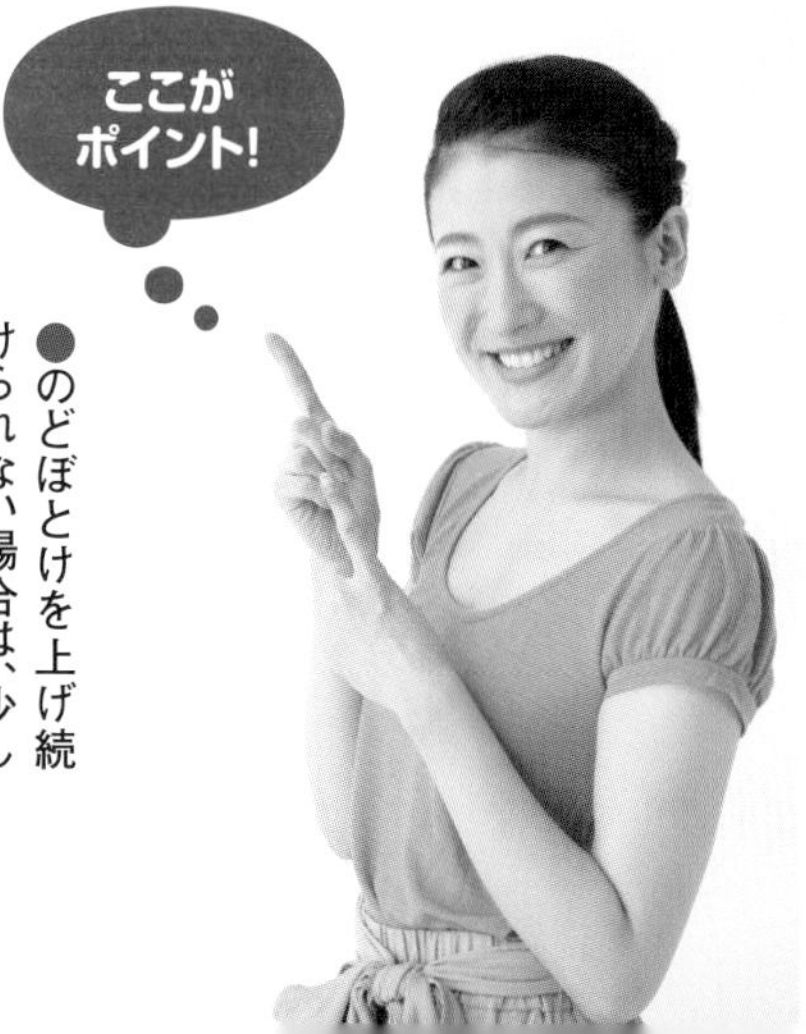

●のどぼとけを上げ続けられない場合は、少しずつできるようになりましょう。のどぼとけを意識的に動かすようになるには、68～77ページを参照してください。

ステップ 5

勢いよく息を吐く

最後に、勢いよく空気を吐き出します。きちんと飲みこむためには、しっかりとした呼吸も大切です。たとえ誤嚥をしても、しっかりと吐き出せれば、肺炎や窒息が防げます。トレーニングでの呼吸法は、胸式・腹式のどちらでもかまいません。しかし、どちらかの呼吸法を意識して行ってください。

（呼吸法については、100・101ページを参照してください）

口を開けて大きく息を吐く

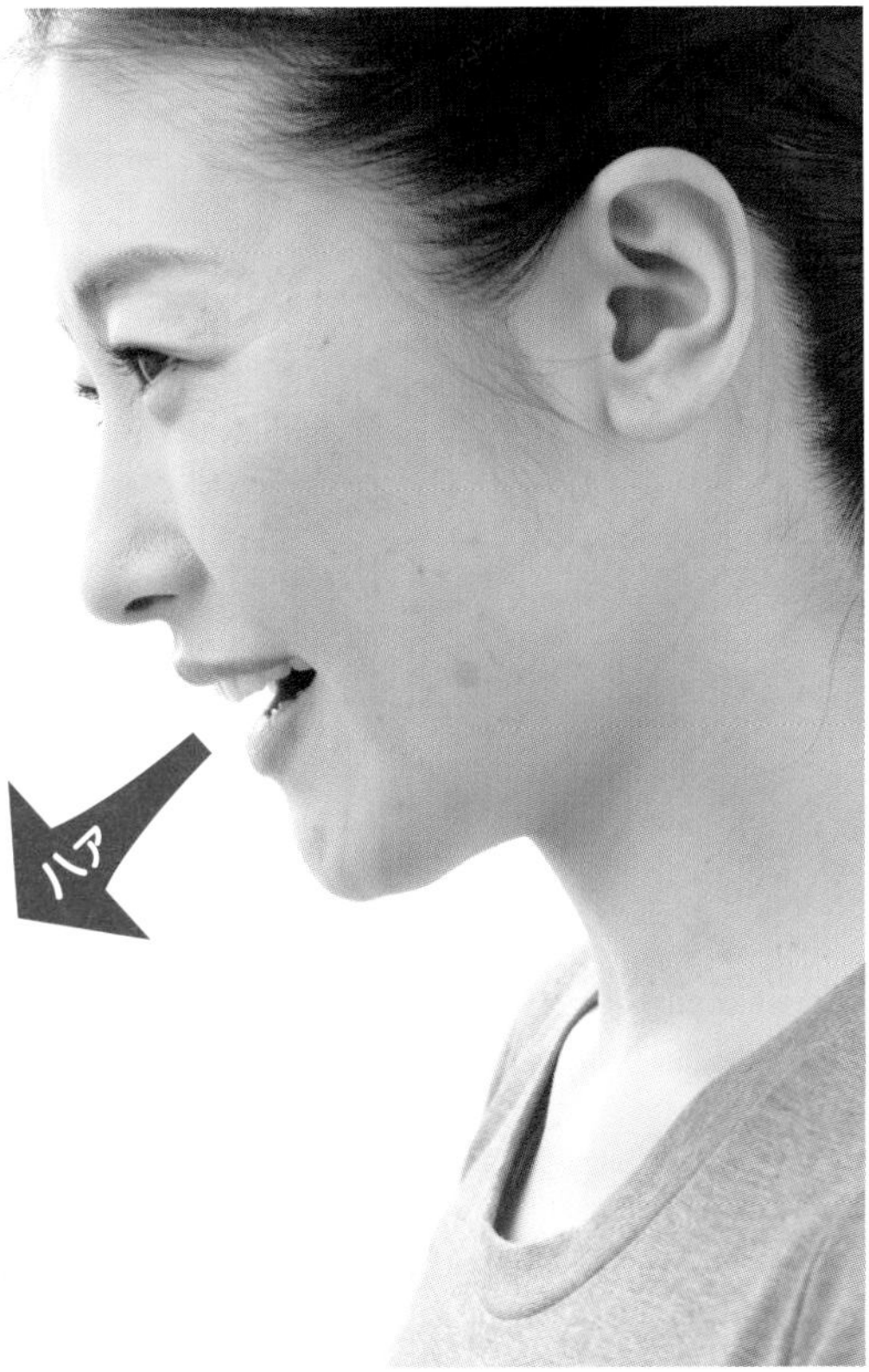

飲みこみ終わった直後に、大きく息を吐きましょう。しっかり飲みこんだと思っていても、のどに液体が残ってしまうことがあります。
その場合、喉頭が下がった直後に気管に液体が流れこんでしまいます。
飲みこんだ後に息を吐けば、気管に液体が入らず、むせたり咳きこんだりしにくくなります。

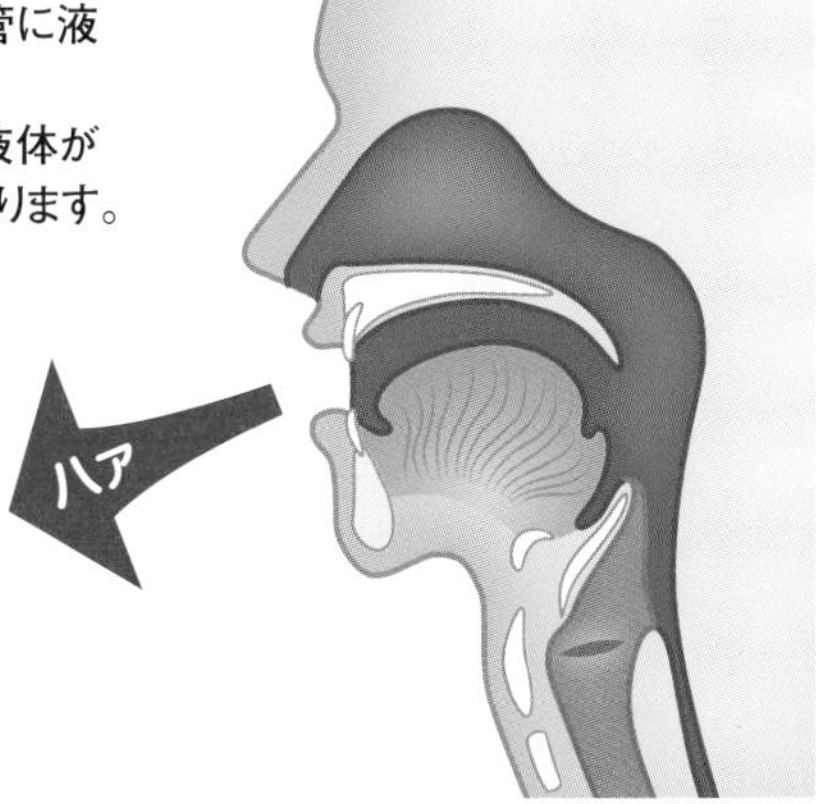

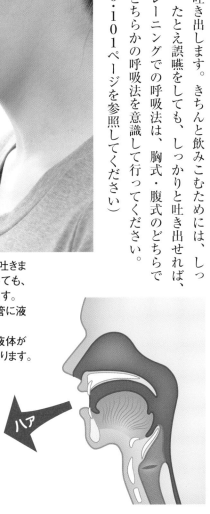

トレーニング　まとめ

このトレーニングは、飲みこむ動作を意識的に行います。「飲みこみ力」があまり弱くなっていない人は、このトレーニングを1日2～3回行うだけでOKです。1回のトレーニングで30秒程度かかります。

もし、このトレーニングでむせてしまう場合は、飲みものを使わず、イメージトレーニングで同じ動きをしても、十分なトレーニングになります。

ステップ1
ストローで飲みものを吸う

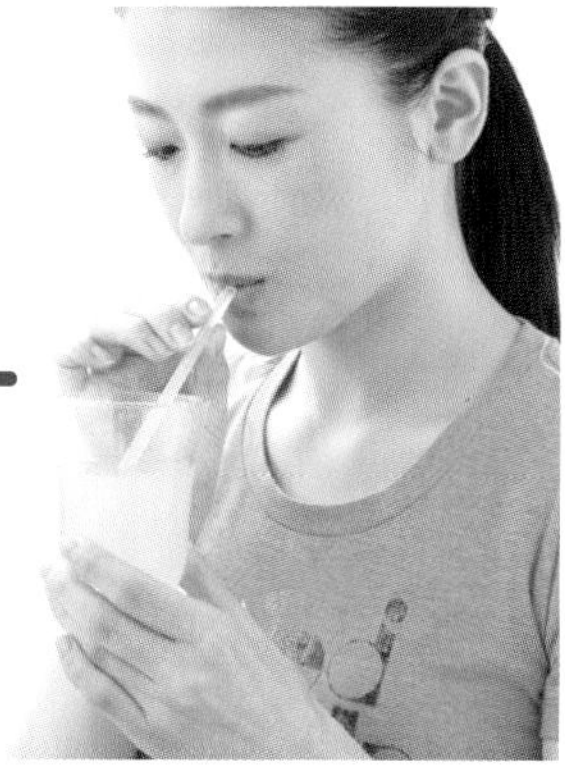

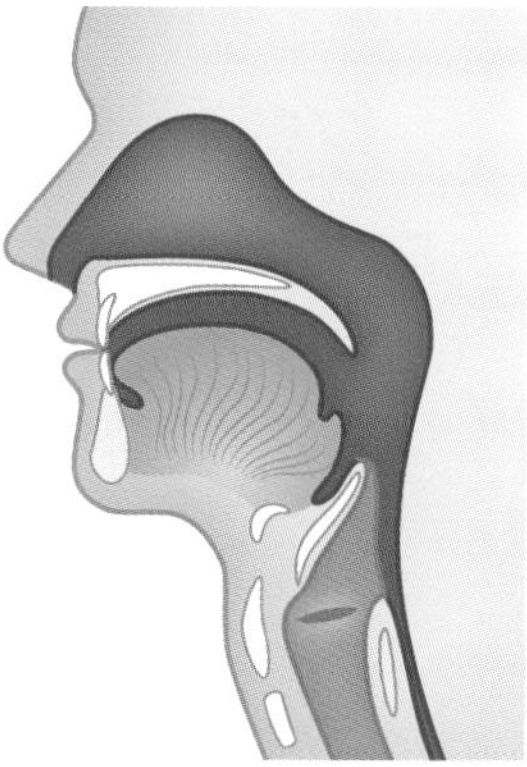

吸う力を高めます。とろみがついた飲みものを吸ったり、ストローを太くしたりすると負荷が大きくなります。ストローがなければ、コップで飲みものを飲んでもかまいません。

ステップ2
口の中で飲みものをいったんためておく

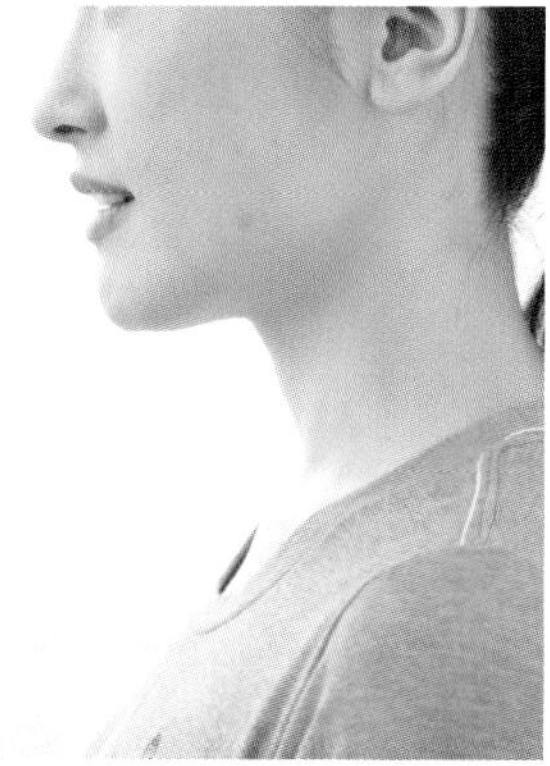

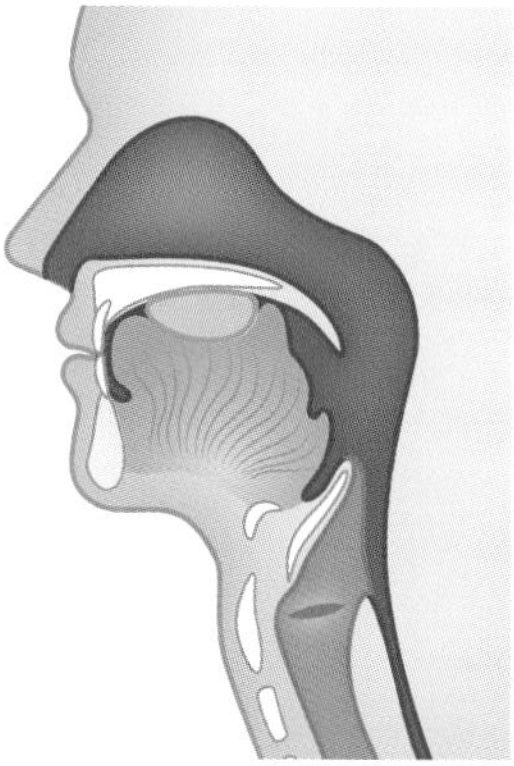

舌と硬口蓋の間で10秒間、液体を保持します。舌と硬口蓋でコップをつくるようイメージしてください。このトレーニングで舌の形を維持する力を鍛えます。

●のどぼとけを上げ続けられない場合は、68～75ページを参照してください。

嚥下トレーニング②
ごっくん筋を鍛える

ステップ3
液体を しっかり飲みこむ

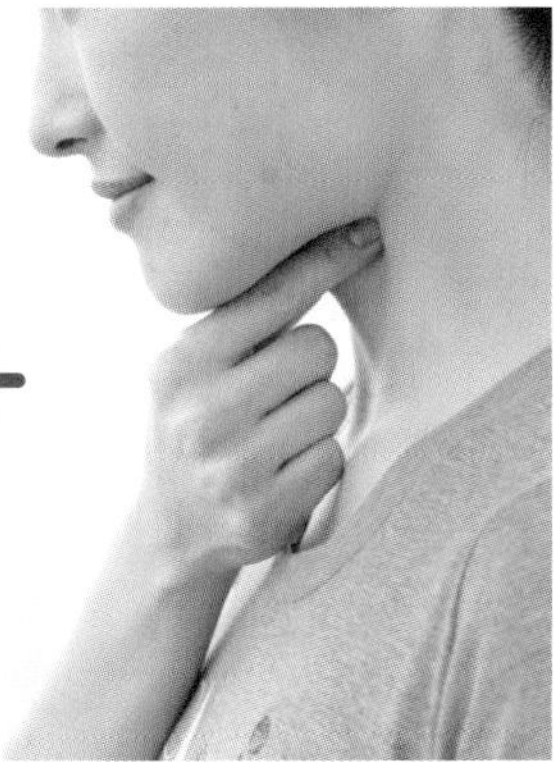

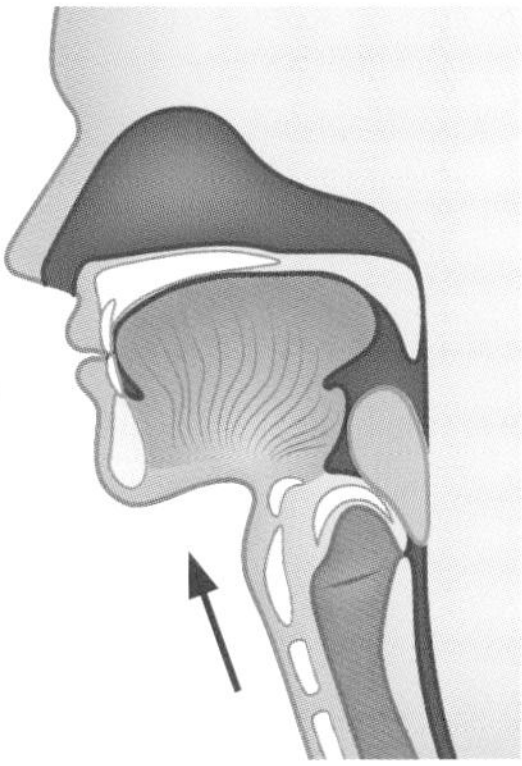

あごを引き、歯をかみしめて、のどぼとけをしっかり上げます。飲みこむ動作を意識して行ってください。

ステップ4
のどぼとけを 上げた状態を キープする

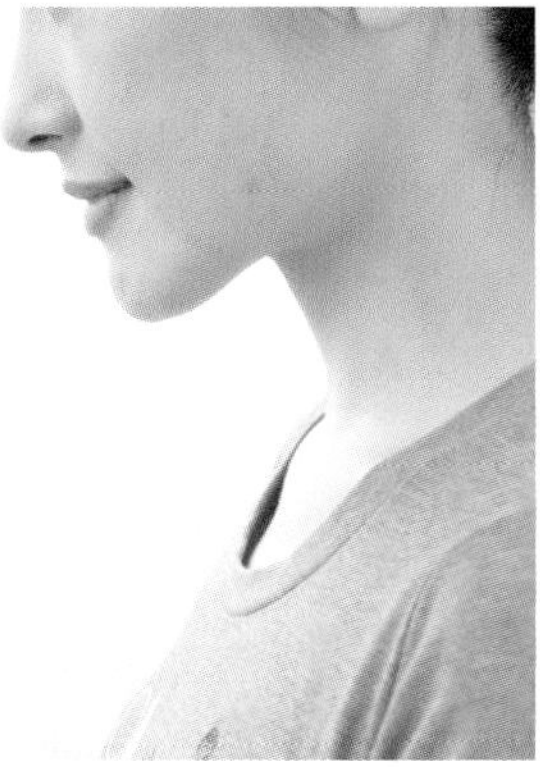

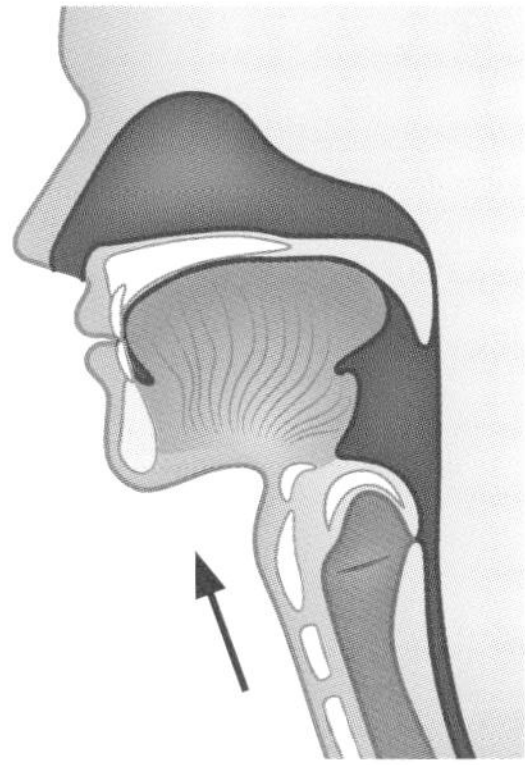

このトレーニングで、のどぼとけを上げる力を鍛えます。5秒間、のどぼとけを上げ続けます。できなくても、のどぼとけをしっかり上げようと意識してください。

ステップ5
勢いよく息を吐く

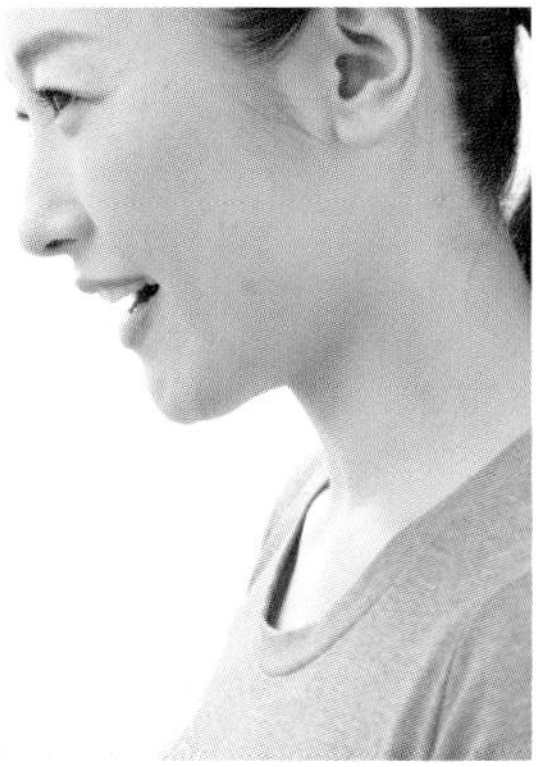

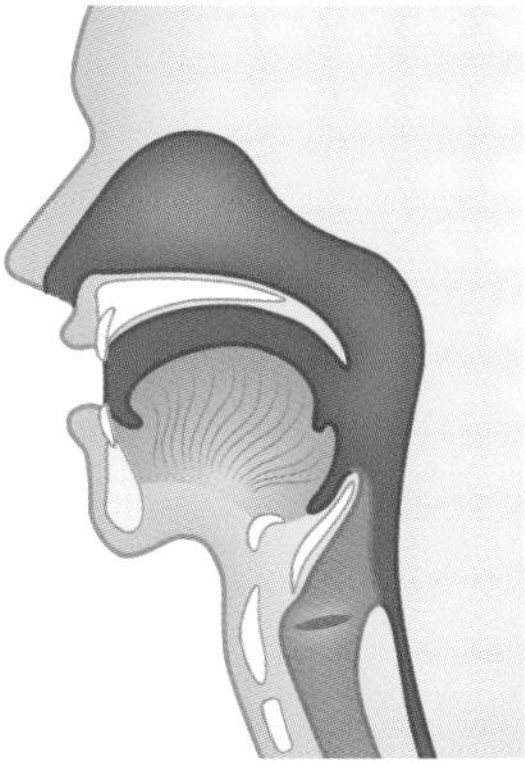

息を吐く力を鍛えます。しっかり息を吐くと、気管に飲みものが流れこむのを防ぐことができます。

嚥下トレーニング③
舌を鍛えるトレーニング

セルフチェックで、のどの感覚が鈍くなっている人や舌の動きが弱くなった人におすすめのトレーニングです。

1 のどや舌の感覚を磨くトレーニング

セルフチェックで、のどの感覚を高めたい人や咽頭反射が弱くなった人におすすめのトレーニングです。

冷やしたスプーンを軟口蓋や舌に軽く当てる

氷水で冷やしたスプーンを軟口蓋（図を参照）と舌に当てます。冷たいもので粘膜を刺激し、舌とのどの感覚を高めます。軟口蓋にスプーンを強めに当てて、咽頭反射が起こるかも確認してみてください。咽頭反射が起こらない場合は、起こるようにイメージしてみましょう。

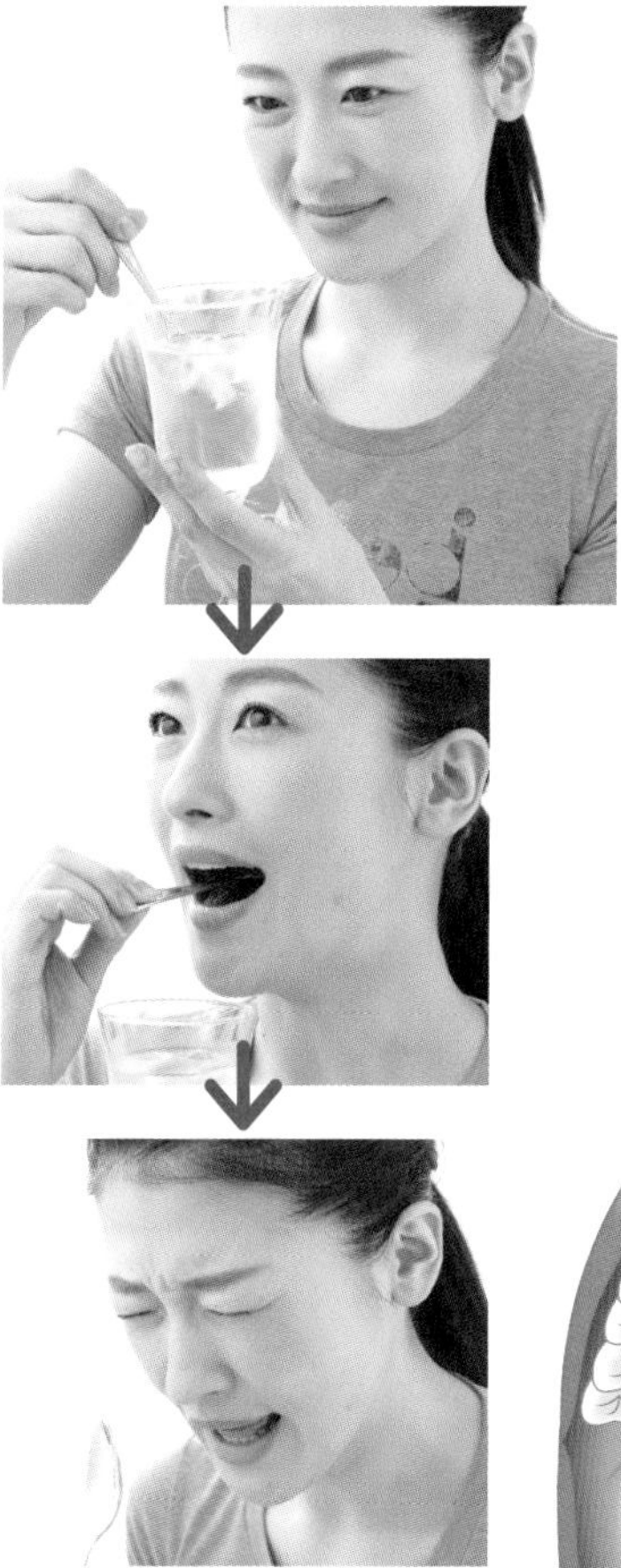

目安

小さなスプーンを軟口蓋や舌に軽く当ててください。スプーンの冷たさや触れている感触を意識しましょう。

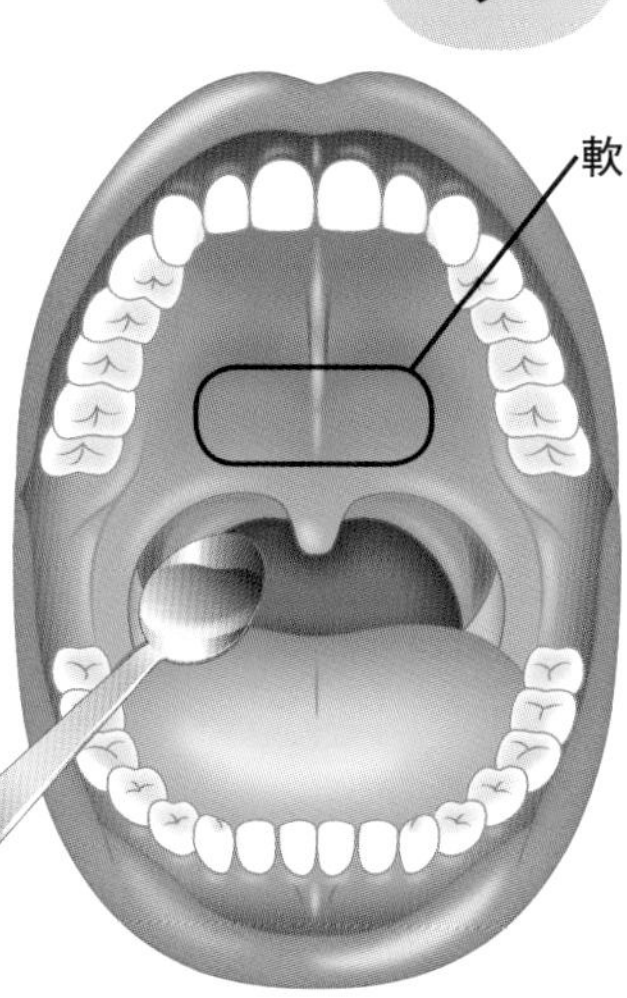

2

舌の形を変えるトレーニング

セルフチェックで、舌をうまく動かせなかった人におすすめのトレーニングです。

1 スプーンの背で舌の上面と側面を押す

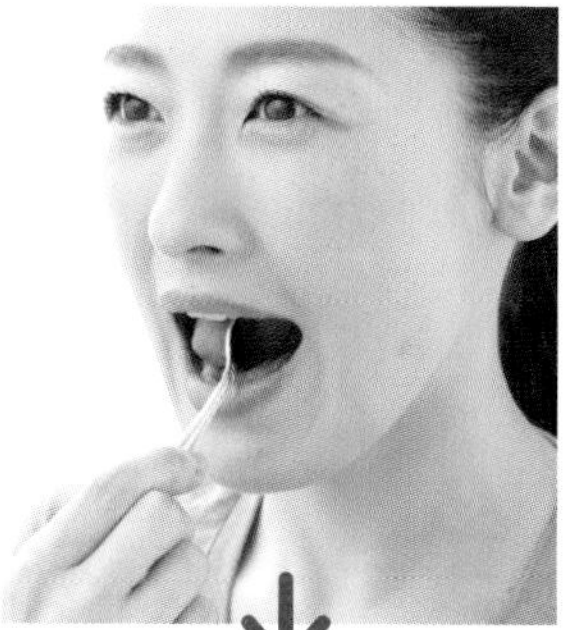
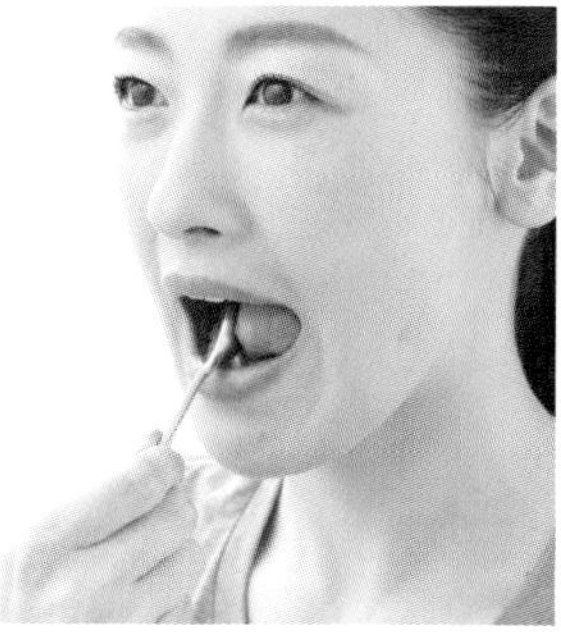
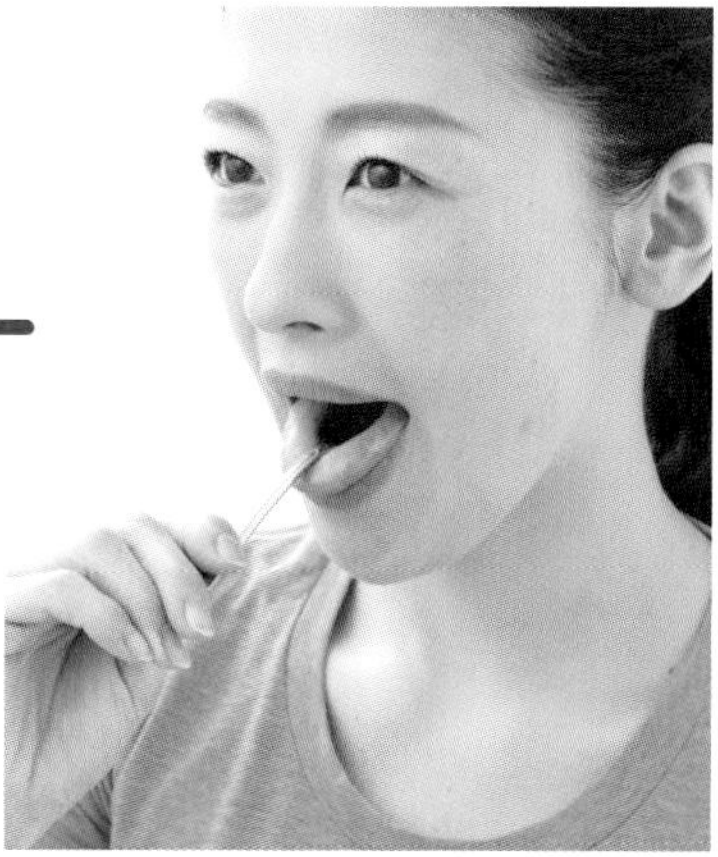

舌の上面と側面に押しつけて、スプーンを押し返します。舌を前後左右に動かすだけでは、舌にあまり負荷がかかりません。スプーンの背に反発するように舌を動かしてください。

舌のトレーニングは78〜81ページを参照してください

2 スプーンの腹の形に舌を合わせる

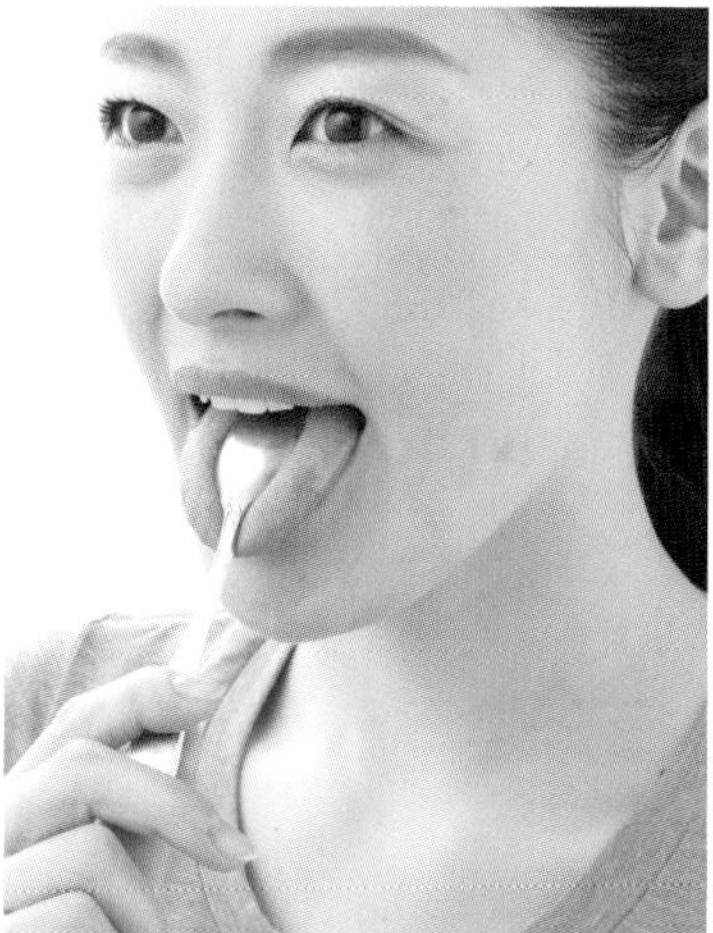

スプーンの腹の形に、舌を合わせてください。スプーンの腹をいろいろな方向から、舌に当ててください。舌の形をスプーンの形状に合わせることで、舌を柔軟に動かすことができます。

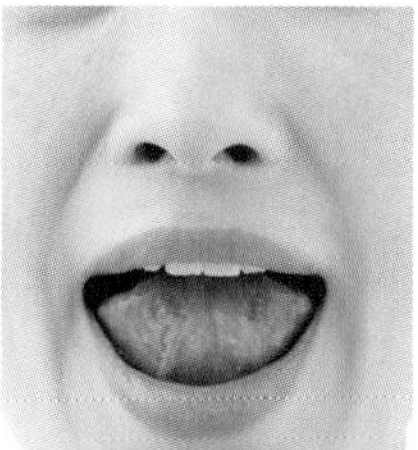
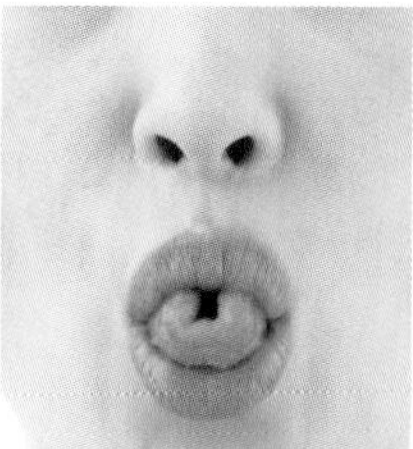

●セルフチェックの舌の運動（42ページ）もよいトレーニングになります。

3 舌と喉頭を連動させるトレーニング

舌を動かすと、喉頭も動かしやすくなる

飲みこむ動作でもっとも大切なのは、のどぼとけがある喉頭を動かすことです。しかし、喉頭を動かすコツがつかみにくいという人も少なくありません。コツがつかみにくい人は舌を動かしてみましょう。舌と喉頭はつながっており、舌を大きく動かすと喉頭もそれにつられて動きます。舌を動かすことで、喉頭を動かすコツをつかめるのです。

舌と喉頭はつながっている

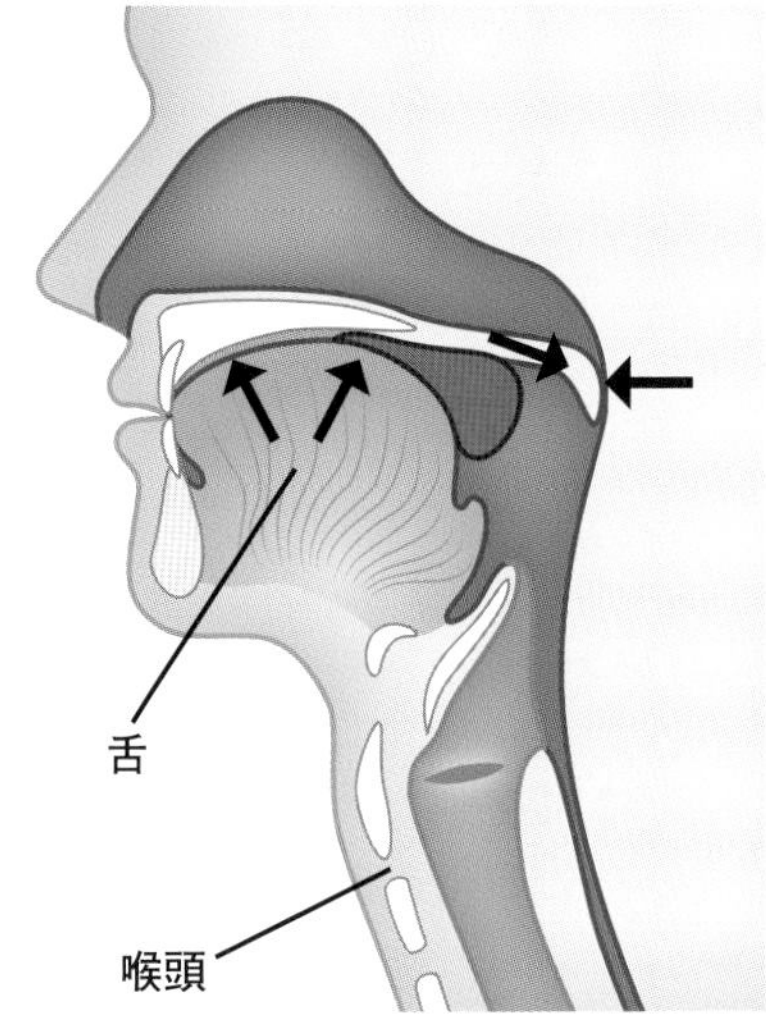

ステップ1
舌が上に動くと、喉頭も上に動くことを感じる

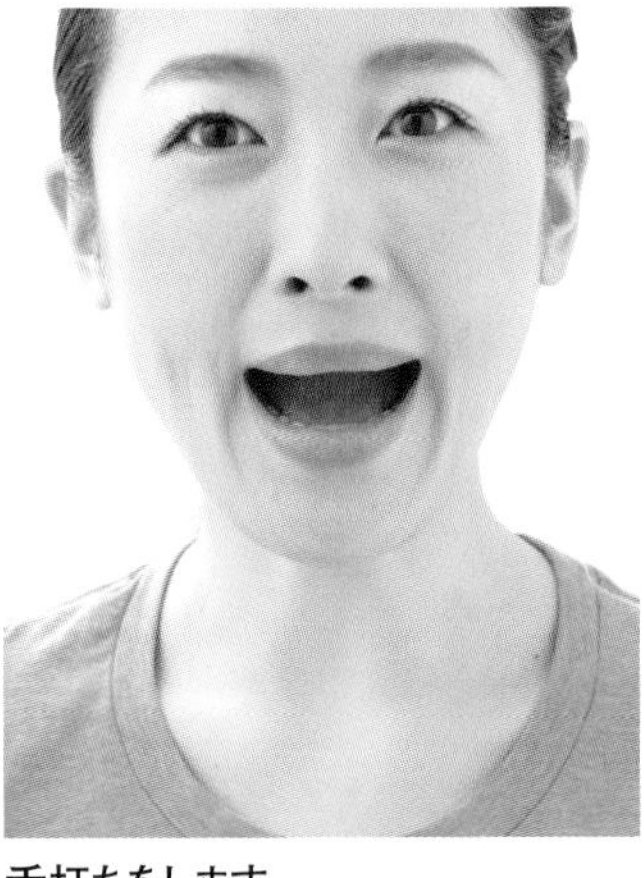

舌打ちをします。

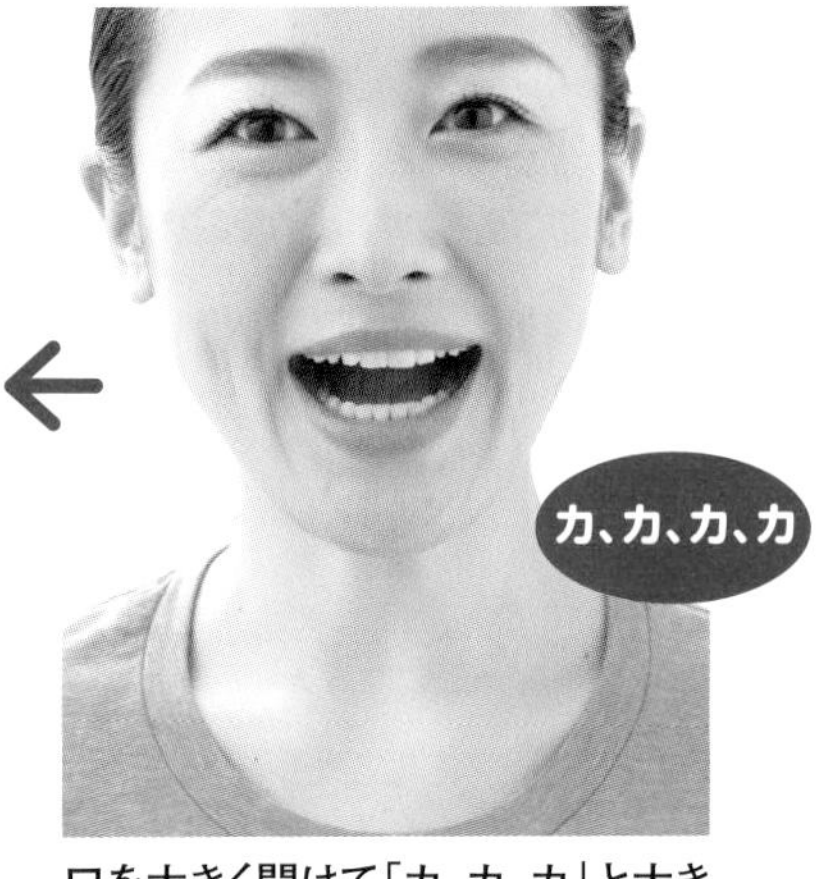

口を大きく開けて「カ、カ、カ」と大きな声で言います。

ステップ2
舌を動かして、喉頭が上下に動くのを感じる

①舌を大きく前後に動かす

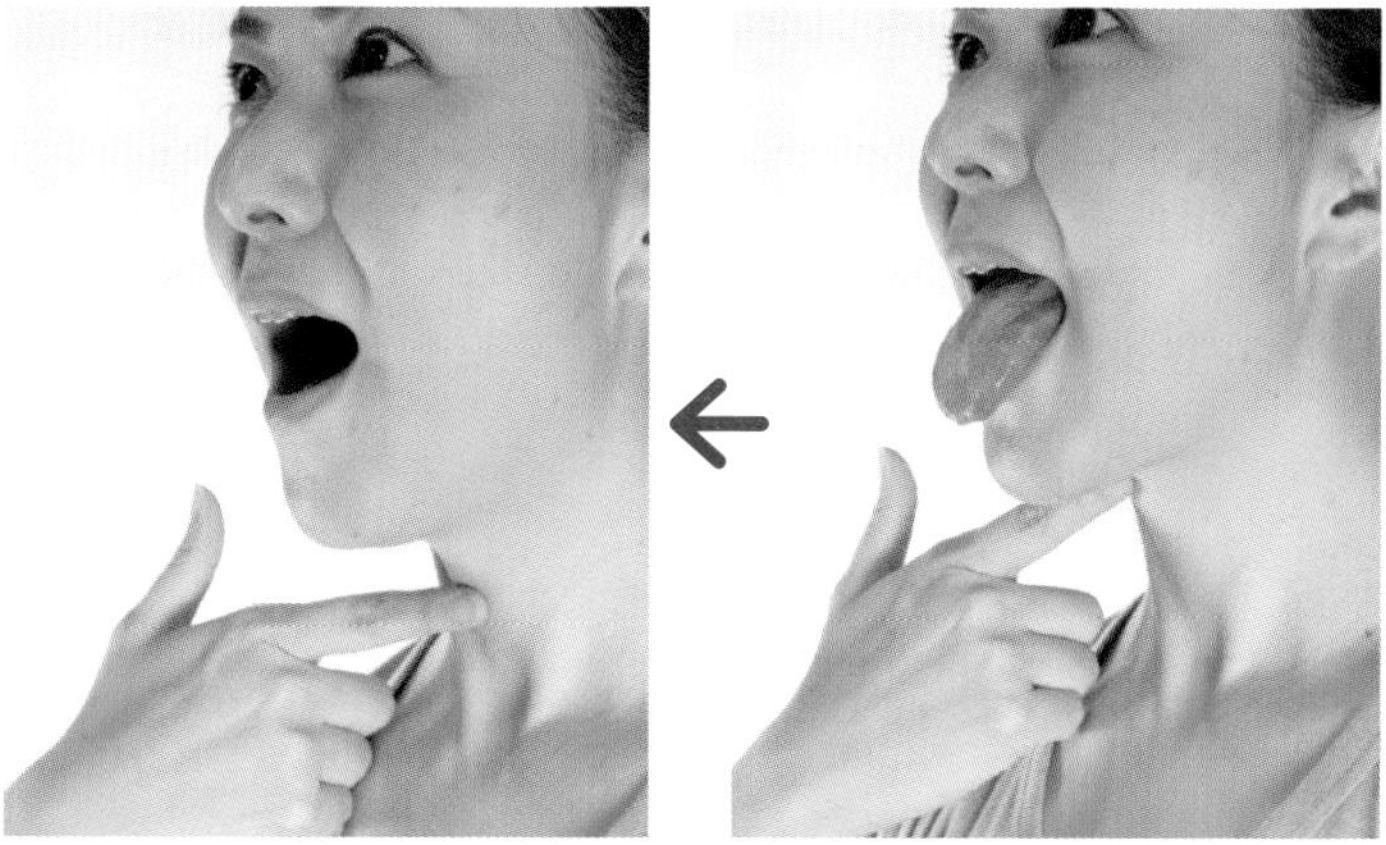

舌をできるだけ後ろに引っこめます。　舌を大きく前に出します。

②大きな声を出す

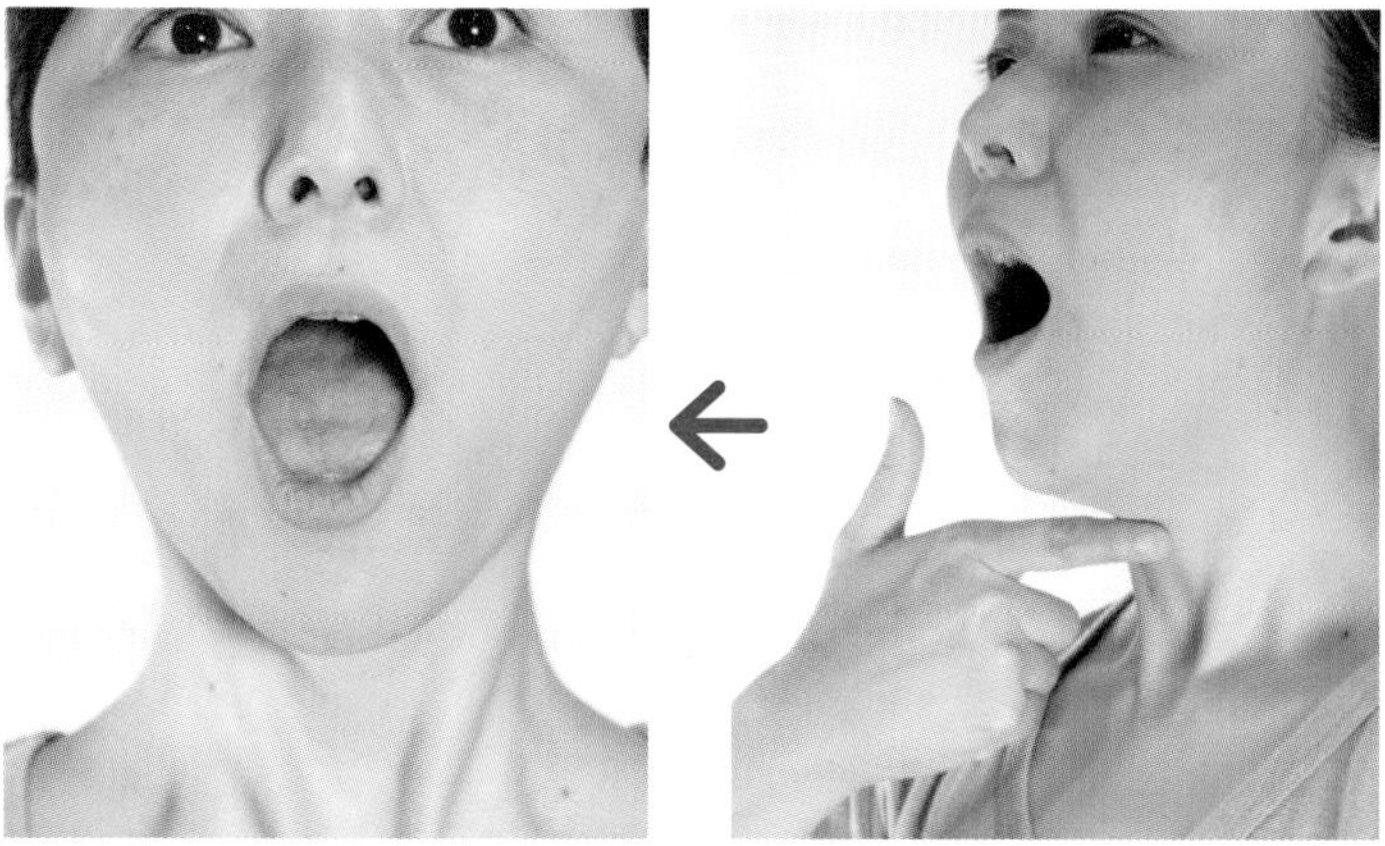

「ヒー」を口を大きく開けて高い声で出します。　「オー」を口を大きく開けて低い声で出します。

首の前を触って、舌と喉頭が連動しているのを感じながら行いましょう。

飲みこみ方をからだで覚えると「飲みこみ力」は飛躍的に改善する

3つの嚥下トレーニングのうち、①飲みこみ方を覚えるトレーニングは、②ごっくん筋を鍛えるトレーニングをしっかり行うためのトレーニングです。

「飲みこみ方」を覚えることがまず第一歩

人は、反射的に飲みこめるので、何も考えなくても食べものを飲みこめます。しかし、何も考えずに飲みこみ続けているので、意識的に飲みこむことを考えません。そうなると、喉頭をしっかり上に動かして、力を入れて飲みこむ、あえてゆっくり飲みこむといった動作の調整のしかたがわからなくなってしまうのです。

セルフチェックで、喉頭を上に動かすことができましたか？　できなかったら、チャンスです。

このような場合、喉頭を意識的に動かし、むせない飲みこみ方を体得することで、「飲みこみ力」は飛躍的に改善します。意識的に喉頭や舌をしっかり動かせるようになれば、食べものが気管に入りにくくなり、誤嚥性肺炎や窒息のリスクは格段に低くなります。

むせない飲みこみ方を体得しよう

飲みこむ動作と理論を理解して、実際に飲みこんでからだで覚えましょう。

まず、ふだんの生活の中で、飲みこむときにからだがどのように動いているかを感じることから始めましょう。

最初は、何も考えず、飲みこんだときに首の前を触り続けます。触り続けているうちに、どのように、のどが動いているかわかるようになってきます。飲みこむときに、動いている部分が喉頭です。できれば、のどぼとけの位置を確認しましょう。のどぼとけの位置がわからなくてもかまいません。とにかく、飲みこむときに首の前が動いていることを感じてください。

また、飲みこんだときにあごの下を触ると、ごっくん筋が硬くなるのがわかります。喉頭を上に引っ張り上げる筋肉が「ごっくん筋」ですが、飲みこむときにこの筋肉が硬く張る感じがわかるはずです。さらに、舌がどう動いているかも確認してみましょう。口の中の上壁に押しつけられるのがわかります。

喉頭を自在に動かす3つのステップ

①飲みこむ動作を理論的に理解する（26〜29ページ）
②意識的に飲みこむ動作を再現できるようになる（70〜73ページ）
③喉頭を上げた状態で止められるようになる（74・75ページ）

飲みこむときにからだが動いているかを感じる

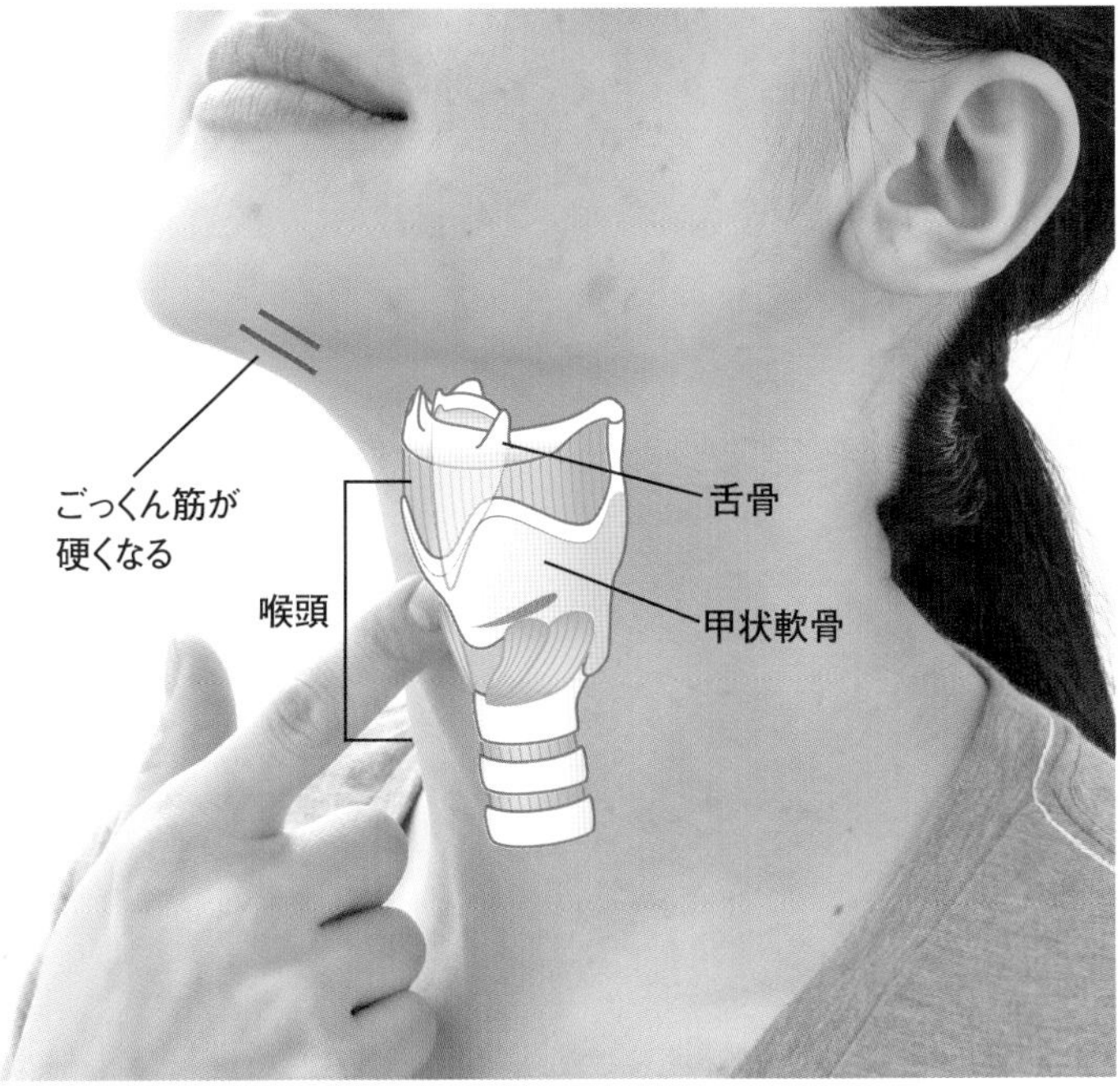

方法
①何も考えず、首に指を当てる
②何かを飲みこむ
③首の一部分（喉頭）が動くのを感じる
（あごの下にある「ごっくん筋」が硬くなる。舌が口蓋に押しつけられる）
この動作をくり返す

慣れたら嚥下トレーニング①（54・55ページ）をしてください。

※舌と喉頭が一体となって上に動くイメージをもちましょう。

飲みものを使うと、トレーニングしやすくなる

何かを飲みこんで訓練すると、力の入れ方やタイミングをつかみやすくなり、飲みこみ方を覚えやすくなります。また、のどで飲みものを感じられるので、のどの感覚を高めることができます。

水を飲んで練習する

まず、水を飲んで練習してください。水は、無味無臭でのどの中を通っているのがわかりにくい液体です。また、ふつうの水は、たんぱく質などの成分が含まれていないため、少量誤嚥しても肺炎は起こりません。常温の水でむせない場合は、ほぼ問題なくほかの飲みものでもできますが、安全のために水を用いることをおすすめします。

誤嚥したときは、しっかりとむせる！

水を誤嚥した場合は、しっかりとむせるようにしましょう。「むせ」は、気管に入った異物を呼気で吐き出す動作なので、しっかりとむせられれば、異物を足がかりとした肺炎を防ぐことができます。誤嚥したら、必ずむせるようにしましょう。

負荷をかけた飲みこみをしてみる

水をただ無意識に飲みこんでも、どのように飲みこんでいるかを理解できないことがあります。その場合は、負荷をかけた飲みこみ方をしてみましょう。あえて飲みこむ量を増やしたり、間隔をつめて飲みこんだり、飲みこむ姿勢を悪くしたりして、飲みこんでみましょう。そうすると、どのようにして飲みこんでいる

かが、さらに意識しやすくなります。

（注意点）飲みこむ前に、うがいをして、口やのどの中に食べものの残りかすが残らないようにしましょう。水で誤嚥する確率が高い人は行わないでください。

❶多めの水を一口で飲みこむ

口の中に水をためて、飲みこむ準備をします。飲みこめる量に個人差があるので、量は少し多めと感じる量にしてください。

飲みこむときは、動作を意識しましょう。慣れてくれば、力強く飲みこみます。

❷5秒に1回嚥下を6回くり返す（30秒）

間隔をつめて飲みこみます。慣れてくれば、飲みこむ動作を意識して行い、力強く飲みこめるようにします。力を入れて飲みこむと、5、6回目にはあごの下が疲れてきます。できなければ、10秒に1回でもかまいません。

❸軽く上を向いて飲みこむ

あえて、飲みこみにくい体勢で飲みこんでみます。飲みこむときに軽くあごを引くと、ごっくん筋が収縮しやすくなるので、飲みこみやすくなります。逆にあごを突き出すと、飲みこみにくくなります。飲みこみにくさを感じてみましょう。あごを突き出して飲みこむと、首の前やあごの下を触りやすくなり、筋肉の収縮や喉頭の動きを感じやすくなります。

負荷をかけた飲みこみ

❶多めの水を一口で飲みこむ

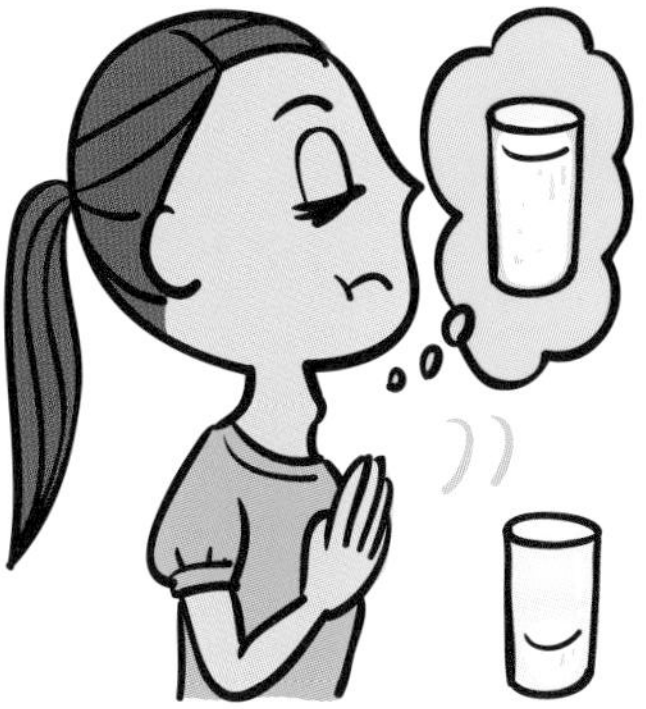

❷飲みこむ動作を連続で行う

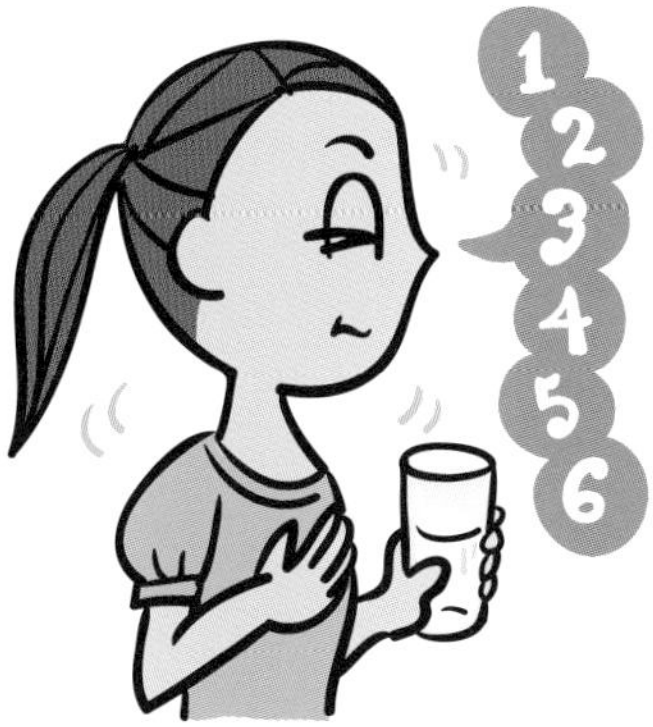

❸軽く上を向いて飲みこむ

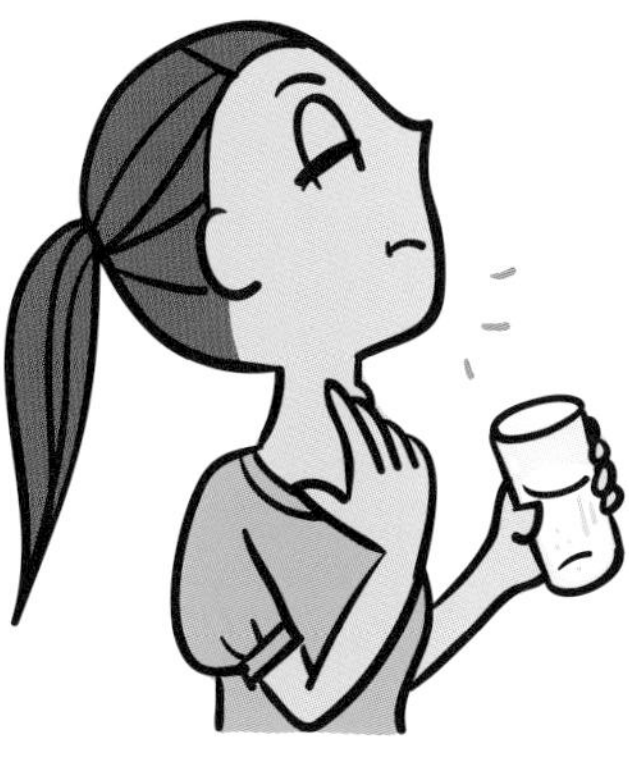

飲みこむ動作を再現できるようになる

水を飲んで練習をくり返し、なんとなく、飲みこみ方がわかるようになったら、誤嚥しない嚥下動作を練習します。

ポイントは次の5つです。水で練習しましょう。

①あごの下のごっくん筋に力を入れてのどぼとけ（喉頭）を上に動かす
②あごを軽く引く
③のどの空間をしっかり絞りこみ、息をこらえる
④舌をぴったり口蓋に押しつける
⑤歯は軽くかんでおく

飲みこむとき「ごっくん筋」に力を入れてみる

親指でごっくん筋を触りながら飲みこむときに、無意識のとき以上に力を入れてじっくり飲みこんでみましょう。ごっくん筋が硬くなることに加え、喉頭を上げ、舌を口蓋に押しつけましょう。力の入れ方がわからない場合は、「のどぼとけが上がる」「舌が口蓋に押しつけられる」というイメージだけでかまいません。

力を入れて練習する前に、ふだんの食事で、指を首の前、もしくはあごの下のごっくん筋に当てながら動きを確認しておきましょう。毎日くり返すことで力の入れ方が次第にわかってきます。これまで反射（自動）にまかせっきりだった動作を、いきなり自力（手動）に切り替えることは難しいこともあります。時間をかけてゆっくりと自動→手動に切り替えていきましょう。

方法
指をのどに当て、力を入れてじっくり水を飲みこむ。

注意
食べものを誤嚥すると肺炎や窒息のリスクがあるので、食事中にごっくん筋に力を入れて飲みこむのは、自信をもってできるようになってからにしましょう。水で確実にできるようになることを優先してください。

むせない飲みこみ方

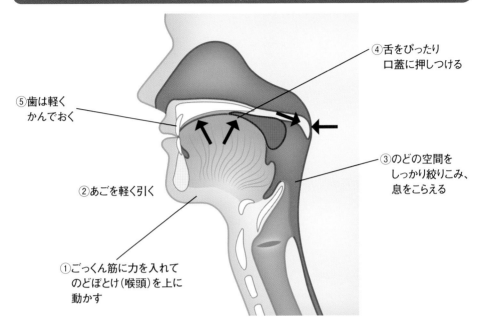

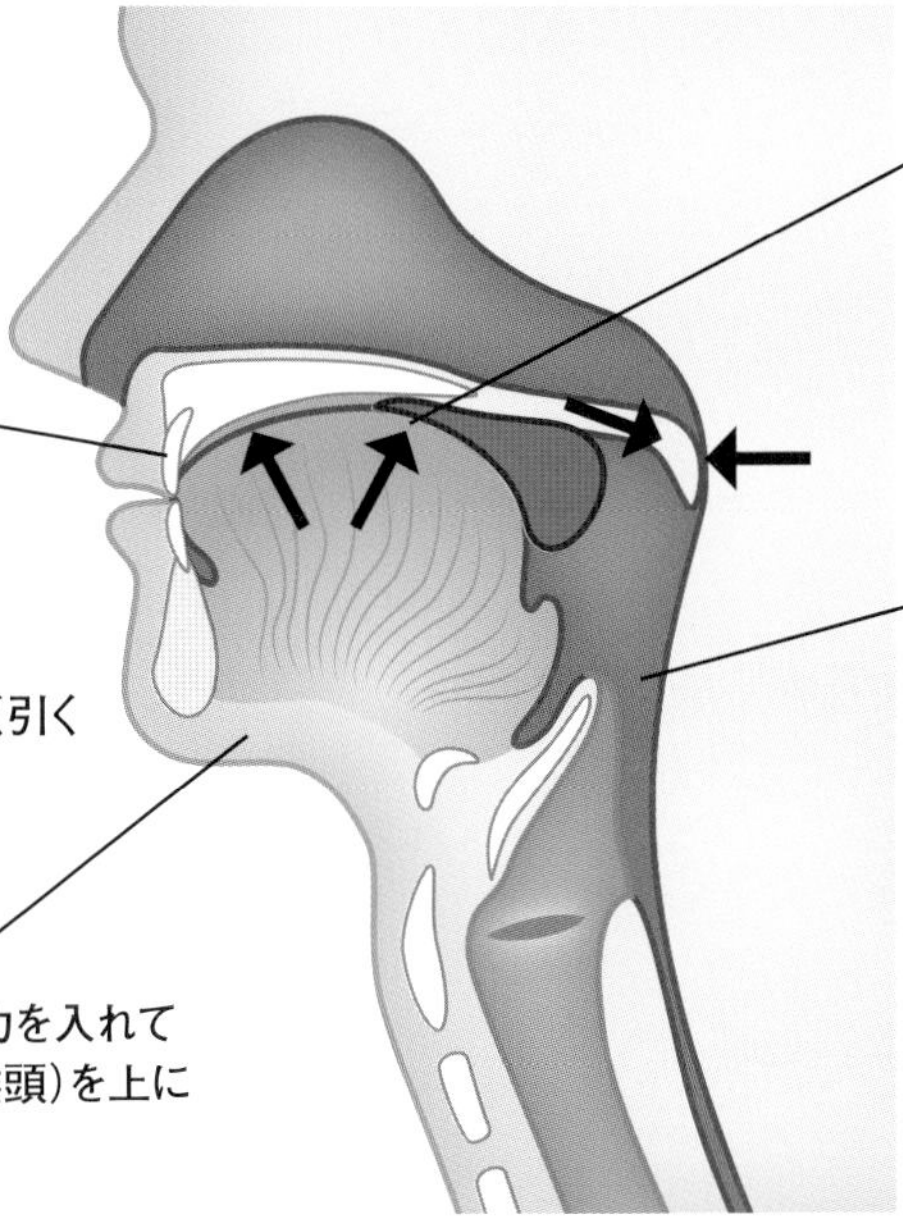

全力で飲みこむ（10回）

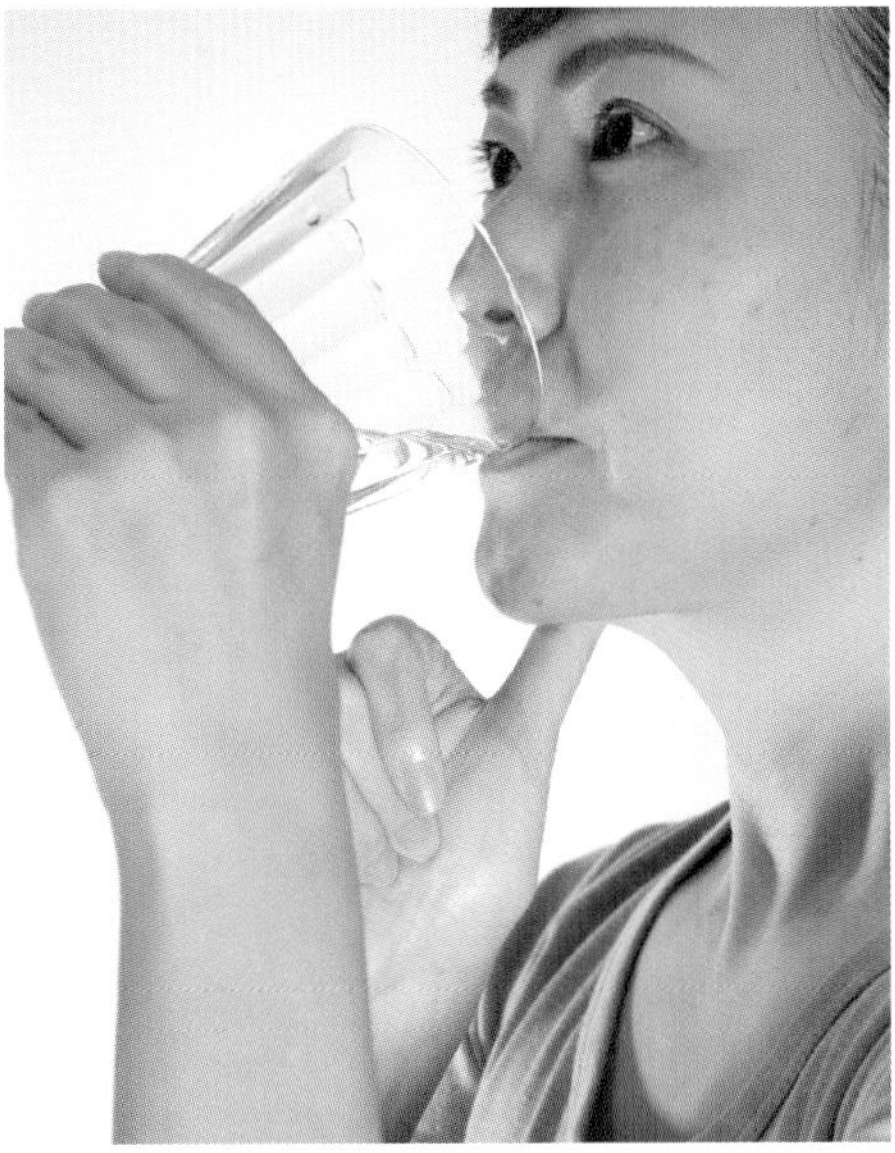

ごっくん筋に力を入れ、全力で10回飲みこみます。

これまで無意識で飲みこんでいたのを、力を入れて飲みこむようにしましょう。指をごっくん筋に当て、のどの動き、口の中をイメージして飲みこみます。飲みこみ力が弱くなってくると、連続して飲みこむと、最初の数回はできても後半は疲れてできなくなってきます。

方法

水を全力で飲みこむ（10回　6秒に1回の割合）

喉頭を上げたまま止められるようになる

力強く喉頭を動かして飲みこみ力の予備能を高める

真の飲みこみ力をつけるためには、ただふつうに飲みこめるだけでは足りません。余裕をもって飲みこめる「のどの力」があれば、心配はなくなります。余裕をもってできる能力のことを「予備能」といいます。

たとえば、歩行機能の予備能が高ければ、走れたり、階段を上れたりできるので、ふつうに歩くことは容易です。それと同じように、ふだんの飲みこむ動作より、力強く喉頭を動かすことができれば、飲みこみ力の予備能が高いといえます。意識的に飲みこむコツがつかめれば、ふだん以上に喉頭を動かし、飲みこみ力の予備能を高める練習をしていきます。

まず、ごっくん筋を鍛えて、喉頭の挙上力を高めましょう。喉頭を上に動かして止めると、ごっくん筋に強い負荷をかけて、鍛えることができます。

喉頭を上げたまま止まっているかを確認する方法

だいたい70歳までの人は早く習得できますが、高齢になるほど難しくなります。年をとると、喉頭が上がる高さが低くなり、指で触っても、喉頭が上がり続けているかわかりにくい場合があります。

また、喉頭を上げ続けようとしても、ゆっくりと喉頭が下りてしまうために、手で触っても、喉頭を上げたまま止められているのか確認しにくいこともあります。女性はのどぼとけが小さく、上げて止められているかどうかわからないことがあります。

コツがつかみにくい場合は、とにかく水を飲んで、力の入れどころをつかむよう練習を続けてください。

喉頭を上げたまま止める

飲みこんでごっくん筋が硬くなったところで力を入れ続けます。あごの下に疲労感を感じるのを目標としてください。

方法

1. 指を首の前に当て、水を飲みこみ喉頭が上がったところで力を入れ続ける

2. 力を抜いて息を吐き出す（喉頭が元の位置に戻る）

❶できなければ、ごっくん筋に疲れが残ることを目標にしましょう。くり返し練習するうちにコツがつかめるようになります。

❷最初は一瞬、または数秒から始め、慣れたら5秒、10秒と長く止められるよう目指しましょう。ただし、喉頭を上げたまま止めるときには、呼吸が止まっているので、苦しくなったらすぐやめるようにしてください。

❸「飲みこみ力」が弱くなると、液体を1回ではすべて飲みきれず、一部がのどに残ります。のどに液体が残ったまま、喉頭を上げ続けると、力を抜いたときに、のどに残った液体が気管に流れこんでしまいます。ですから、液体を使ったトレーニングを行う場合、喉頭を止めることより、まず、しっかりと液体を飲みこむことに集中してください。

❹力を抜いた瞬間に息を吐くと、気管の中に水が入るのを防ぐことができます。

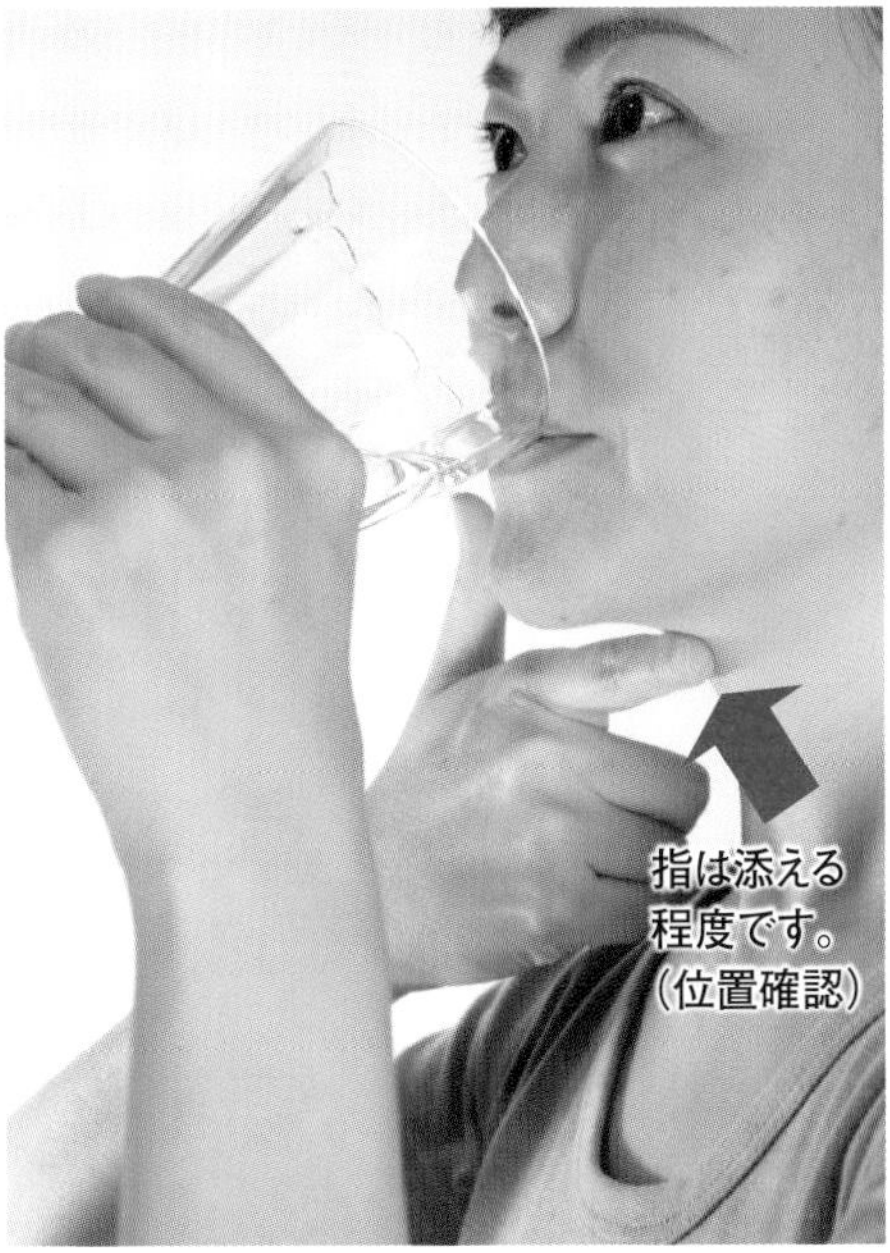

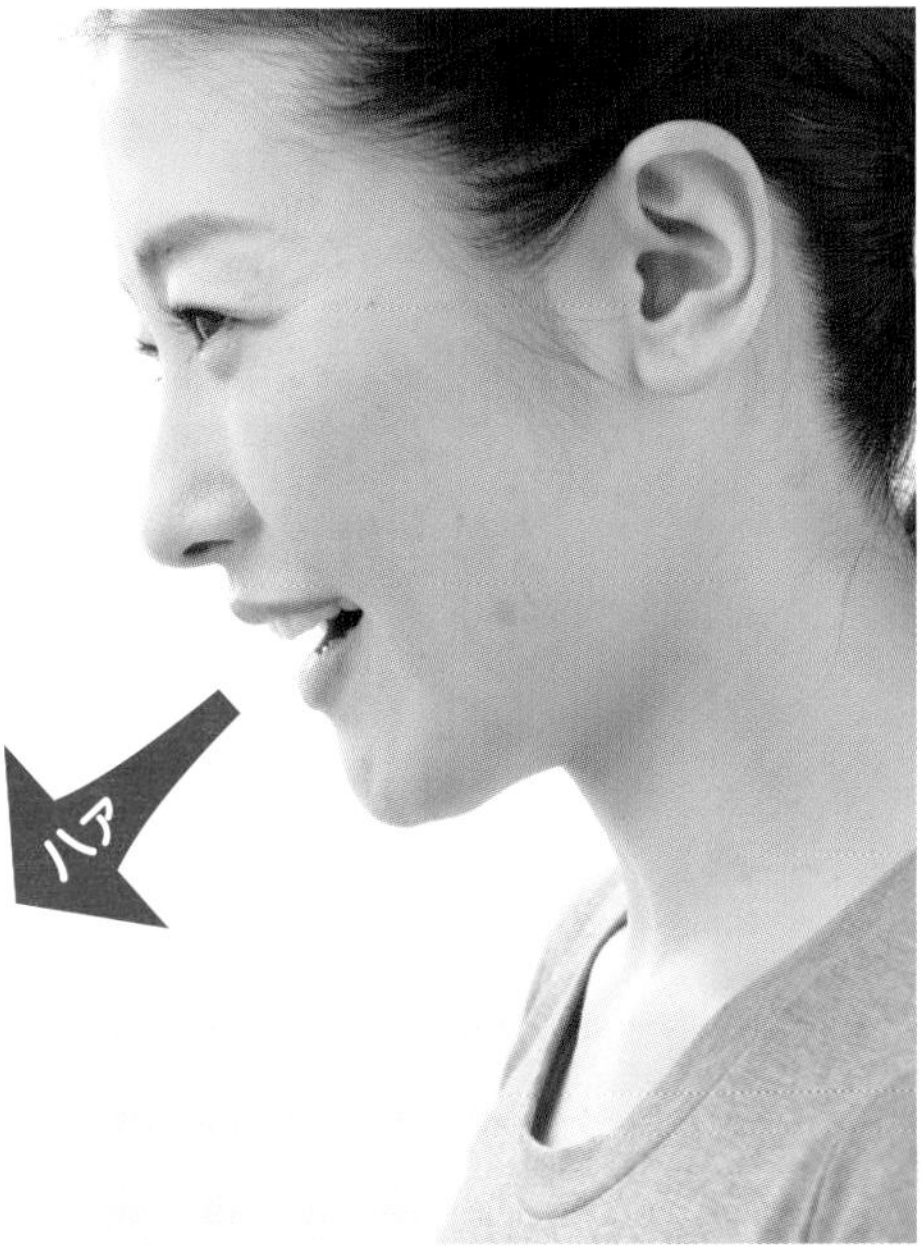

喉頭を上下に動かす

喉頭を大きく動かすことができると、飲みこみがスムーズになり、タイミングをとりやすくなります。また、喉頭を下に動かしてのどの空間を広げられると、声の響きを改善させることができます。

喉頭を上に動かす

何も飲みこまずに飲みこむ動作をすることを「空嚥下」といいます。喉頭を上に動かす動きは、空嚥下をすればできます。空嚥下ができなければ、まず水を飲んで練習しましょう。水を飲んでできれば少しずつ水の量を減らして、唾液を飲みこむ、あるいは何も飲みこまずにできるようにしましょう。飲みこむ動作は一日700回も行っているので、水を飲まなくても練習をくり返せば必ずできるようになります。力を入れて飲みこむことができれば、より効果があります。はじめは動きが小さいですが、くり返すと動きがだんだん大きくなります。ごっくん筋に力を入れ、舌を口蓋に押しつけて口の中を押しつぶすイメージをもって行いましょう。

方法

歯を軽くかみ、空嚥下を行います。

喉頭を下へ動かす

喉頭を下に動かす動きは、飲みこむ動作からははずれますが、ごっくん筋のストレッチになり、喉頭が動かしやすくなります。この動作は、本格的な歌手にとっては簡単です。歌手は、喉頭を下げて、のどの空間を広げる訓練をふだんからしているからです。そうすることで、声をしっかりのどの中で共鳴させることで、響きのよい声にしているのです。

※喉頭を下に動かすのは、かなり難しい動作です。まず、力を入れて飲みこめることを優先してください。

喉頭を上下させる

まず予備的な練習をしましょう。

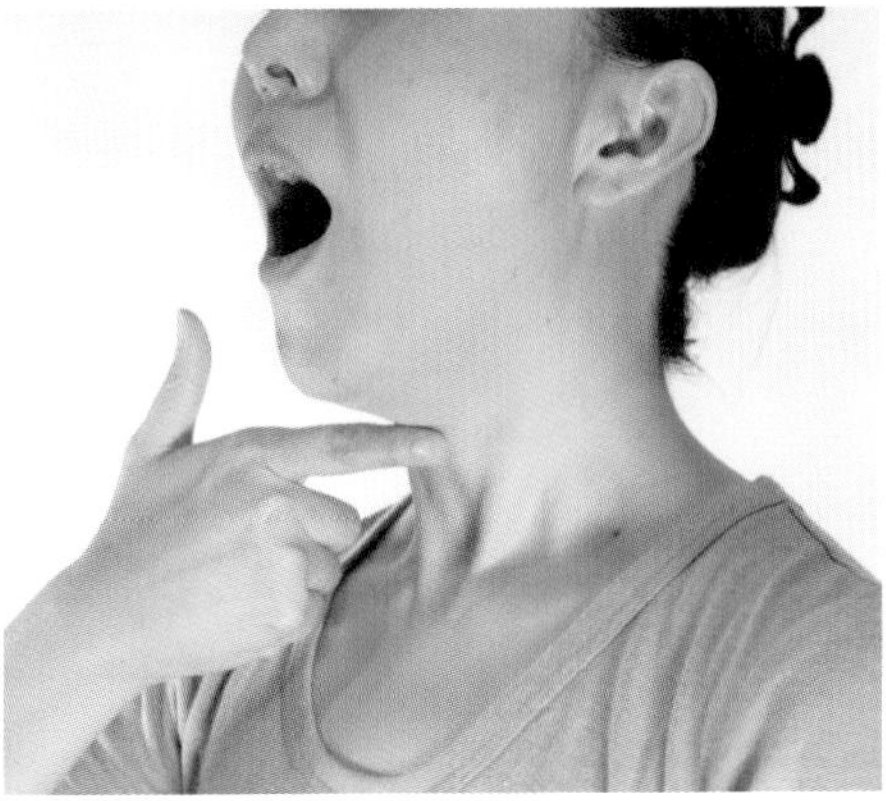

①あくび(右写真)
喉頭を触りながら、あくびをし、喉頭が下がるのを感じます。

②舌を前後に出し入れする(81ページ)
首の前を触り、舌を出し入れし、上下に動くのを感じます。

舌を戻すときに根元を引きこむように力を入れ、喉頭を下げる力を感じます(あごの裏がふくらむ)。舌が後ろに下がったときに勢いで、あごの下の筋肉が出っ張るのを感じます。

③声の高低を変える(81ページ)
低い声で「オー」と言った後、高い声で「ヒー」と言います。

予備的な練習ができれば、本格的な練習をします。

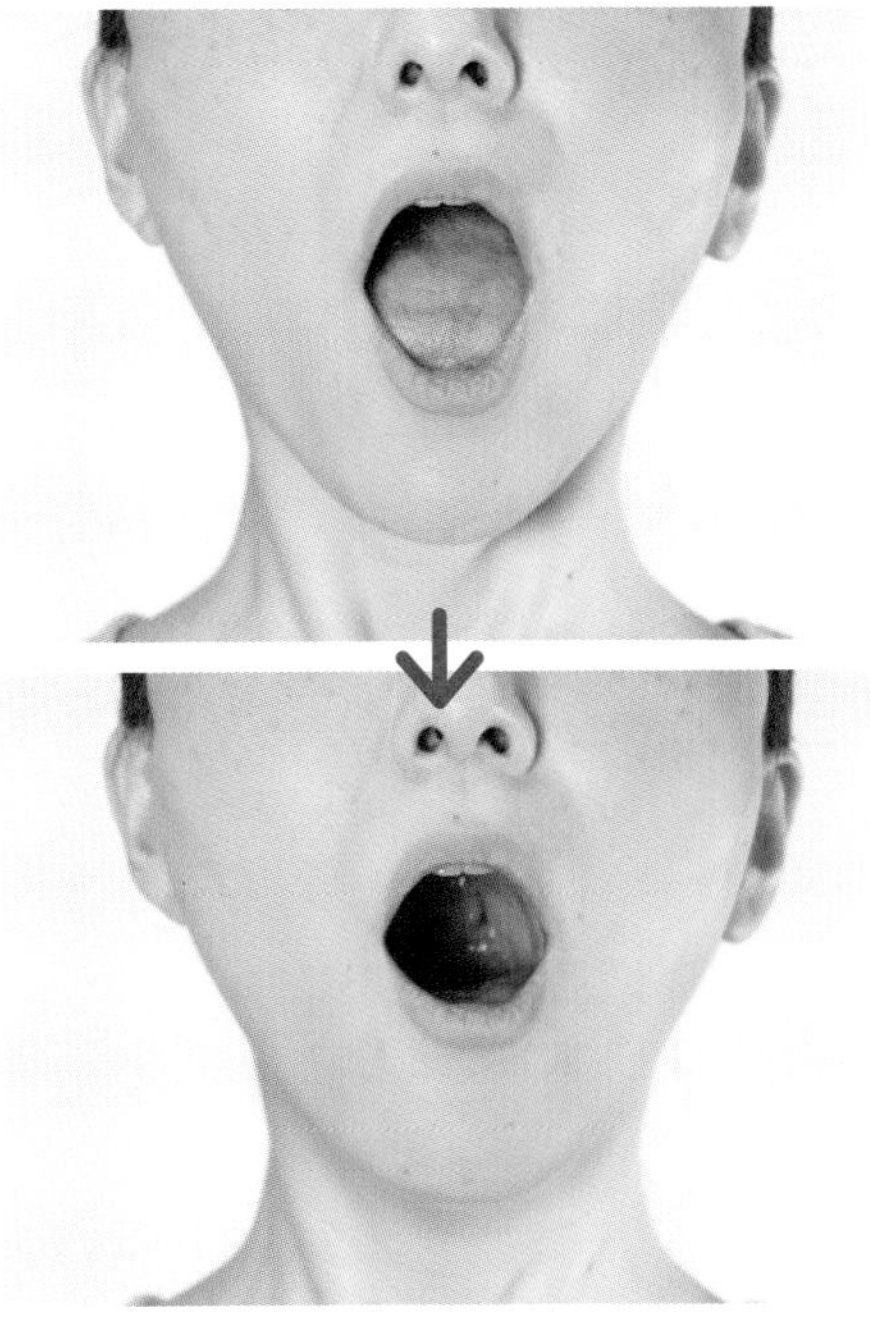

方法

1. 口の中を開けて、舌の奥を上下に動かしてみる
舌と喉頭は連結しています。口の中を見ながら、舌の奥を上下に動かしてみましょう。

2. 歯をかんだまま口の中で舌の奥を上下に動かす
口の中にゆで卵を入れるイメージで、舌の奥を下げて口の奥の空間を広げます。

はじめは動きが小さくても、コツがつかめると、くり返すとだんだん下がるようになります。

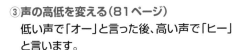

飲みこむときの舌の働きを知ろう

3つめの嚥下トレーニング③舌を鍛えるトレーニングは、喉頭とつながっている舌を鍛えることで、「飲みこみ力」を高めます。

嚥下時の舌の働き

舌は、食べるときに次のような重要な役割を果たしています。

①食べものを飲みこみやすくまとめる

歯で食べものをかむのに合わせて、食べものの形を整えて飲みこみやすくします。さらに、口の中に散らばった食べものをまとめて、舌の上に置き、飲みこむ準備をします。

②食べものや飲みものを口の中からのどに送りこむ

舌の上に食べものがのって飲みこむ準備ができれば、舌の真ん中を押し上げます。舌の真ん中がふくらむと、硬口蓋と舌との間の食べものに圧力がかかり、のどの中に食べものが送りこまれます。

そして、喉頭が上に動くのに合わせて、舌も口蓋に押しつけられ、のどの空間をなくすように働きます。

食べているときは、この動きを連続して行います。舌は喉頭と連結しているので、舌が上に動くと、喉頭もいっしょに上に動きます。

食事のときは、舌はこの動きをくり返し行っています。しかし、飲みこむときには舌も反射的に動かしているので、この複雑な動きを意識することはないのです。

嚥下には舌の形を変える動きが重要

舌の動きには、2種類あります。

まず、舌を前後左右に大きく動かすことです。この動きで、口の中の残渣物を取り除くことができます。

もうひとつは、舌の形を変える動きです。この動きで声を出すことができます。

年をとると、舌を動かす力が衰えてきます。舌の動きは、2つとも重要ですが、とくに、舌の形をうまく変えられないと、「飲みこみ力」がかなり弱くなります。舌の形をうまく変えられなくなると、舌の上で、食べものをうまくのせることができなくなります。人は、舌の上に食べものをうまくのせて飲みこんでいます。食べものが舌の下に落ちてしまうと、舌の下にたまった食べものが遅れてのどに流れこむため、誤嚥しやすくなってしまうのです。また、舌をしっかりと硬口蓋に押しつけらないと、食べものが適切な速さでのどに送りこまれません。そうなると、喉頭が上に動くタイミングがずれてしまいます。

それゆえ、「飲みこみ力」を維持するためには、喉頭をしっかり動かすのに加え、舌の形をしっかり変えられるようにしなければならないのです。

舌の動きのチェック（42ページ）がうまくできましたか？　もしできなければ、舌の力が弱くなっています。トレーニングで舌の機能を高めましょう。

嚥下時の舌の働き

タイミングよく食べものを送りこむためには、舌を口蓋（口の中の上壁）に押しつける動きが重要

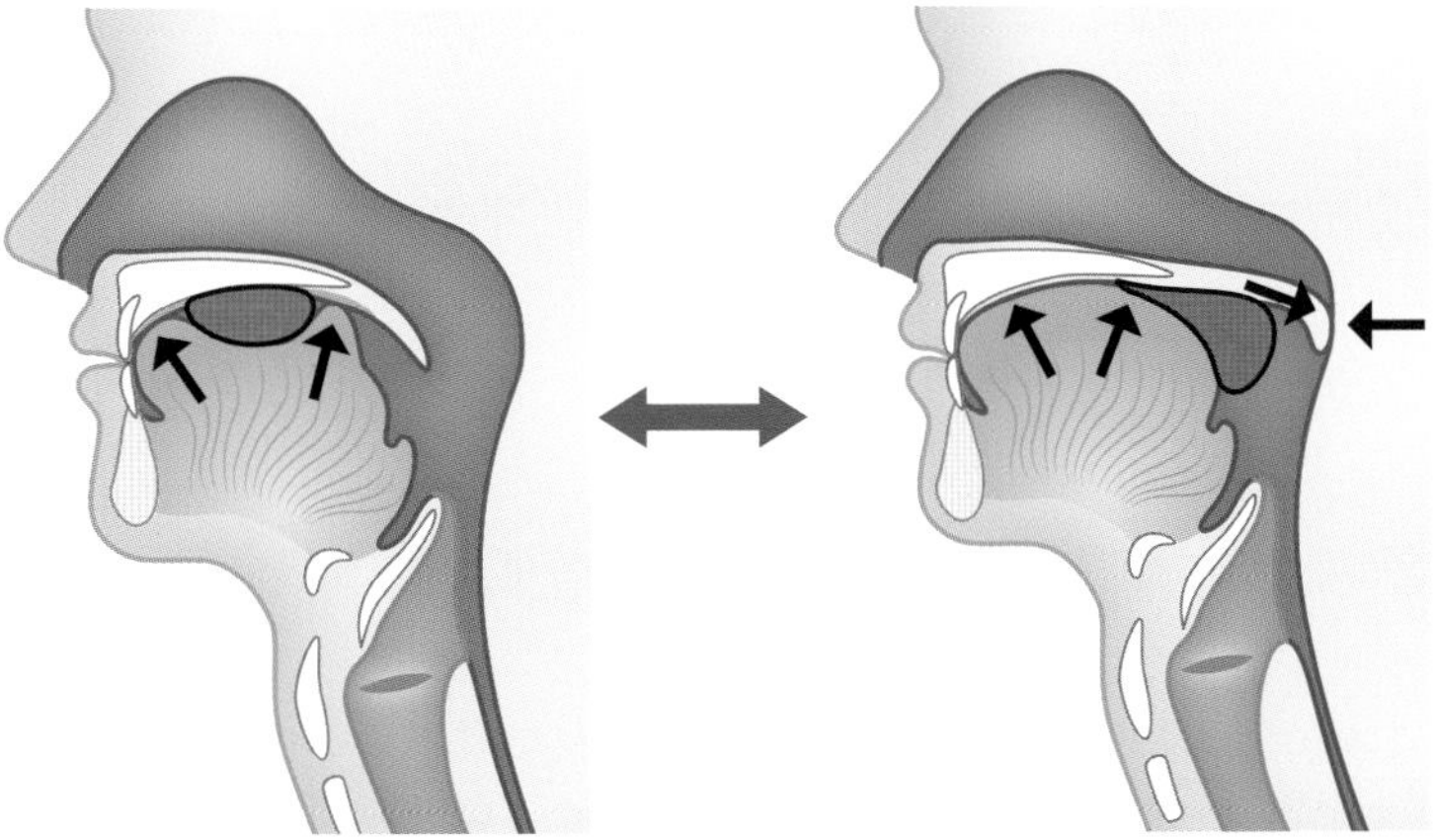

この動きを交互にくり返しています。

舌を動かして、飲みこみやすさをアップさせる

舌は、食べものをのどの中に送りこみ、口の中に異物を残さない役割があります。舌を大きく動かす、舌の形を変えるトレーニングに加え、舌を意識することで、喉頭を動かすことも覚えましょう。

舌を使って、喉頭を動かす

意識的に喉頭を動かせないのであれば、準備練習として、舌を使って喉頭を動かしてみましょう。舌と喉頭は連結しており、舌を大きく動かせば、喉頭もいっしょに動きます。具体的には、舌の全体を口蓋にくっつけると喉頭の位置が上がりますし、舌を大きく前に出したり、引っこめたりすれば喉頭が上下に動きます。また、声の高さを変えるときに、人は喉頭を無意識のうちに動かしています。低い声を出してから高い声に切り替えてみましょう。喉頭が動いているのを感じられるはずです。

ただし、舌を動かして、喉頭を動かすときに大切なのが、喉頭を触っておくことです。嚥下とは喉頭を上に動かすことですから、喉頭の動きを意識することが大切なのです。

①舌を大きく動かせるようになる

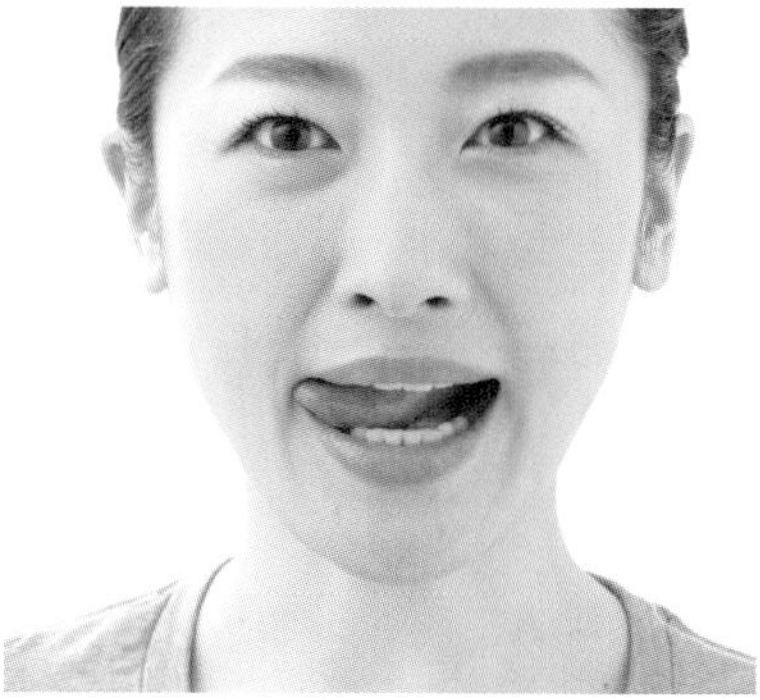

舌を前後左右に大きく動かしましょう。

②舌の形をしっかり変えられるようになる

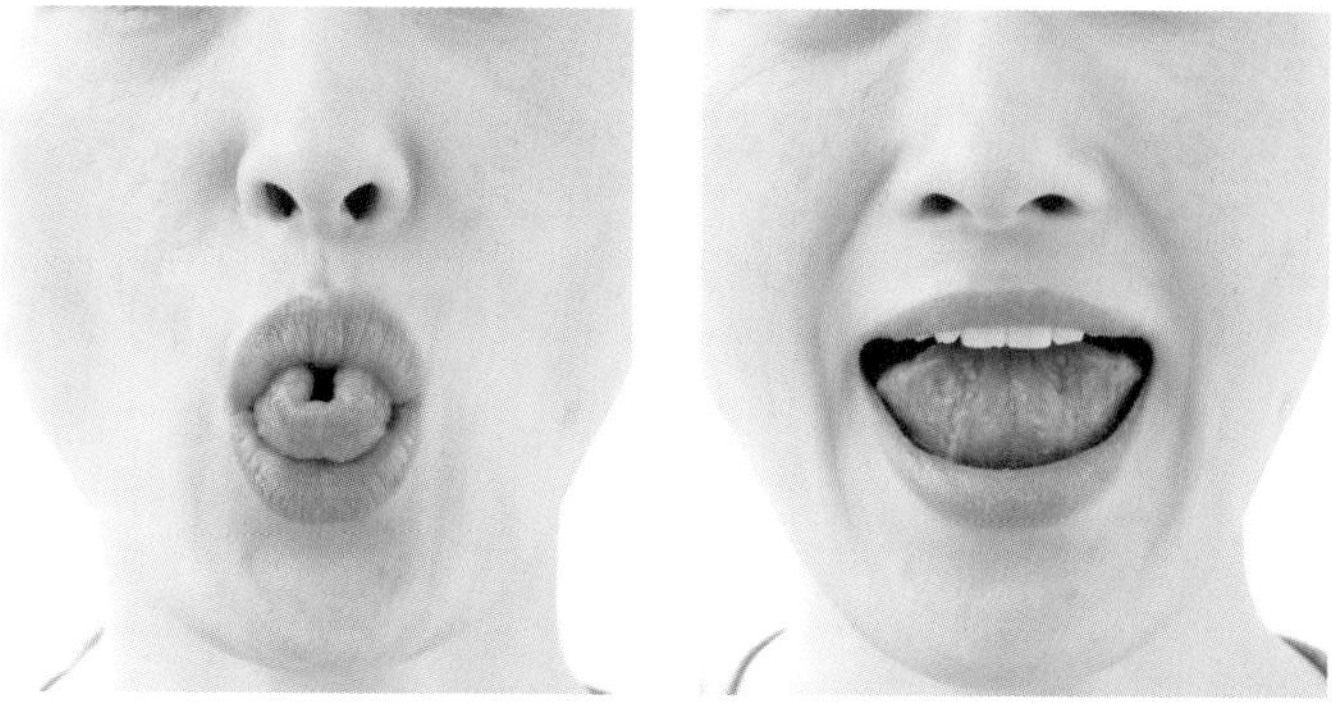

この2つの動きをできるようになりましょう。

③舌を使って喉頭を動かす

喉頭の動きを感じるため、首の前を触りながら行います。
舌を大きく出したり引っこめたりします。

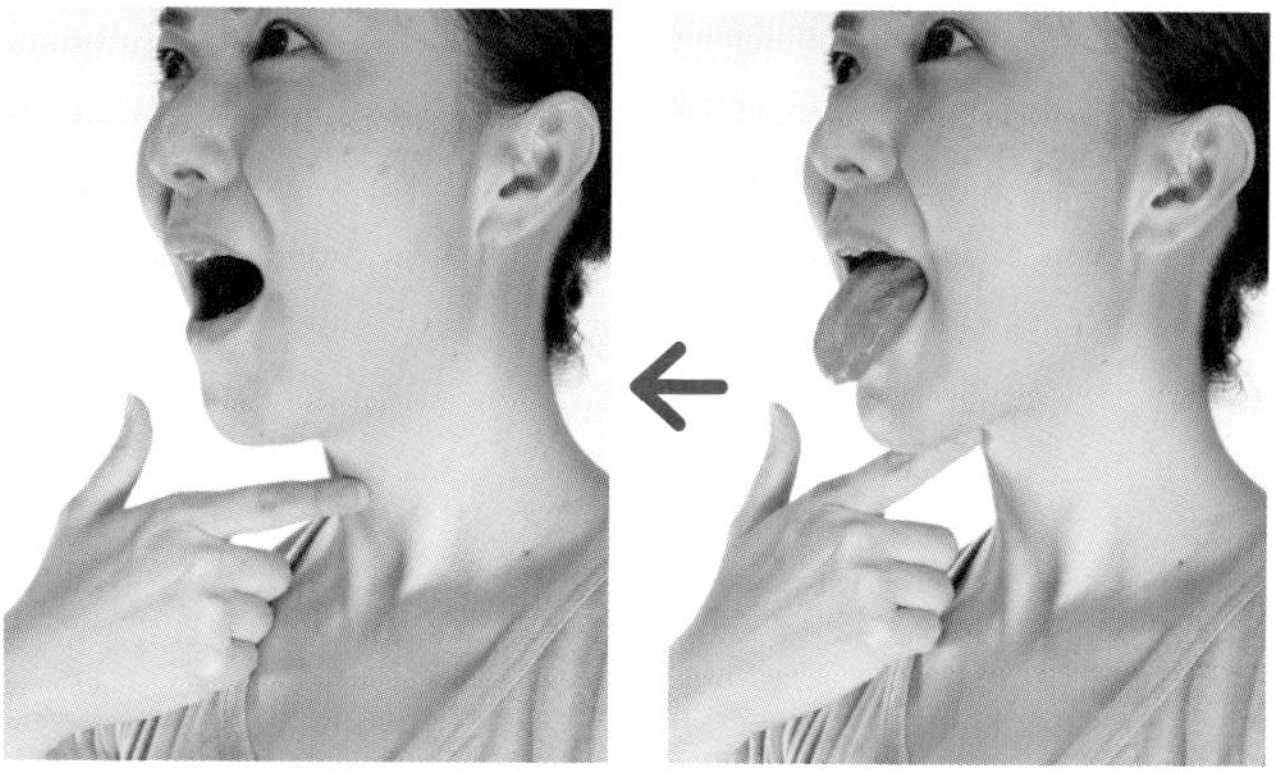

低い声で「オー」と言った後、口を大きく開けて高い声で「ヒー」と言います（声が大きいほうが動きを感じやすくなります）。

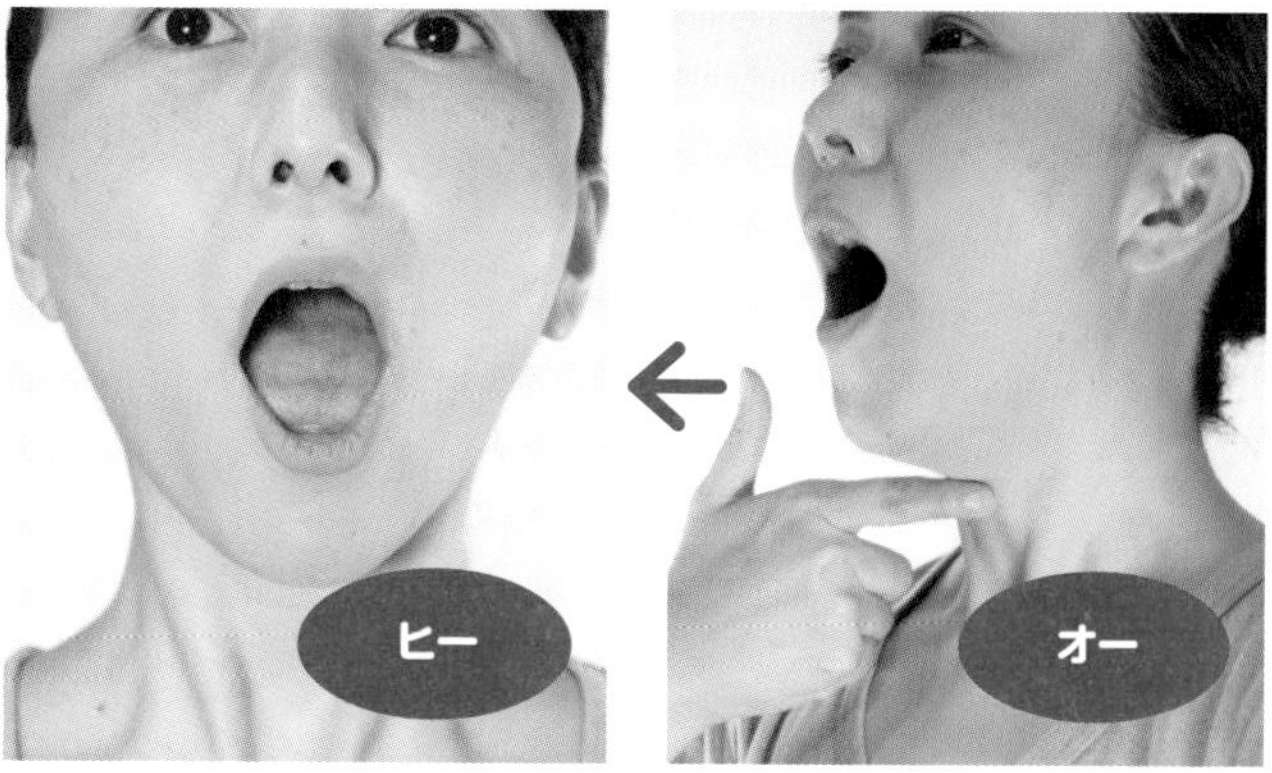

「飲みこみ力」に合わせてトレーニングしよう！

少しずつ「飲みこみ力」を高めよう

トレーニング内容は、どれだけできるかによって異なります

嚥下トレーニングがうまくできない理由は以下の2つです。

①コツがつかめていない
②筋力が弱くてできない

①の場合は、コツをつかむために、考えながらくり返し飲みこみましょう。また、喉頭と連動する舌を動かして、喉頭を動かす感覚をつかみましょう。

②の場合は、練習をくり返し、筋力をつけていきましょう。ごっくん筋が鍛えられれば、最初は一瞬だけしか上げて止められなかったのが、少しずつ長く止められるようになります。

具体的なトレーニング例を挙げますので、参考にしてください。

喉頭が動いていることを認識できない人は…

❶食事のときに、のどぼとけの位置とごっくん筋を確認する（69ページ）　飲みこむときに、鏡でのどぼとけの動きを見てみましょう。

❷首の前を触りながら、舌を前に軽く出してから、力を入れて後ろに引く（67ページ）
朝昼夕3回ずつで9回／日

❸首の前を触りながら、低く「オー」から高い「ヒー」に切り替える（67ページ）
朝昼夕3回ずつで9回／日

❹首の前を触りながら、水を飲んで、のどぼとけが動くのを確認（54·55ページ）
何も飲まずに、同じ動作をできるようにします。
朝昼夕3回ずつで9回／日

❺舌打ちができるようになる（66ページ）
舌打ちは、舌をいったん口蓋に押しつけて、舌を離して音を出します。舌を口蓋に押しつける感覚を身につけるために、舌打ちを練習します。

嚥下動作を頭では理解しているが、意識的に再現できない人は…

回数は朝昼夕3回ずつで9回／日を目安に、軽く感じる場合は回数を多くします。

❶のどぼとけの位置を確認する（52·53ページ）

❷嚥下動作を意識的に行う（54·55ページ）

朝昼夕1回で3回ずつで9回／日

- オトガイの下に力を入れて、のどぼとけを上に上げることで力の入れどころを理解します。
- 飲みこむタイミングに合わせて、あごを引いてタイミングを覚えます。
- のどの空間をしっかり絞りこみます。
- 舌をぴったり口蓋にくっつけます。
- 歯は軽くかみ合わせます。

❸嚥下動作そのものに負荷をかける

●多めの水を一口で飲む（71ページ）

朝昼夕1回で3回／日

水の量は「やや多い」と感じる量にします。

行う前に、うがいをします

どのようにすれば、むせずに飲みこめるかをからだで覚えましょう。

●5秒に1回のペースで水を嚥下するのを6回くり返す（71ページ）

朝昼夕1回で3回／日

行う前に、うがいをして、口腔·咽頭腔に残りかすがないようにします。

誤嚥した場合は、しっかりとむせるようにしてください。

水で誤嚥する確率が高い人には行わないでください。

❹首の前を触りながら、舌を前に軽く出してから、力を入れて後ろに引く（67ページ）

朝昼夕3回ずつで9回／日

❺首の前を触りながら、低く「オー」から高い「ヒー」に切り替える（67ページ）

朝昼夕3回ずつで9回／日

意識的に嚥下動作を再現することはできるが、喉頭を上げて止められない人は…

❶嚥下動作を意識的に行う（54·55ページ）

朝昼夕3回ずつで9回／日

- オトガイの下に力を入れて、のどぼとけを上に上げることで力の入れどころを理解します。一瞬でも喉頭を上げて止められるように努力します。
- 飲みこむタイミングに合わせて、あごを引いてタイミングを覚えます。
- のどの空間をしっかり絞りこみます。
- 舌をぴったり口蓋にくっつけます。
- 歯は軽くかみ合わせます。

❷嚥下動作そのものに負荷をかける

●多めの水を一口で飲む（71ページ）

朝昼夕1回で3回／日

水の量は「やや多い」と感じる量にします。

行う前に、うがいをします

どのようにすれば、むせずに飲みこめるかをからだで覚えましょう。

●5秒に1回のペースで水を嚥下するのを6回くり返す（71ページ）

朝昼夕1回で3回／日

行う前に、うがいをして、口腔·咽頭腔に残りかすがないようにします。

誤嚥した場合は、しっかりとむせるようにしてください。

水で誤嚥する確率が高い人には行わないでください。

喉頭を上げて止められる人は…

❶喉頭を上げてそのまま止める（62·63ページ）

力を入れて喉頭を上げたまま止めてください。止める時間は人によって違いがあります。一瞬→2秒→5秒→10秒と止める時間を、無理しない程度にできるだけ長くしてください。

朝昼夕3回ずつで9回／日

❷喉頭を上下に動かす（76·77ページ）

朝昼夕3回ずつで9回／日

目標設定のしかた

回数について

飲みこみ方のコツをつかめない（喉頭をうまく動かせない）場合は、回数を多くしましょう。コツがわかってきたら、力をできるだけ入れることで、動作の負荷を大きくして、回数を減らします。少し疲れる程度を目標としてください。

時間帯について

嚥下体操は、食事の前に行うのに対し、嚥下トレーニングは、食後に行います。食前にすると、嚥下筋が疲れてしまい、食事でむせることが増えることがあるためです。食後に練習すると、のどの中の残りかすをなくすことができる効果も見こめます。

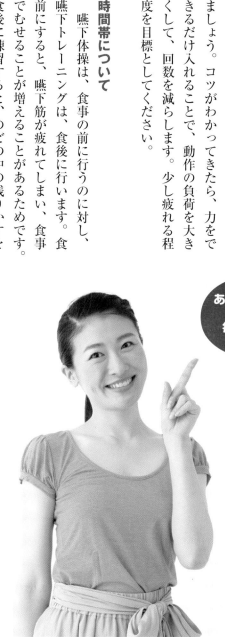

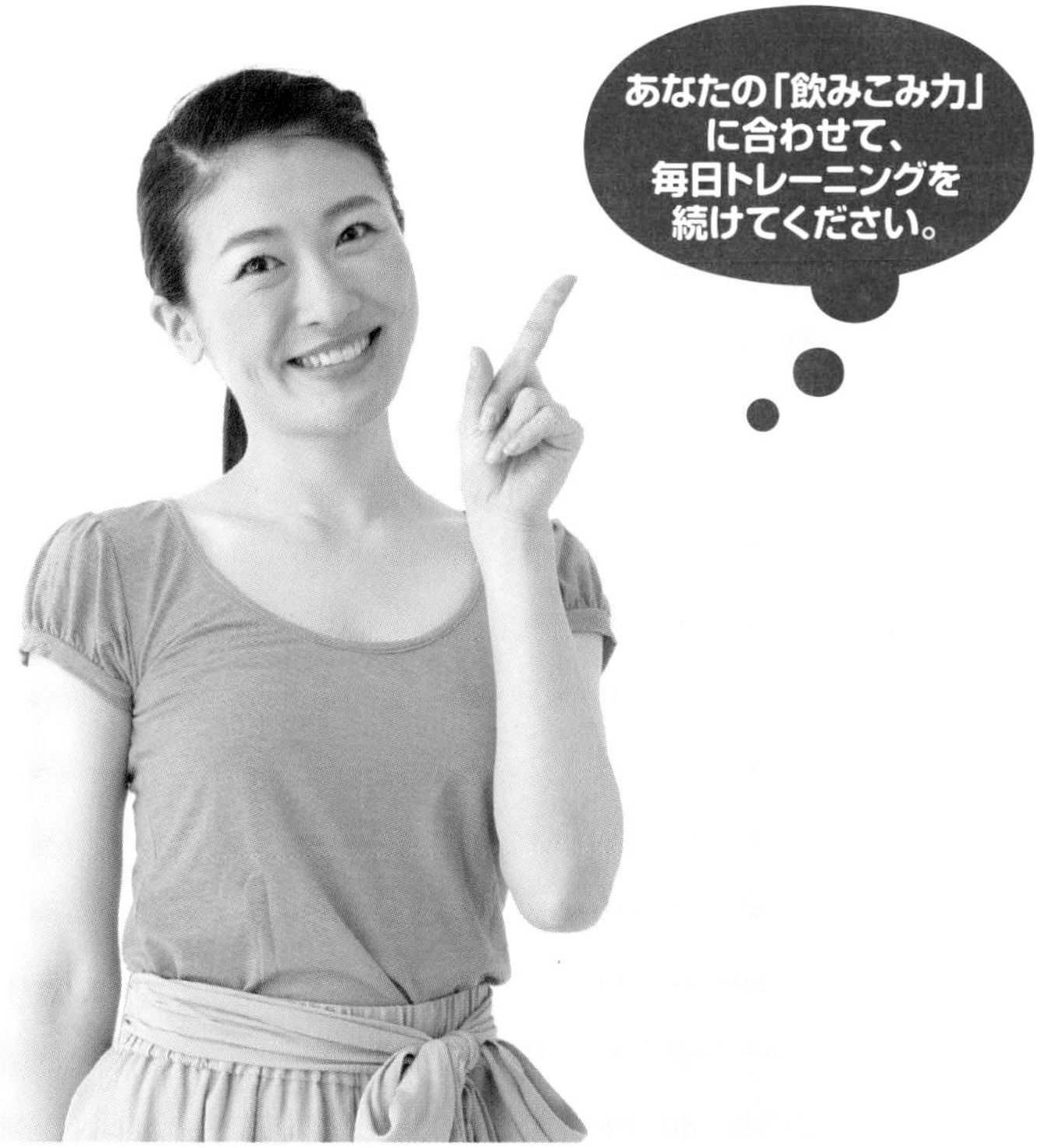
あなたの「飲みこみ力」に合わせて、毎日トレーニングを続けてください。

図解

「飲みこみ力」にかかわるのどの構造と食べものを飲みこむしくみ

「飲みこみ力」にかかわる器官を知ろう

「飲みこみ力」をより深く理解するために、飲みこみにかかわるからだの構造を知っておきましょう。

口腔

口腔とは口の中のことで歯や舌があります。上方に硬口蓋があり、奥に軟口蓋が続いています。また、口腔粘膜には唾液腺の管が開いていて唾液が出ています。

咽頭

鼻の奥から食道の入り口までの食べものと空気の通路のことです。咽頭は上から3つに分かれ、上咽頭は軟口蓋より上の部分、中咽頭は口を開けたときに見える部分、下咽頭は喉頭の後ろの部分を指します。

軟口蓋は、食べものが鼻腔に逆流しないよう、弁の役割をします。また、発声にもかかわっています。

喉頭

喉頭は、咽頭と気管をつないでいる器官です。喉頭には、3つの重要な役割があります。

①気管の入り口にあり、空気の通路になる

②飲みこむときにもち上がり、食べものを食道に送りこむ

③声帯を動かして、声を出す

喉頭は、周囲からの衝撃から空気の通路を守るために、甲状軟骨という硬い組織で囲まれています。のど

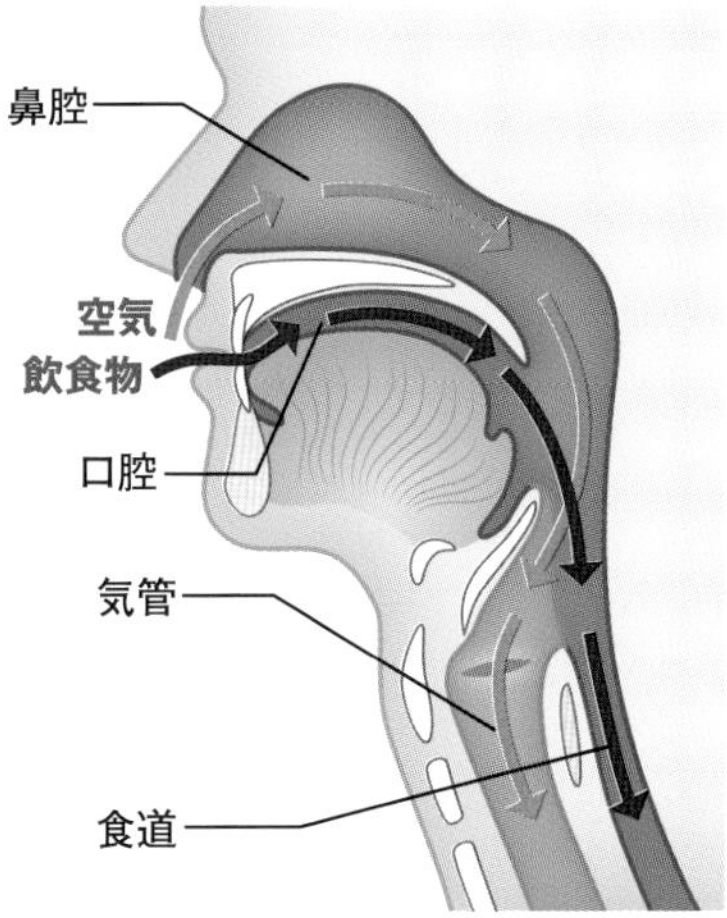

空気は、鼻腔から咽頭を通って喉頭・気管へ（グレーの矢印）。食べものは、口腔から咽頭を通って食道へ（黒の矢印）。空気は前方の喉頭へ、食べものは後方の食道に移動します。このとき、2つの通路は咽頭で交わっています。

口腔と咽頭・喉頭の構造

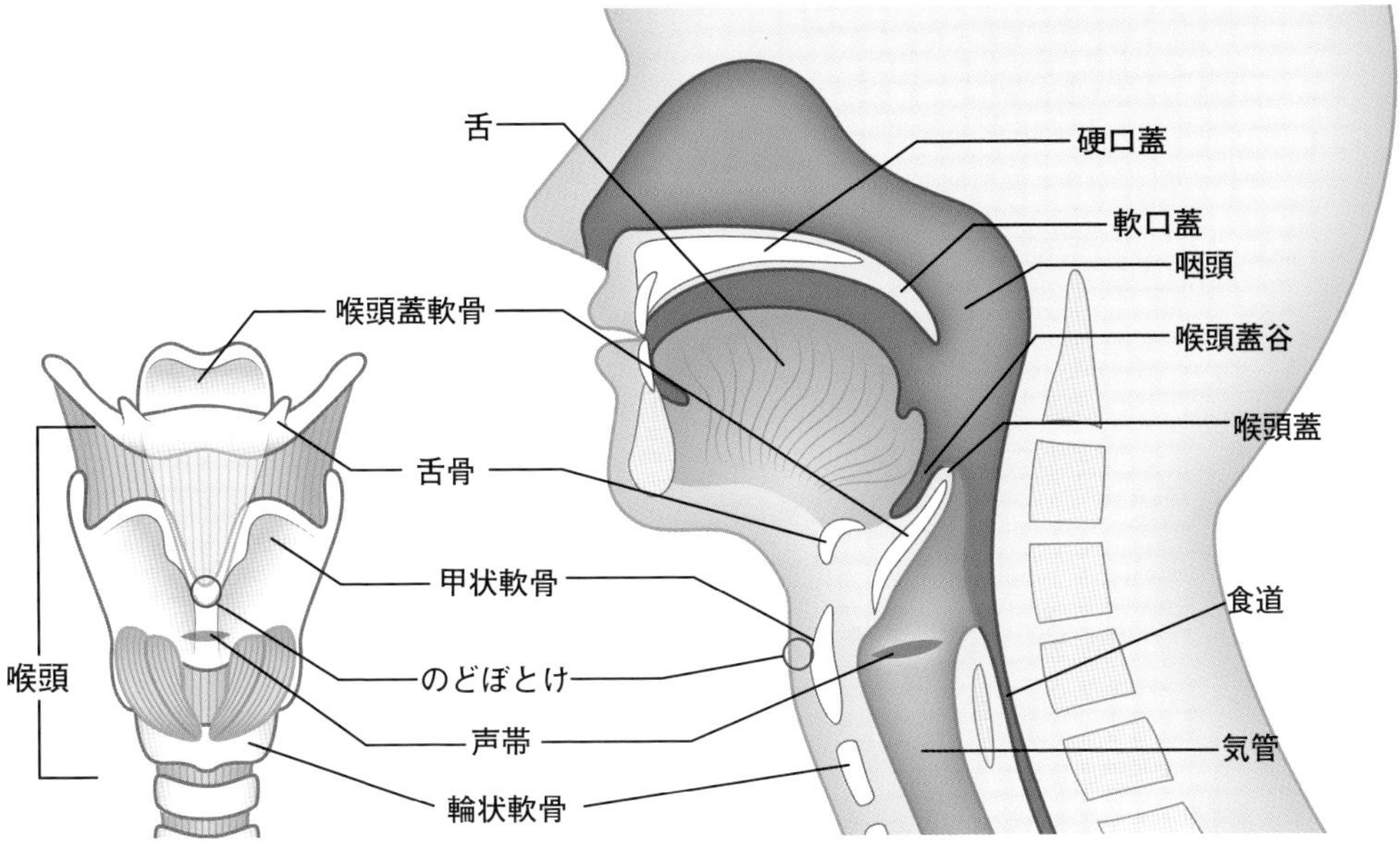

ぼとけは、甲状軟骨の一部です。

声帯は左右一対の粘膜のひだです。V字をしており、声を出すときには閉じ、息をするときには開きます。両側の声帯に囲まれた部分を声門といいます。声門から奥には気管があり、肺へとつながっています。飲みこむときは、声帯は閉じて、気管に食べものが流れこまないようにしています。

喉頭蓋は、舌の後下方にある、ふた状の組織です。のどに少しずつ流れこむ唾液を左右に分けて、気管に流れこむのを防ぎます。また、喉頭蓋は、飲みこむときに反転し、声門に食べものが流れこむのを防ぎます。

舌骨

舌骨は、喉頭のすぐ上にある、U字の形をした骨です。舌骨はいろいろな筋肉によって、上下に動きます。

食道

食道の入り口は、喉頭の後ろの「へ」の字になった部分にあります。空気が入るのを防ぐため、食道はふだんは閉じていて、飲みこむときだけ、がま口の財布を開けるように食道の入り口が大きく開きます。

気管

肺と喉頭の間にある空気の通路です。U字の軟骨が積み重なり、空気の通り道を守っています。

口腔内から見たのどの構造

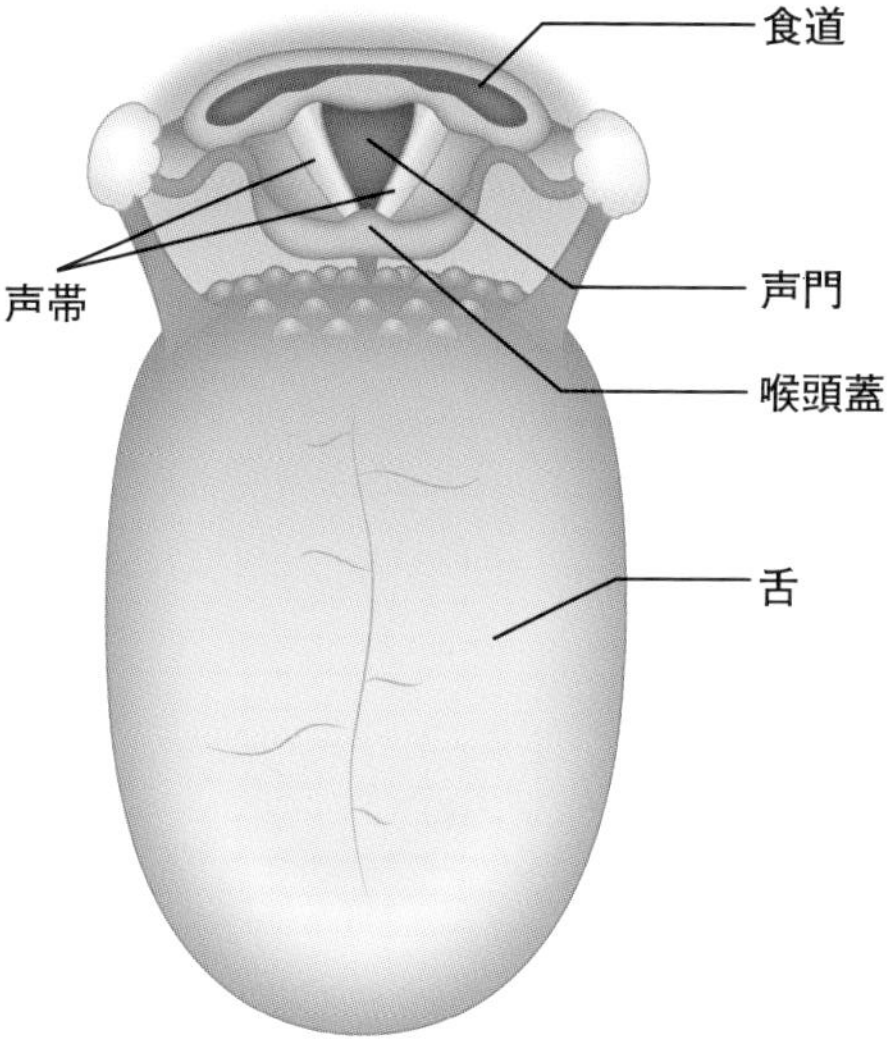

口腔の構造

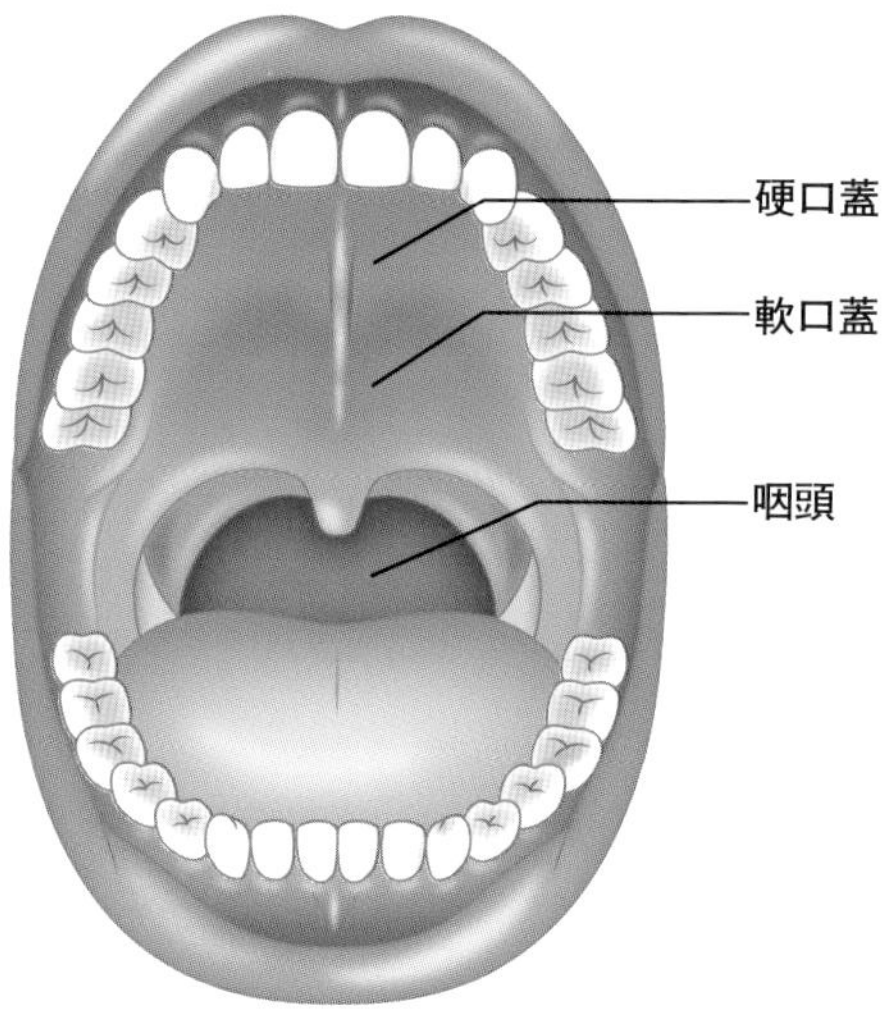

「飲みこみ力」にかかわる反射を知ろう

反射とは、特定の刺激に対して人の意思を介さずに起こる反応のことです。からだにとって重要な動きは、頭で判断せず、自動的に行えるようになっています。「飲みこみ力」には次の3つの反射が関係しています。

嚥下反射

この反射は、食べものや唾液などがのどに入ると飲みこむ動きを起こします。人は自分の意思で飲みこむことができます。しかし、ふだんは口に入れたものを反射的に飲みこんでいます。

咽頭反射

口を開けて、棒でのどを突いてみると、「うえっ」となります。それが咽頭反射です。年をとるとこの反射が鈍くなり、反応しにくくなります。スプーンでのどを突いて「うえっ」となるのは、まだ若い証拠です。

咳嗽反射

咳嗽《がいそう》反射は、のどや気管の粘膜が刺激されると咳が起こる反射です。のどや気管の感覚が鈍ると、咳がうまく出なくなります。咳は、のどや気管から異物を外に出す役割があり、咳がしっかり出れば、気管に食べものが残らず、誤嚥性肺炎は起こりにくくなります。

食べものを飲みこむメカニズム

❶食べものを口まで運ぶ（先行期）

食べものを目で見て、においを嗅ぐ

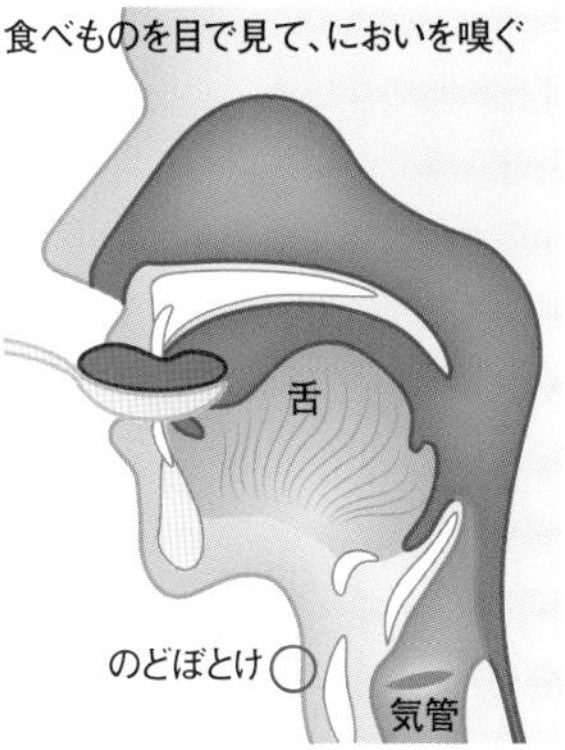

❷食べものを飲みこみやすくまとめる（準備期）

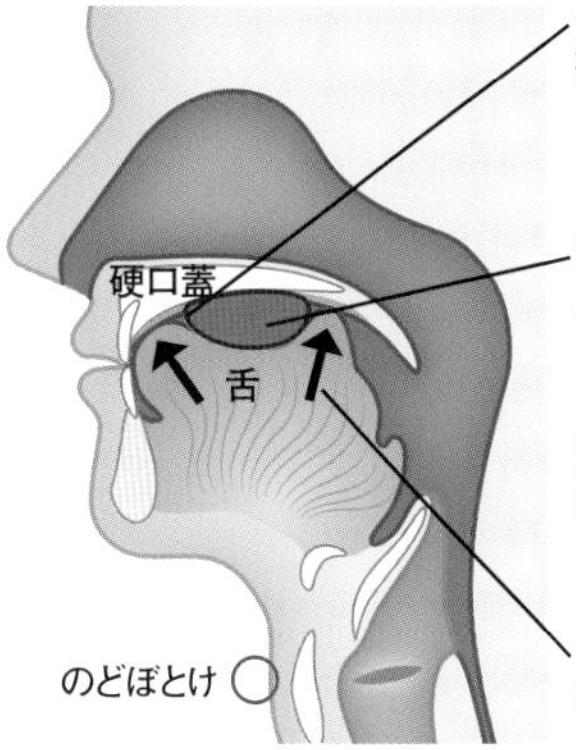
舌の先は
硬口蓋にくっつく
舌にのせ、飲みこみやすい
ようにまとめる
食べものをかんで細かくし、
飲みこみやすくする
舌が上下に動いて、食べものを
後ろに送りこむ

❸咽頭に食べものを送りこむ（口腔期）

舌と硬口蓋の間を通って、
食べものが舌の奥に送りこまれる

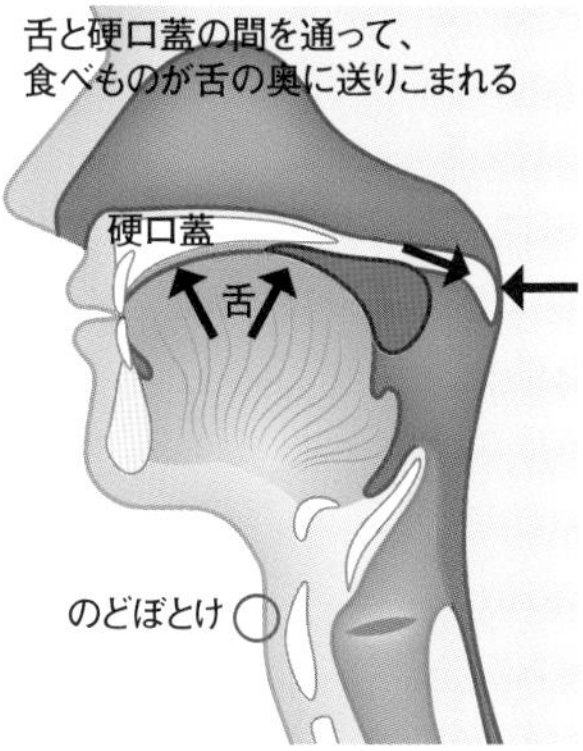

❹咽頭から食道に送りこむ（咽頭期）

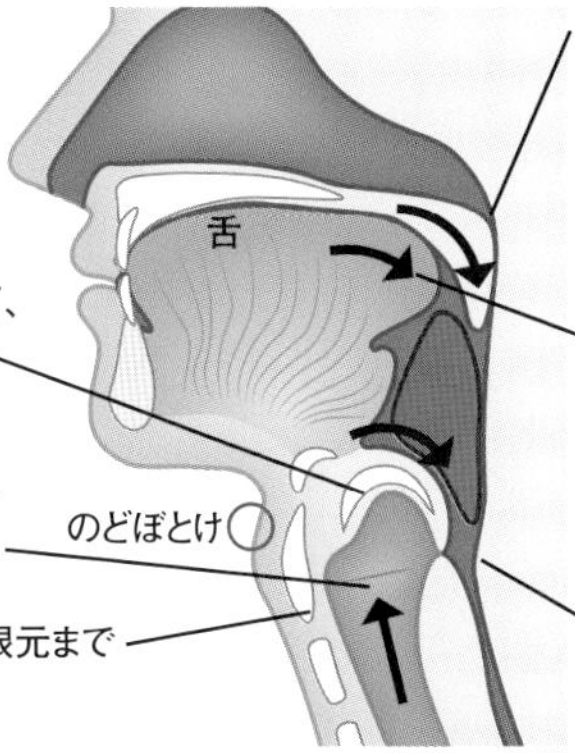
軟口蓋が上がって、
鼻の方向に食べものが
流れこまないようにする
喉頭蓋が
ひっくり返って、
声門を隠す
舌が後ろに動いて、
食べものを
のどに送りこむ
声門は閉じて
呼吸を止める
喉頭が舌の根元まで
もち上がる
筋肉がゆるんで
食道の入り口が開く
気管
食道

❺食道から胃まで送りこむ（食道期）

軟口蓋、舌、舌骨、喉頭はもとの
位置にもどり、声門が開く

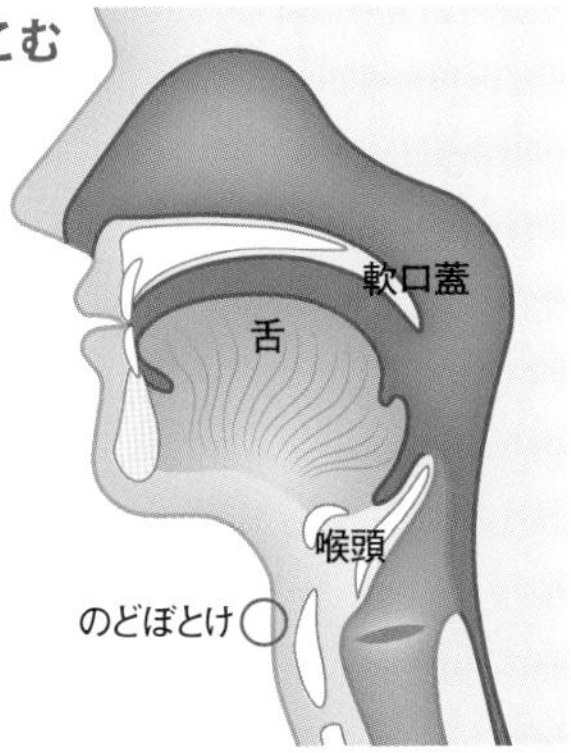

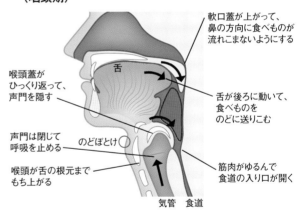

医師と予防の遠い関係

臨床の現場では、予防法は発展しにくいのが現実です。なぜなら、医療は治療や検査に対して点数がつく保険診療で、予防を指導しても点数はつかないからです。

医療関係者は、嚥下診療に関しては、患者と意思疎通ができず、嚥下は反射的にしか行えないと思いこみがちです。それは当然で、臨床で接する嚥下障害の患者さんのほとんどは、ふつうに会話をすることができません。嚥下診療では、患者の多くが、ベッドで搬送されてきます。

「おじいちゃん、お口開けて！」と大声で叫び、口を開けたところで、少量のゼリーを舌の上にのせるような状態です。

そうなると、医師でも自身の予防にはあまり頓着しません。

嚥下トレーニングを指導したいと、私の勤務する病院に開業医の先生が来られました。72歳ということで、「先生もいかがですか？」とすすめたのですが、「わたしは大丈夫です」と返されました。やはり、嚥下障害は自身には縁遠いと考えられているのでしょう。

また、こう言われることもありました。

「喉頭を上げて止める訓練の指導はできないよ」

「先生自身はできないのですか？」と尋ねると、

「私はできます」

その先生は60歳代の熱心な先生でしたが、健康な人に教えるという考えはないようでした。やはり、目の前にいる患者さんを治したいというお気持ちが強いのだと思います。もちろん、嚥下障害の治療は非常に重要です。しかし、早めの指導で嚥下動作を意識的にできるようになれば、将来必要になる治療やケアがもっと楽になると考えています。みなさんの信頼を得られるよう、研究活動に力を入れていきたいです。

第4章

「飲みこみ力」トレーニングの効果を上げるために

「飲みこみ力」が弱りきる前に始める「嚥下トレーニング」

食べることは、嚥下を中心にいろいろな機能で支えられている

嚥下トレーニングは、飲みこむ動作を再現すること に重点をおいています。しかし、飲みこむ動作を強化する以外にも、間接的に飲みこみ力を高めるトレーニングがあります。飲みこみ力のピラミッドでは重要度は下がりますが、発声、呼吸、姿勢なども飲みこみ力を支える要素です。

この章では、飲みこむ動作には、直接に関係しないものの、総合的な「飲みこみ力」にかかわるものについてのトレーニングや知識について紹介します。

「飲みこみ力」を支える部分も鍛える

嚥下体操

運動前にストレッチをしますが、嚥下体操は、食前に行う準備体操です。飲みこみ力が弱くなっている場合に、首や舌を動かす体操を食前に行うと、スムーズに飲みこみやすくなります。

姿勢

正しい姿勢を維持することは、飲みこみ力にも大切です。姿勢が悪くなり、あごを突き出した状態で食事をすると、ごっくん筋が収縮しにくくなり誤嚥しやすくなります。また、胸が大きく開かなくなるので、誤嚥してもしっかりと吐き出しにくくなります。正しい姿勢を維持するためには、ふだんの生活で正しい姿勢を意識することが大切です。また、筋肉に負荷をかける運動を行い、からだ全体のバランスのとれた筋力をつけましょう。

呼吸

呼吸も嚥下と同じで、ふだんの生活では意識して行っていません。しかし、息をする力も年をとるにつれて弱くなっていきます。飲みこみ力が弱くなると、誤嚥しやすくなり、誤嚥性肺炎の原因になります。しかし、吐き出す力がしっかりしていれば、気管に入った異物を、むせたり咳をしたりして外に出すことができます。つまり、誤嚥しても、しっかりと気管から異物を吐き出せれば、肺炎にはなりません。呼吸機能を高め、しっかりと吐き出せることも大切なのです。

口腔ケア

歯をケアすることは、飲みこみ力にとっても重要です。歯を維持することは、食べものを細かく砕いて飲みこみやすくするだけではありません。歯がそろっていないと、食べものが舌の上から、頬のほうに流れ出てしまい、食べものをひとつの塊にして飲みこみにくくなります。口の中に食べものが残ると、後からのどの中に流れこみ、誤嚥しやすくなります。また、歯がしっかりしていると飲みこみ力そのものも高くなります。飲みこむときに上下の歯がしっかりとかみ合わさっていると下あごを固定できるので、ごっくん筋に力を入れやすくなり、喉頭を上に動かしやすくなるのです。

食べる能力を維持するためには、からだ全体の健康が必要です。

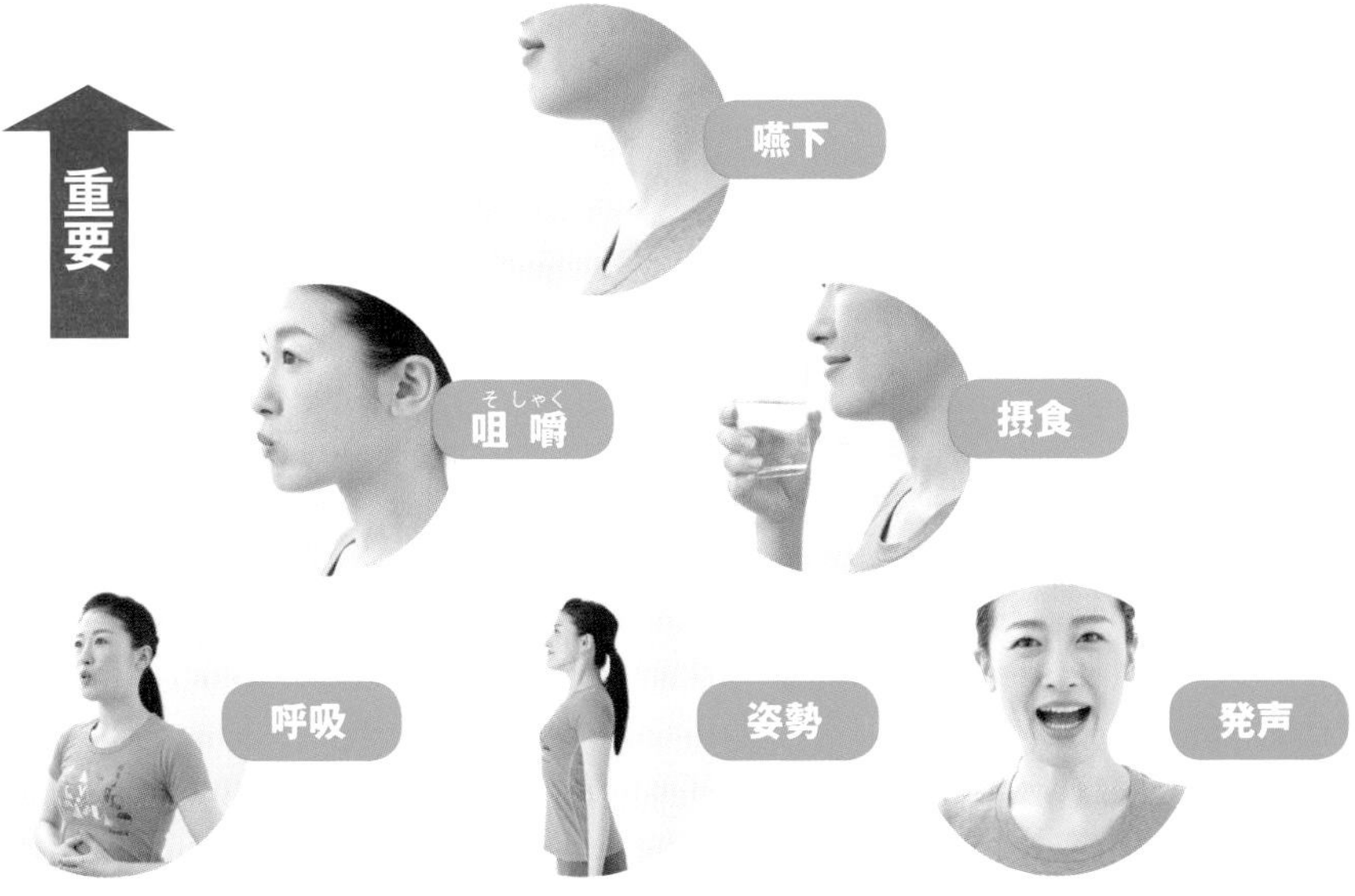

嚥下体操

食べる前の準備体操

嚥下体操は、食事前に口やのどの筋肉をほぐす運動、または「飲みこみ力」がかなり衰えている人のためのトレーニングです。嚥下体操では、飲みこむ動きそのものを鍛えていませんが、食事前の準備体操として効果的です。

① 発音のトレーニング

舌の動きが衰えて発音が不明瞭な人には、発音はよいトレーニングになります。

人は、舌を軽く動かして発音を変えています。どのような発音が不得手なのかで、舌の動きがどのように悪くなっているかを見分けることができます。

パ・タ・カを4回ずつくり返す

パ、パ、パ、パ

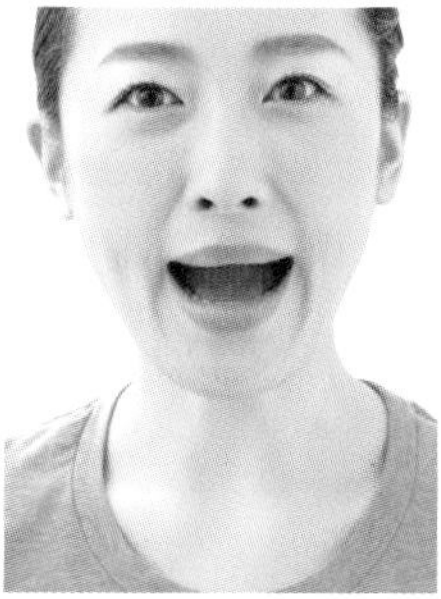

口唇音／パ、パ、パ、パと発音します。口唇を閉じる動きを訓練します。

タ、タ、タ、タ

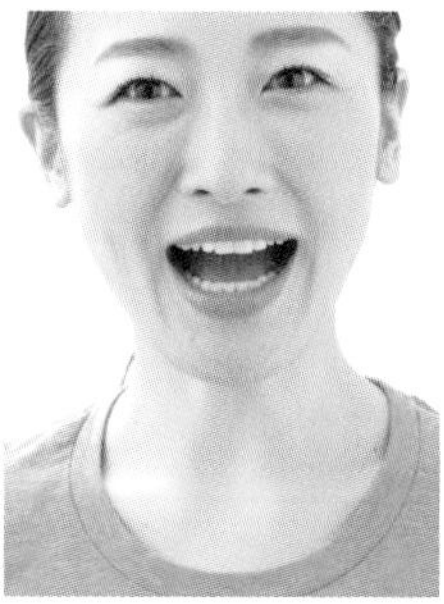

舌尖音／タ、タ、タ、タと発音します。舌の先を上あごの歯の裏につける動きを訓練します。

カ、カ、カ、カ

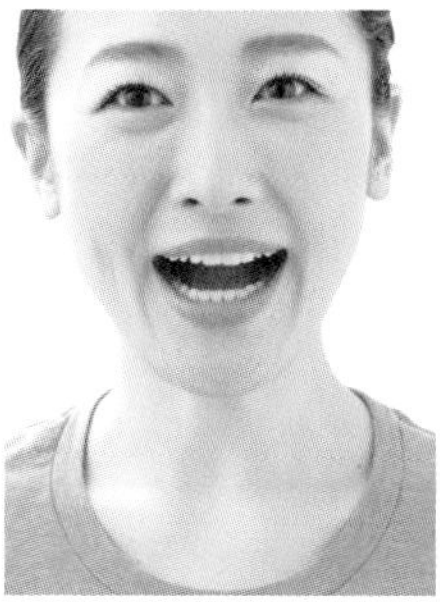

奥舌音／カ、カ、カ、カと発音します。舌の奥をもち上げる動きを訓練します。

② 深呼吸

深呼吸で力を抜いてリラックス

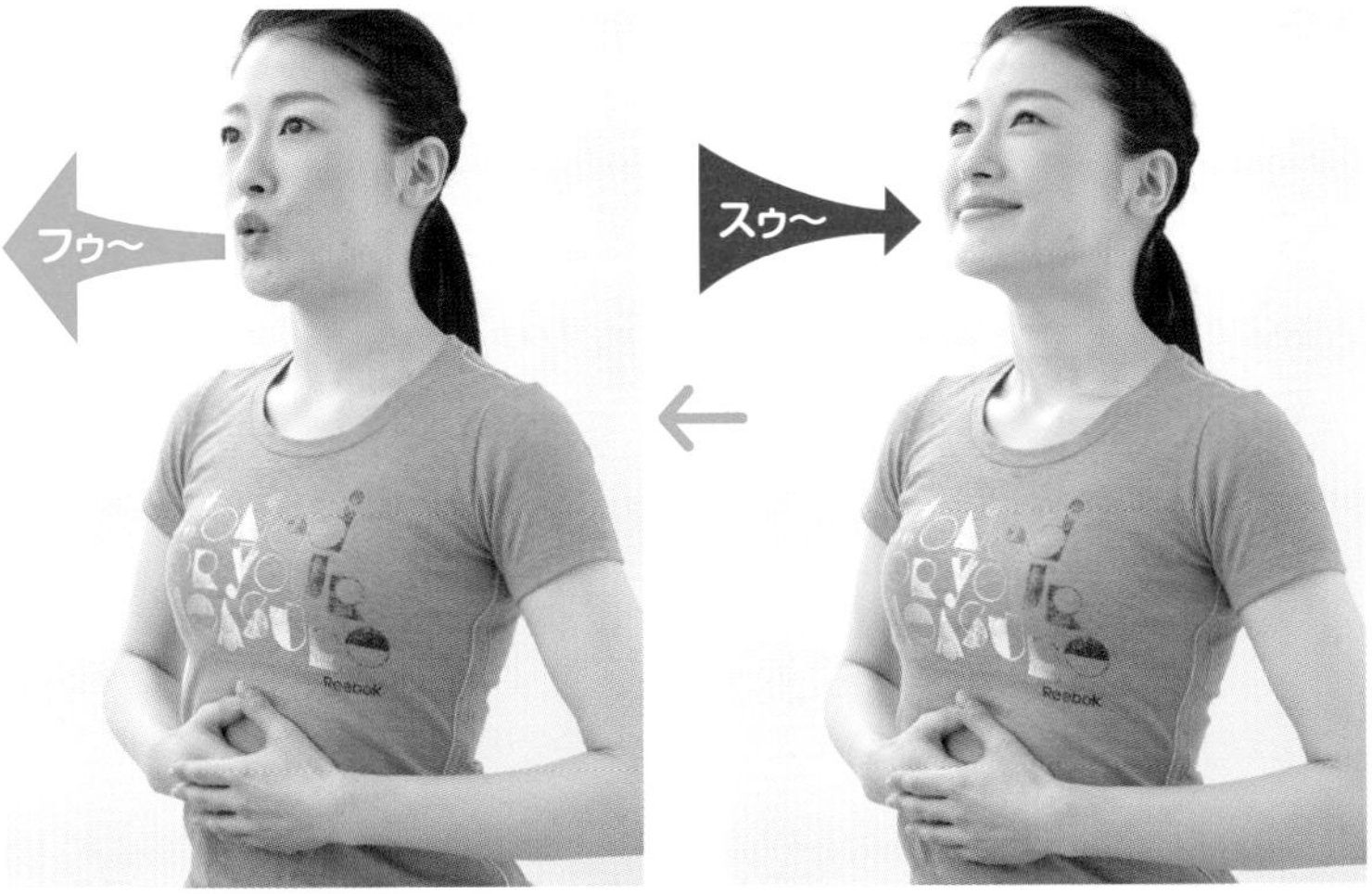

お腹と胸を使って、呼吸します。からだの力を抜いて、ゆっくり大きく息をしましょう。

目安

腹式呼吸と胸式呼吸をそれぞれ2〜3回行ってください。

③ 首を前後左右にゆっくり動かす

首をゆっくり回してコリをほぐす

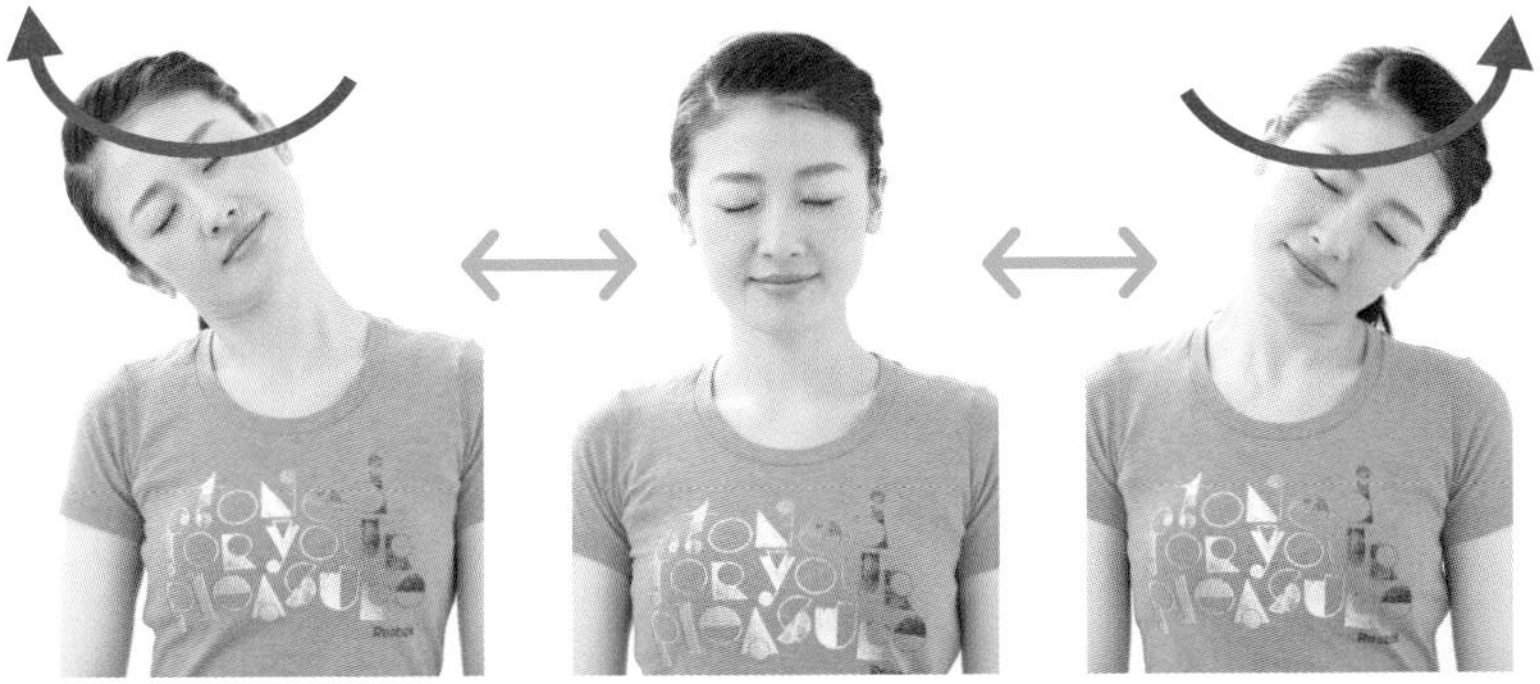

首をゆっくりと回します。首の筋肉を伸ばしてのどを動かしやすくします。

目安

首を左回り、右回りで1回ずつ、2〜3セットゆっくりと動かしてください。

④ 肩の運動

肩をすぼめて一気に脱力する

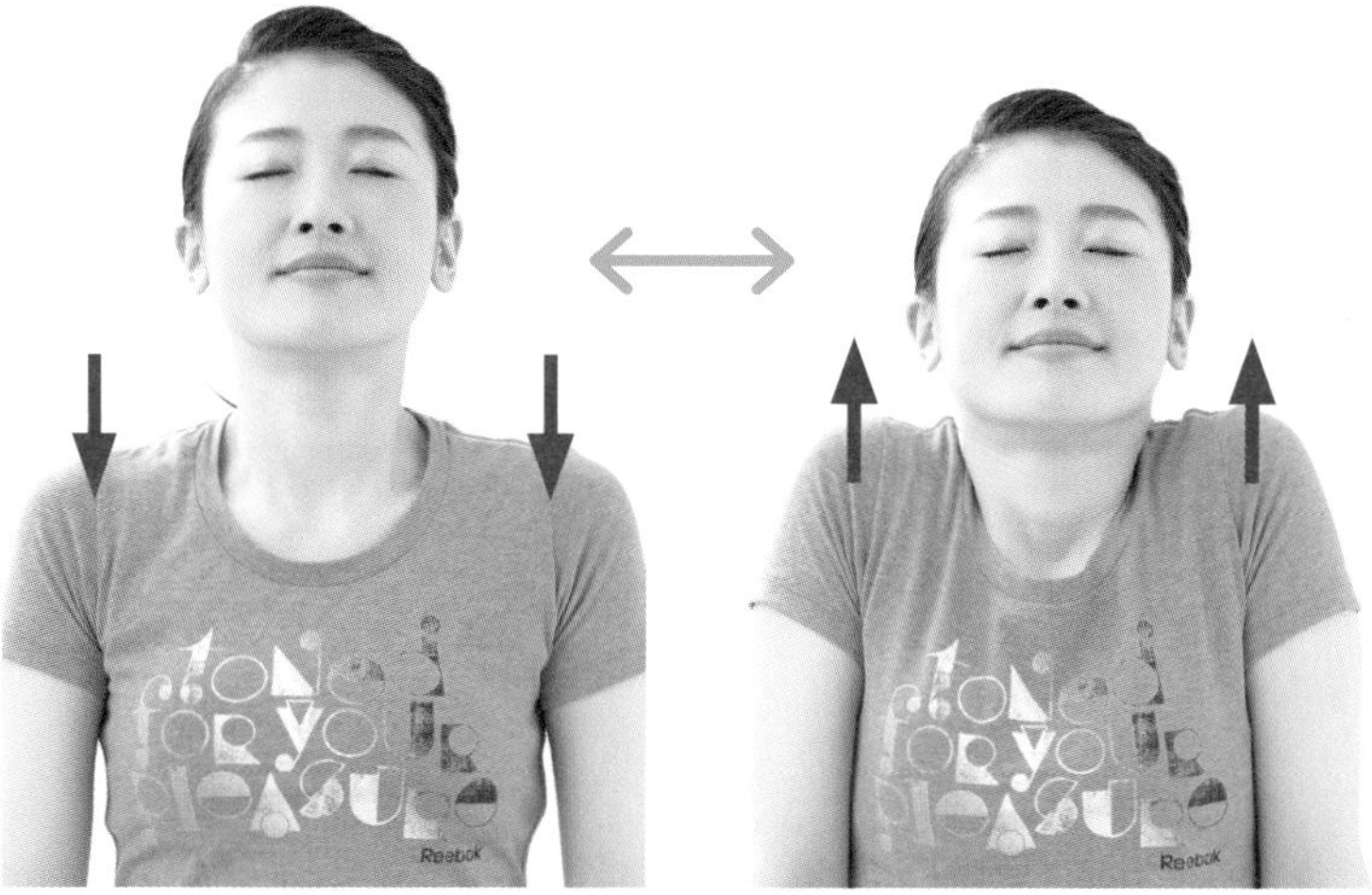

肩を上下に動かす体操で、上半身をリラックスさせる効果があります。

目安

肩を2〜3回上下に動かしてください。

⑤ 背筋を伸ばす

手を上に伸ばして背筋を伸ばす

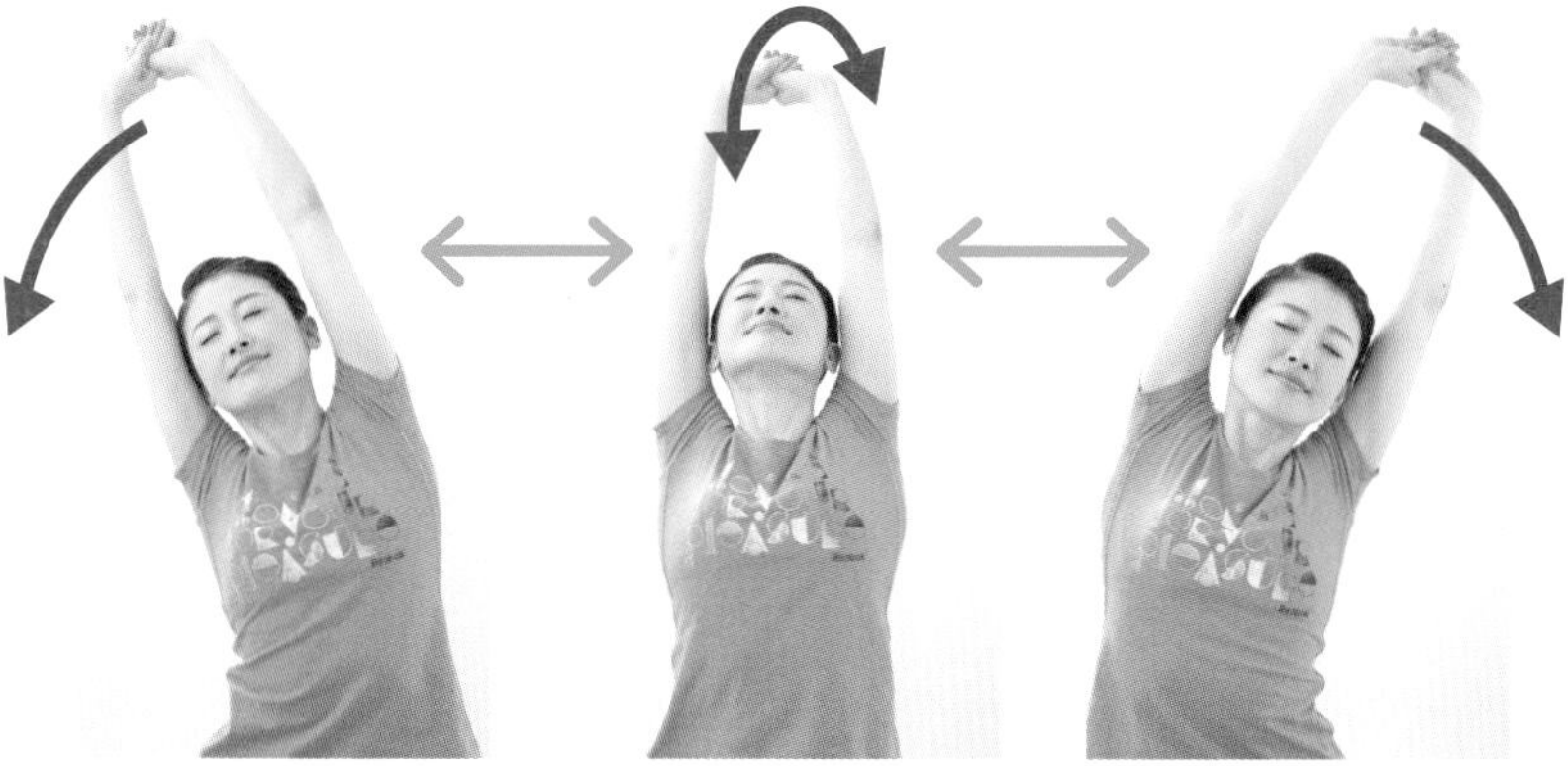

体幹の柔軟性を高める体操です。背中やお腹の筋肉を伸ばして、からだをリラックスさせます。

目安

背筋を伸ばし、からだを前後左右に2〜3回曲げてください。

⑥ 頬の運動

頬をふくらませたりゆるめたりする

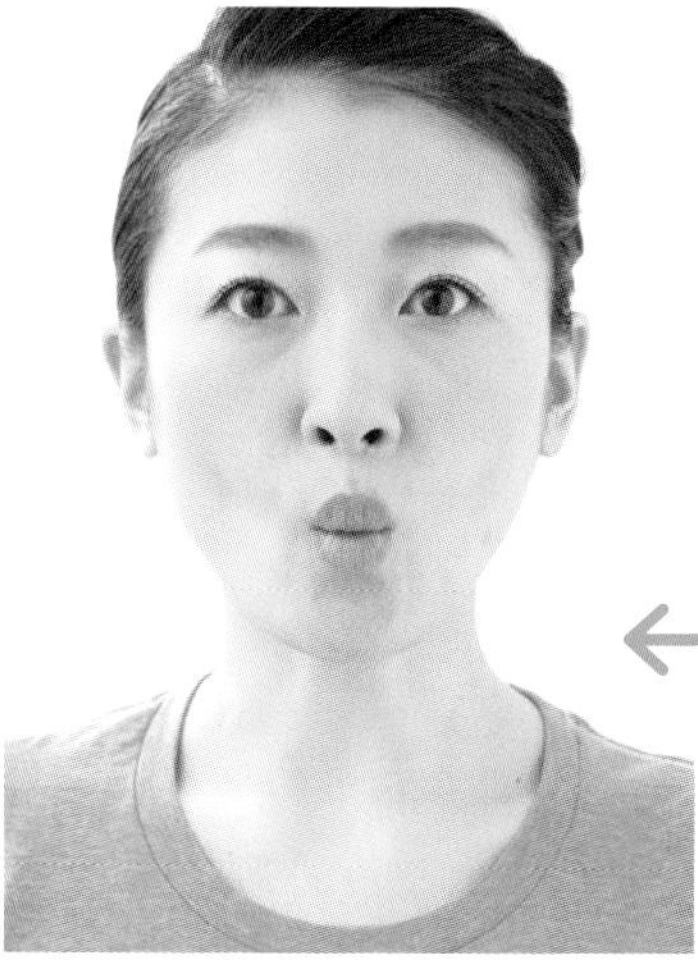

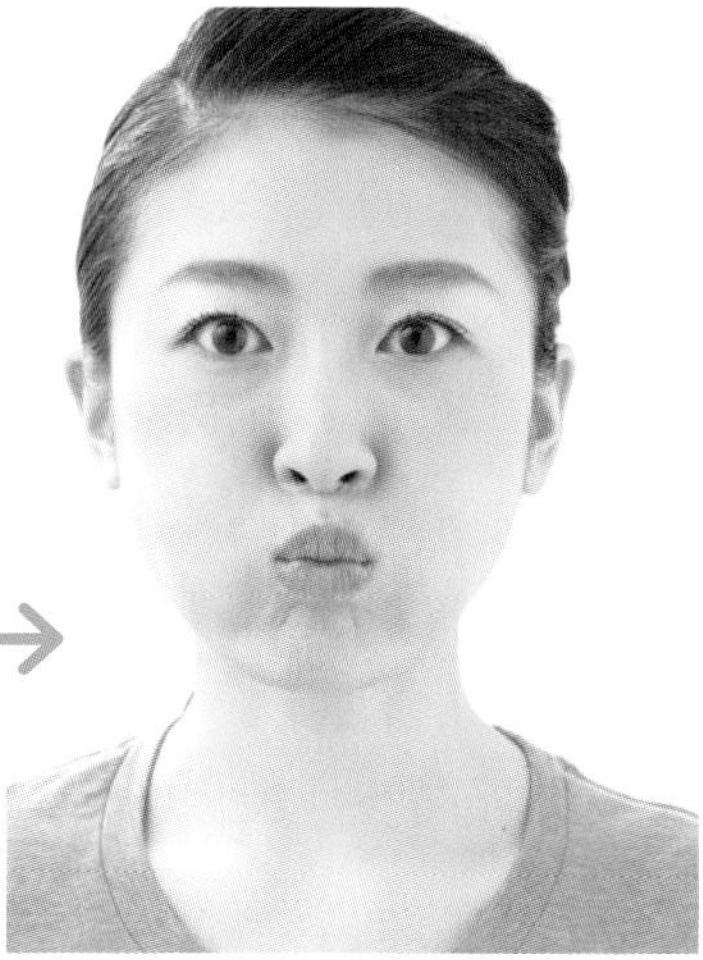

口まわりの筋肉を伸ばす運動です。口を動かしやすくします。

目安

頬をふくらませたり、ゆるめたりする動きを2〜3回行ってください。

⑦ 舌の運動

舌を前後左右に動かす

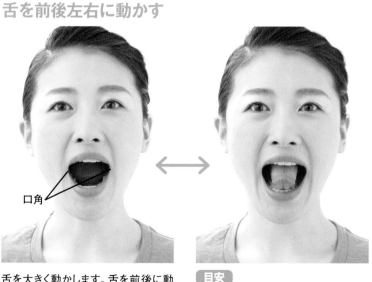

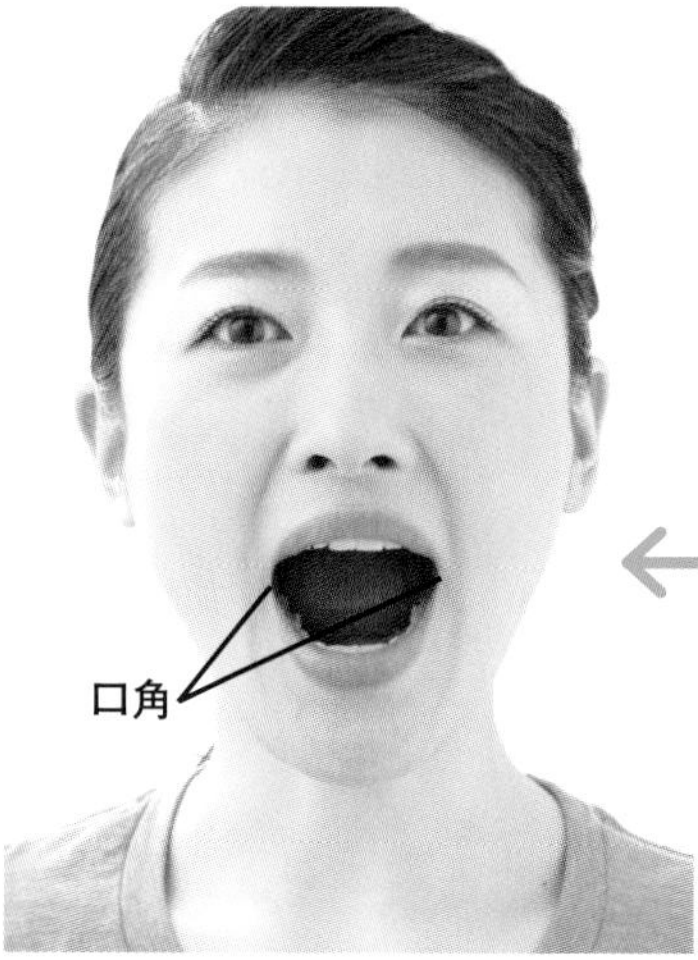

舌を大きく動かします。舌を前後に動かします。また、舌を左右に動かし、両方の口角に舌をくっつけます。

目安

舌を力強く、前後左右に、2〜3回動かしてください。

プラスしたいトレーニング①

姿勢をよくするトレーニング

よい姿勢は、嚥下にとって重要です。

食べるときは、首がリラックスできる姿勢をとりましょう。首に力が入ると飲みこみにくくなります。

たとえば、首を少し後ろに倒してみてください。そうすると首に力が入ります。その状態で、飲みこむとかなり苦しく感じるはずです。

よい姿勢で食べると、首の位置が安定し、飲みこみやすくなります。また、胸が広がるため、換気量の多い呼吸ができるようになります。

姿勢を改善するには、ふだんから正しい姿勢を意識することが大切です。

姿勢がすでに悪い場合は、むりやり直そうとしないでください。力むと首にも力が入ってしまい、スムーズな飲みこみができなくなってしまいます。

1. 姿勢のよい座り方のトレーニング

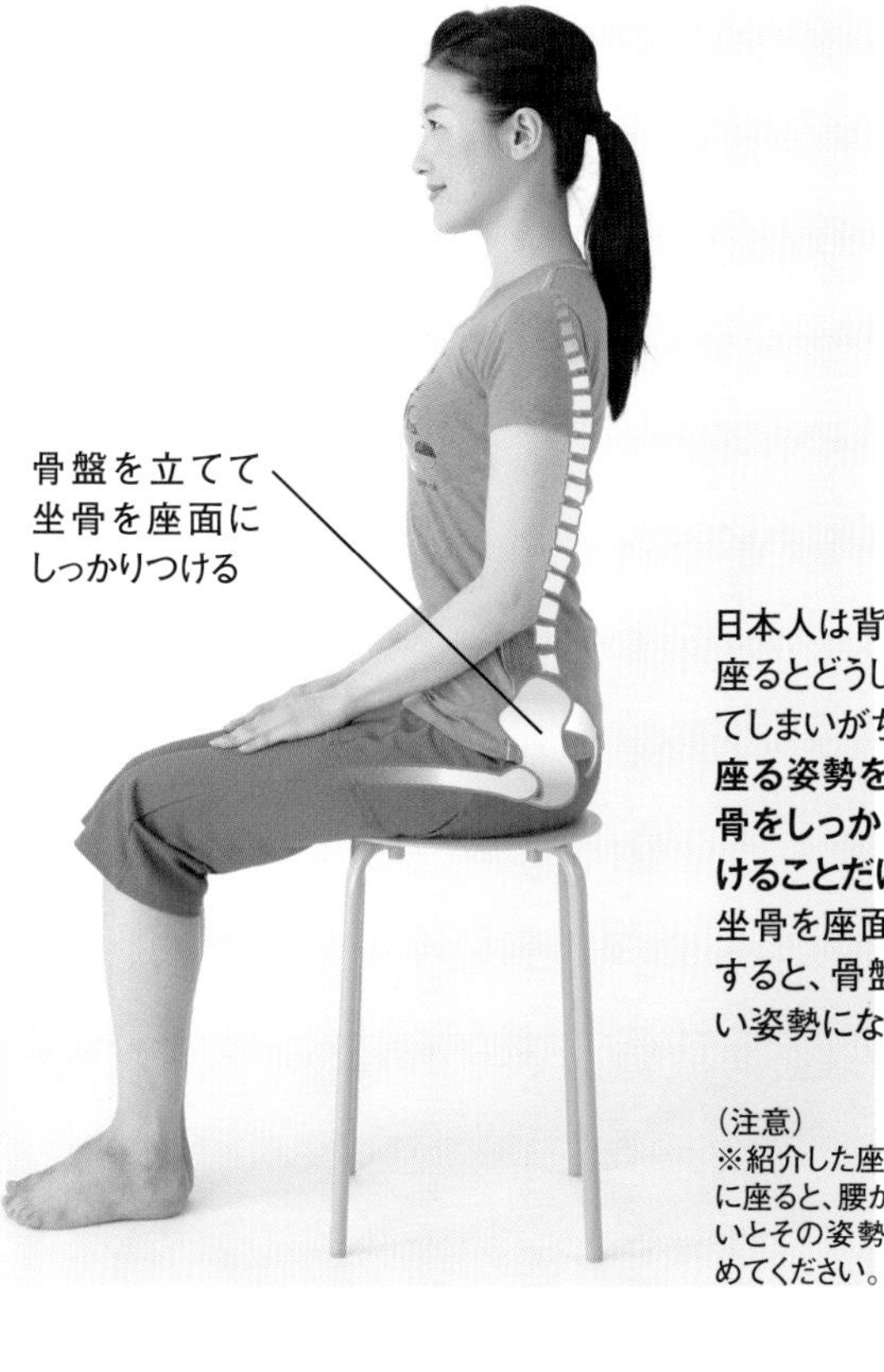

日本人は背中やお尻の力が弱く、座るとどうしても背中が丸くなってしまいがちです。

座る姿勢をよくするために、坐骨をしっかり、椅子の座面につけることだけを意識してください。
坐骨を座面につけることを意識すると、骨盤が直立し、自然とよい姿勢になります。

（注意）
※紹介した座り方のトレーニングのように座ると、腰が痛くなる方や無理をしないとその姿勢を維持できない方は、やめてください。

2. 姿勢のよい立ち方のトレーニング

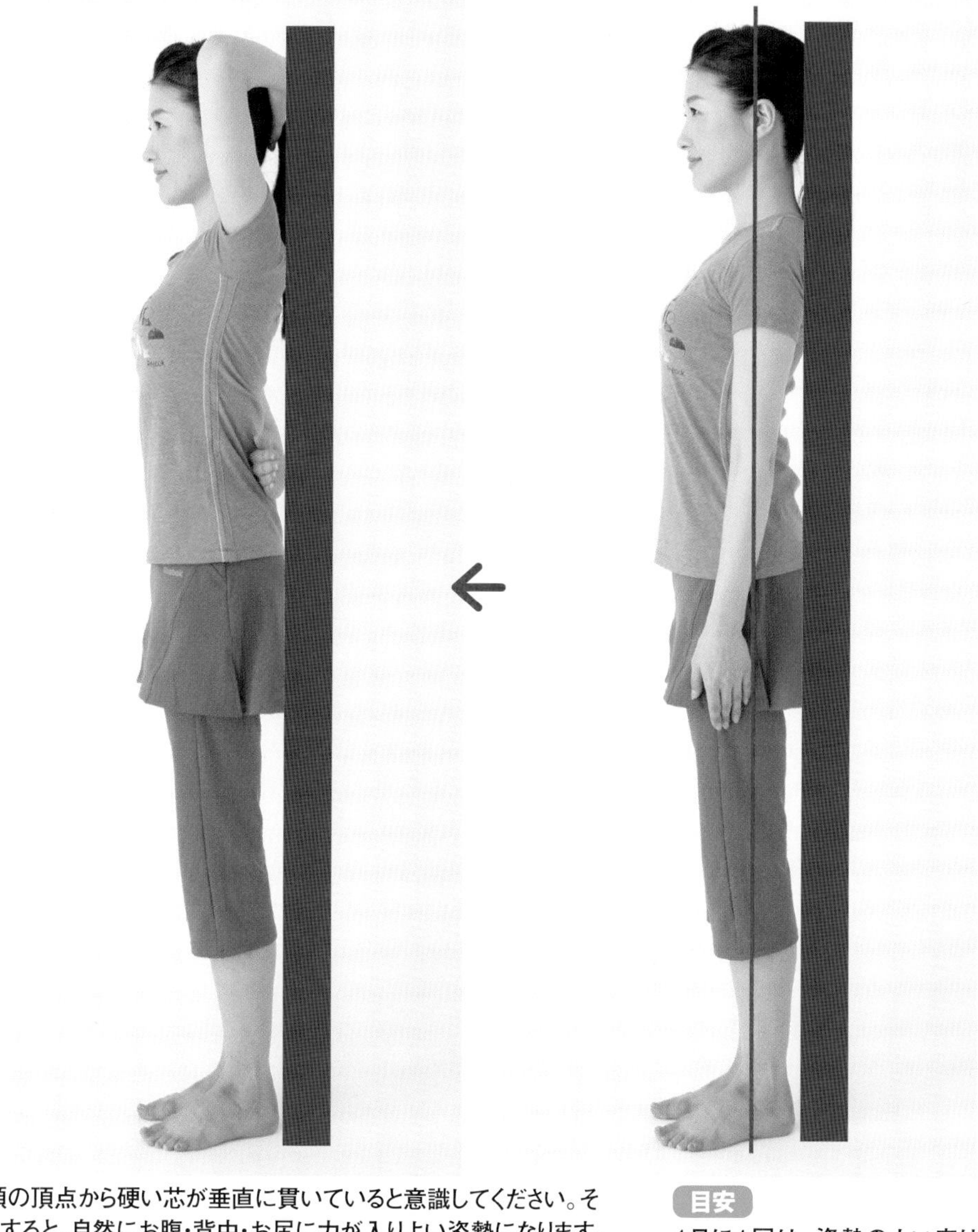

頭の頂点から硬い芯が垂直に貫いていると意識してください。そうすると、自然にお腹・背中・お尻に力が入りよい姿勢になります。トレーニングの前に、セルフチェックで行った壁沿い立ちをしてください（48ページ参照）。どのような姿勢が垂直なのかを覚えるためです。
正しい立ち方ができると、それだけで体幹の筋肉を鍛えることができるので、全身のトレーニングとしても有効です。

目安

1日に1回は、姿勢のよい座り方と立ち方を意識して行ってください。

プラスしたいトレーニング②
呼吸のトレーニング

嚥下と同じように、呼吸も当たり前にできると考えがちです。しかし、年をとるにつれて、呼吸機能も少しずつ衰えていきます。嚥下と呼吸は密接に関係しています。意識はしていませんが、飲みこむタイミングに合わせて、人は呼吸をしているのです。

①飲みこむ直前は、息を軽く吸っている
②飲みこむ瞬間は、呼吸を止める
③食べ終わった後、息を吐き出す

飲みこみと呼吸のタイミングが合ってはじめて、スムーズな飲みこみができます。きちんとした呼吸ができないと飲みこみのタイミングがずれてしまい、気管に異物が流れこむ可能性が高くなります。また、気管や肺に異物が入っても、すぐに吐き出せません。そのため、呼吸機能が衰えると、誤嚥性肺炎にかかりやすくなったり、窒息しやすくなったりするのです。ですから、ふだんから、正しい呼吸ができるようにトレーニングすることが大切です。呼吸には胸式呼吸・腹式呼吸があります。どちらも重要なので、両方できるようにしましょう。

1. 胸式呼吸

胸郭を大きく広げて行う呼吸法です。胸郭とは、肋骨を中心とするかご状の骨格のことです。空気を吸えば胸郭は広がり、吐けば狭くなります。胸郭の柔軟性を維持すると、呼吸が楽にできます。胸式呼吸では、胸郭をしっかり動かすことを意識してください。

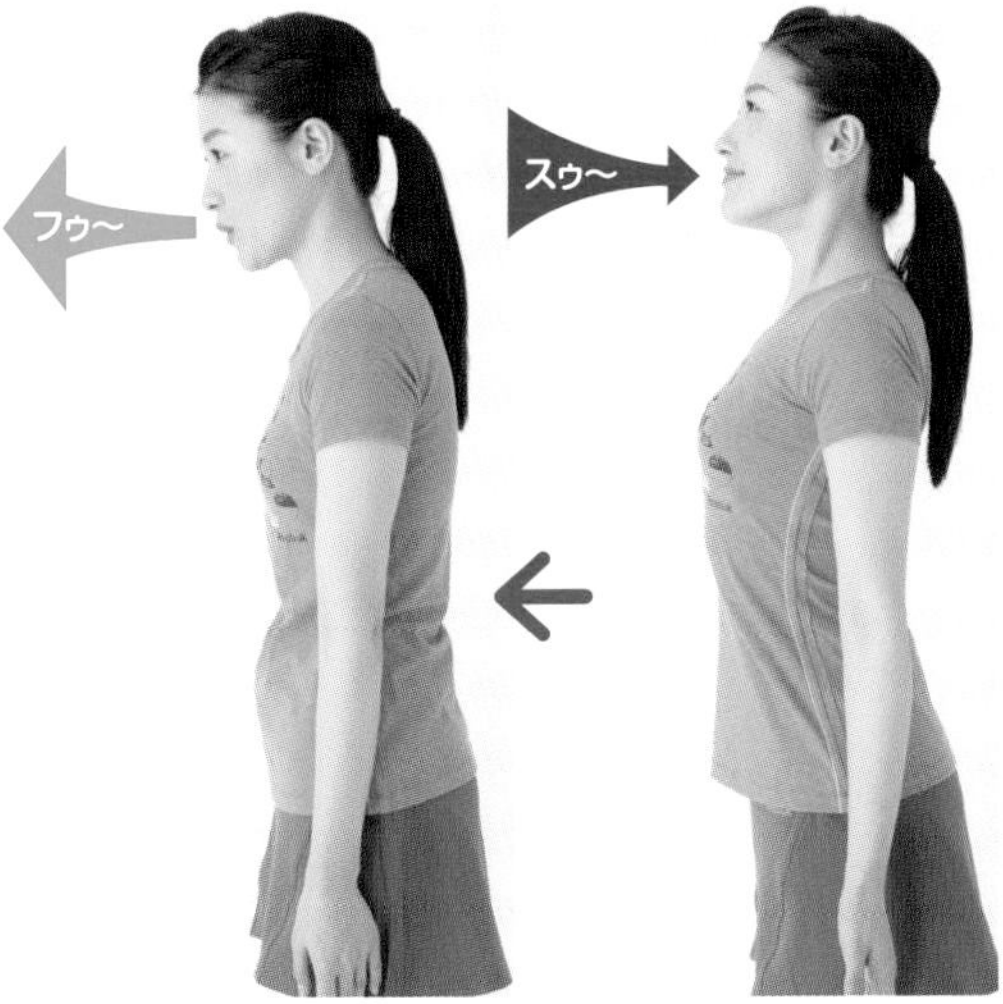

鼻から空気を吸いこみます。胸郭を大きく開いて、空気を肺に取りこみます。胸郭をできるだけ狭くして、口から大きく息を吐きます。

目安
胸を大きく広げて小さく縮ませる呼吸を、1日2〜3回、ゆっくり行ってください。

2. 腹式呼吸

横隔膜を上下させて行う呼吸です。腹式呼吸だからといってお腹だけを使うのではなく、からだ全体を使う意識が大切です。からだ全体を使うことで腹圧が高まり、大きく横隔膜を動かすことができます。紹介する方法は、上半身を使うために壁を押しています。もし壁がなければ、両肩を上下させるなど上半身をしっかり動かしながら腹式呼吸をしてください。

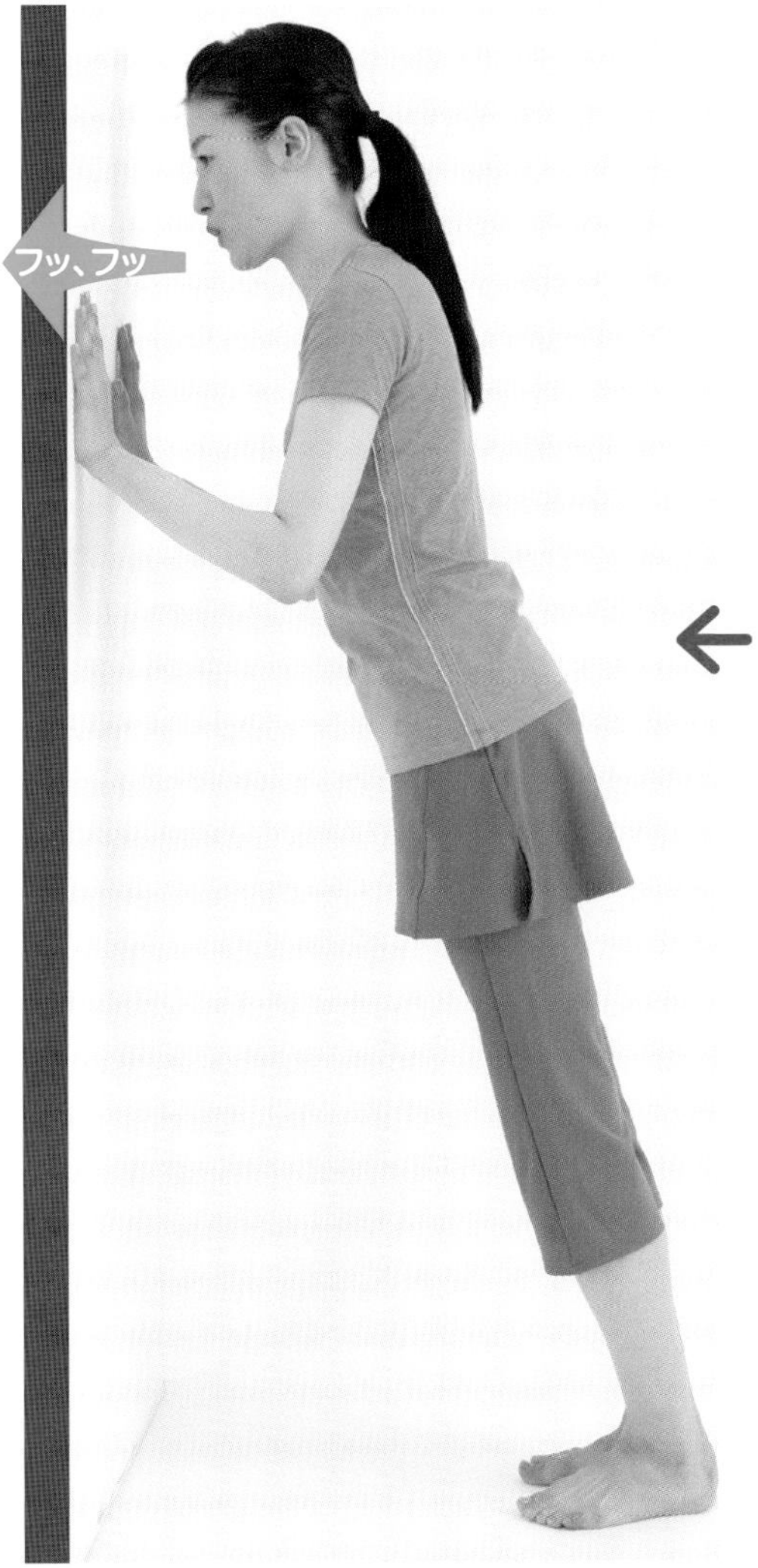

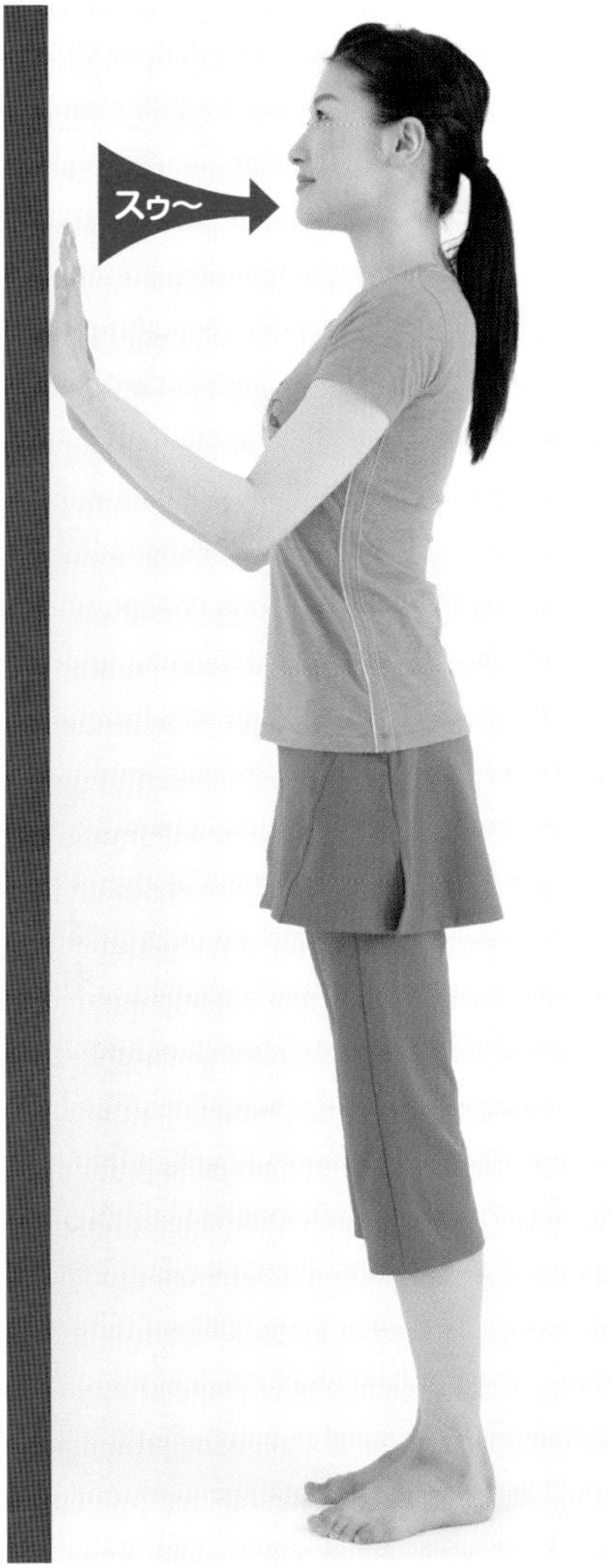

壁の前に立ち、腕を90度に曲げ、手のひらを壁につけます。鼻からお腹まで深く空気を吸いこみます。壁を押しながら、タイミングを合わせて「フッ、フッ」と息を強く吐きます。①お腹に力をいれる、②息を吐く、③壁に手を押しつける、をタイミングよく同時に行ってください。

目安

壁押し呼吸を3回1セットで、2〜3セット行ってください。

口の中をきれいにする

口腔ケアとは、歯磨きなどで、歯や舌などの口の中をきれいにすることです。誤嚥性肺炎を防ぐためには「飲みこみ力」を維持することがもっとも大切ですが、口腔ケアをきちんと行うと、誤嚥性肺炎を減らすことができます。

歯がしっかりしていると飲みこみやすくなる

歯をきれいにすることも「飲みこみ力」にとって大切です。かみ合わせがしっかりしていると、下あごを固定できるので、喉頭をもち上げやすくなります。

口を開けたまま、水を飲みこんでみてください。口を閉じた状態と比べて、飲みこみにくいはずです。かみ合わせがうまくできると、喉頭をもち上げる筋肉がしっかり収縮するので、飲みこみやすくなるのです。

また、歯がしっかりしていると、食べものをかみ砕きやすくなります。食べものの形態や硬さが整うと、むせずに飲みこみやすくなります。

歯茎の健康を守る歯の磨き方

歯を磨くというと、歯の表面だけを磨くと考えていませんか？　もちろん、健康な歯を維持するためには、齲歯《うし》（虫歯）をつくらないことも大切です。

しかし、歯磨きで忘れてはならないのが、歯茎の健康を守ることです。歯茎が炎症を起こすと、歯茎が後退して歯が維持できなくなります。ですから、歯を失わないためには、歯と歯茎の間をきれいにして歯周病を防ぐことが重要です（左図参照）。

歯磨きの注意点

①磨き残しがないように、1日1回はしっかりと磨く

1日何回も歯を磨いてもよいですが、1回は丁寧に磨くようにしましょう。睡眠前に、入念に歯磨きをするのがおすすめです。

しっかり磨けているかを定期的に確認するようにし

ましょう。歯磨き粉の中には、口の中を爽やかにする成分が含まれているので、しっかり磨いていなくても、磨いた気になってしまいがちです。磨き残しがないかを確認するために、たまには歯磨き粉を使わない日をつくってみましょう。

②食後10～20分間たってから磨く

食事の直後は唾液が多く分泌されています。唾液には歯を修復する作用があるので、食後少し間をおいてから磨くようにしましょう。

③歯磨き粉を使った後の「すすぎ」は1、2回

歯磨き粉の中に含まれているフッ素は、歯の再石灰化に効果があります。磨いた後、あまり口をすすぐとフッ素も洗い流されてしまいます。

④歯磨きの道具を活用する

しっかりと歯を磨くのは、手間がかかります。一般的な歯ブラシできっちりと磨くには10分くらいかかってしまいます。

電動歯ブラシは、細かく振動するので、早くてきれいに歯を磨くことができます。歯ブラシでは歯と歯の間の歯垢を取り除きにくいので、歯間ブラシやフロスを使いましょう。

歯の磨き方

①歯を磨く順番を決めて、磨き残しがないようにする

②歯の位置により、歯ブラシの方向を変え、1本ずつ小刻みに磨く

③歯ブラシを45度くらいの角度で、歯と歯茎の間に入れ、細かく磨く

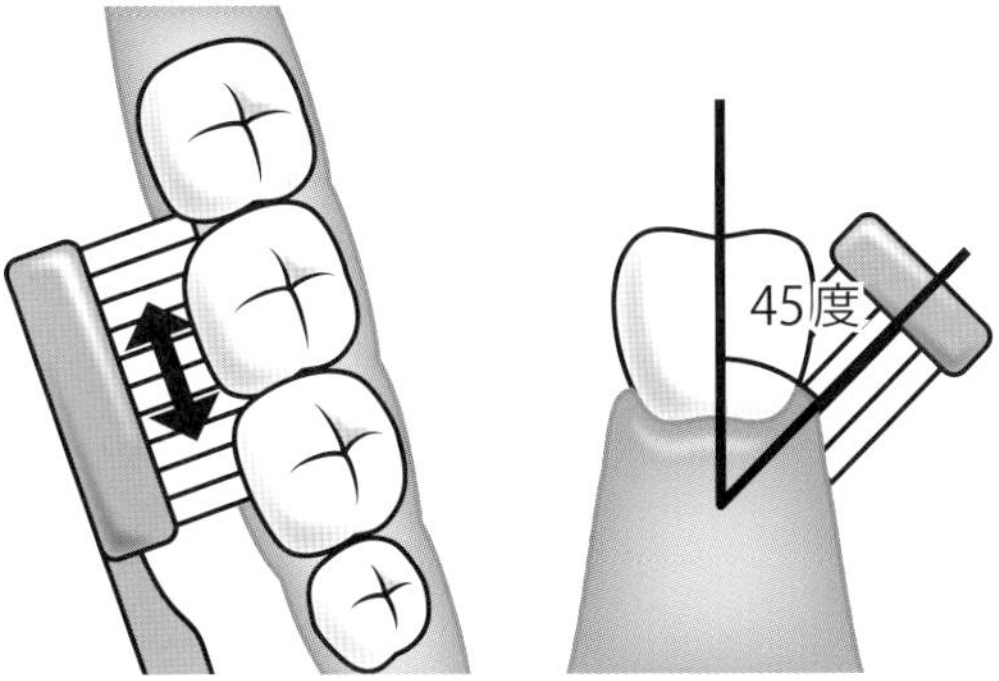

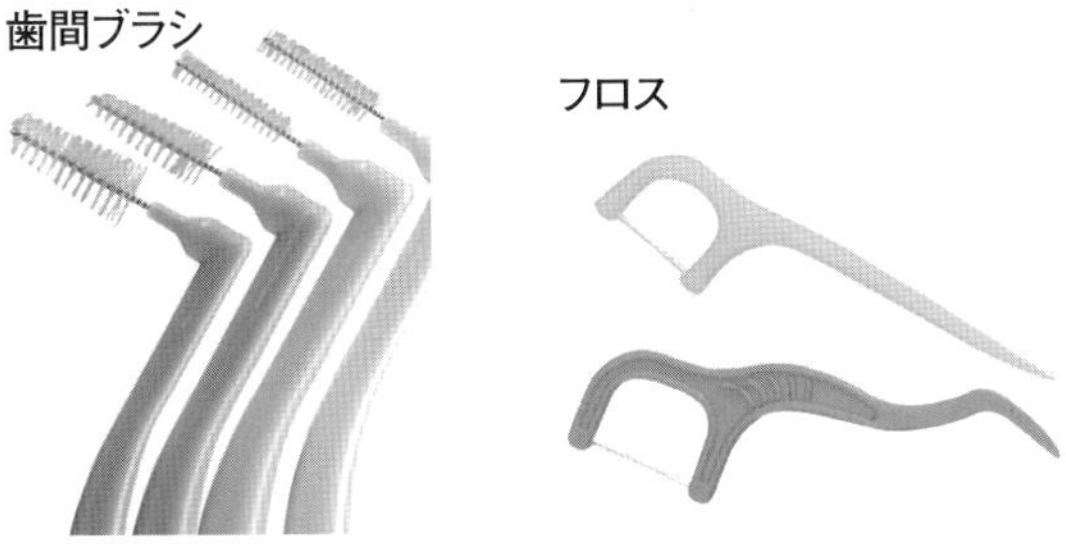

唾液は食事の潤滑油

食べものの消化を助けるのが唾液の仕事です。ほかにも、さまざまな働きをしています。

唾液の分泌が減ると、どうなるのか

唾液の量が減ると、「飲みこみ力」に悪い影響を与えます。

①味がしなくなる

唾液が減ると口の中の粘膜を十分に湿らせることができなくなり、粘膜をきれいに維持できなくなります。人は舌の表面にある味蕾《みらい》で味を感じています。味蕾が傷つくと、味がわかりにくくなります。

②歯が悪くなる

カルシウムや無機リンなどを歯に補充しにくくなるため、歯の再石灰化が行われにくくなります。

また、唾液に含まれる重炭酸塩は、酸性に傾いた環境を中性にもどす効果がありますが、唾液が減ると、食事によって口の中が酸性のままになってしまいます。

この2つの理由で、虫歯ができやすくなります。

③食べものが飲みこみにくくなる

食べものと混ざる唾液が減り、飲みこみにくくなります。また、粘膜が傷ついてしまうため、食べものをかむと口の中が痛くなってしまいます。

唾液の役割

①消化する
アミラーゼ（唾液中の酵素）が炭水化物を分解する

②口腔内を清潔に保つ
食べものと混じって飲みこみやすくする

③口の粘膜を保護する
水分で粘膜を湿らせて清潔に保つ

④味覚を高める
食べものと混じり、味を感じさせる物質を味蕾に届かせる

⑤からだを守る
唾液中のリゾチームやムチンが細菌感染を防ぐ

⑥虫歯を予防する
再石灰化作用・口腔内のpHの維持

唾液を分泌する方法

①酸っぱいものやおいしいものをイメージする

唾液は自律神経によって分泌をコントロールしているので、自分の意思で分泌量を増やすことはできません。しかし、酸っぱいものやおいしいものを想像するだけで、唾液の分泌を増やすことができます。

このことを示した故事成語に「梅林止渇」があります。三国志の英雄である曹操は、行軍をしていました。途中、暑くなりましたが、水を飲める場所がありません。そこで曹操は、「この先に、梅の林がある。梅を食べて渇きを癒やせ」と命じました。兵たちは梅を食べることを想像し、分泌された唾液でのどを潤しました。

唾液を分泌させるためには、酸っぱいものやおいしいものを頭の中で、イメージしてみましょう。また、空嚥下で「飲みこみ力」を鍛えるときも、味やにおいをイメージすると、感覚もあわせて高めることができます。

②唾液腺マッサージ

唾液腺をもむことで、唾液の分泌を増やす方法です。唾液腺マッサージでは、耳下腺と顎下腺を刺激します。場所を確認して、唾液腺を5回もんでみましょう。酸っぱいものやおいしいものをイメージすることもあわせて行うと効果的です。

③唾液を分泌させる薬

唾液の分泌を促進させる薬もあります。しかし、これらの薬は、シェーグレン症候群といった病的な口腔乾燥の場合に用いられるため、一般的に使用されているわけではありません。

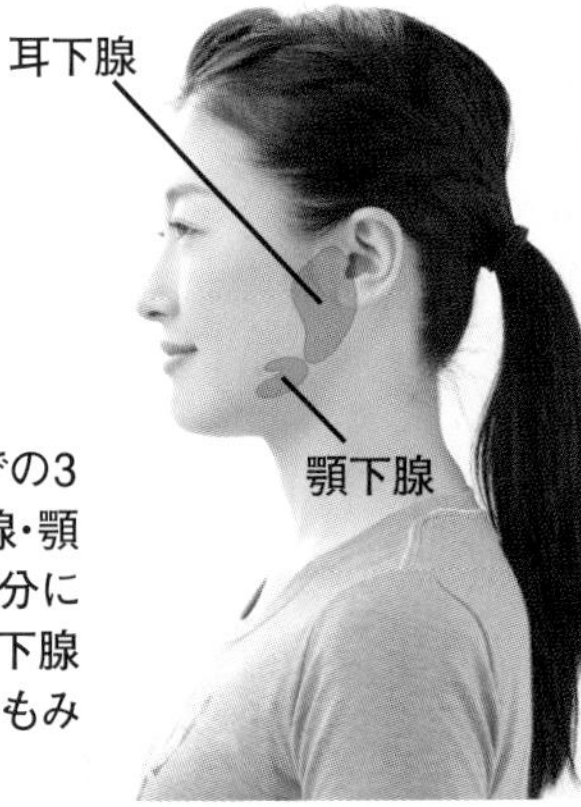

唾液腺マッサージ
人さし指から薬指までの3本を、唾液腺（耳下腺・顎下腺）に相当する部分に当て、指先で軽く、耳下腺と顎下腺を5回ずつもみます。

口腔乾燥改善薬

- エポザック®、サラジェン®（内服薬）
- 麦門冬湯®（漢方薬）
- サリベート®（人工唾液）

年齢が高くなればなるほどきちんとバランスのとれた栄養摂取を

しっかり栄養補給しよう

世の中には、いろいろな健康法があります。トレーニング、マッサージ、健康食品…。もちろん、このような健康法には、有効なものもあります。

しかし、どんな健康法を行っても、きちんとバランスのとれた栄養摂取をしなければ、意味がありません。

飲みこめなくなると、自然と食べる量が減ってきます。食べていると、むせたり、引っかかったりするため、食事量が減ってくるのです。適切な栄養を摂取できないと、からだの機能を維持できません。

気がつかないうちに、食べる量が減っていませんか？

食べすぎによるメタボリック症候群は、中年までの問題。年齢が高くなるほど、栄養不足になっていないかを気にしなければならないのです。

高齢者ほど、しっかりと栄養を摂取することが肝心です。けっして粗食がいいわけではありません。

実は、在宅高齢者の約30％が低栄養状態であることが知られています。年齢とともに食事量が減りますが、高齢になると栄養が必要でなくなるわけではないのです。

必要な栄養素をバランスよく摂取することが重要

年齢とともに、野菜中心であっさりした食事がいいと考えていませんか？

高齢になっても、たんぱく質・脂肪・炭水化物など必要な栄養素をしっかり摂取することが大切です。そのためには、偏りなくいろいろなものを食べなくてはなりません。少量でも、工夫をして栄養素を多く含む食事をとることが重要です。

どれくらいの栄養を摂取したらよいかは、食事バランスガイドを参考にしてください。できるだけ、このガイドに近い食事をとるよう工夫してください。

栄養不足はどうしたらわかるでしょうか。

わかりやすいのは体重の変化です。

栄養不足になると体重が減ってきます。定期的に体重を計るのは、栄養管理にとって重要です。

体重のような数字も大切ですが、見た目も重要です。顔色や体つきで栄養がしっかりとれているかがわかりますし、どれだけ日常生活で動けているかも判断材料になります。

栄養不足になると、採血結果で異常値が出ることもあります。血中アルブミン値低下、ナトリウムやカリウムなどの電解質の異常が代表的な例です。

しかし、栄養がとれているかを調べるために、採血を頻繁に行うのはおすすめしません。栄養に関しては、採血より、体重や見た目のほうが得られる情報が多いからです。

食事バランスガイド

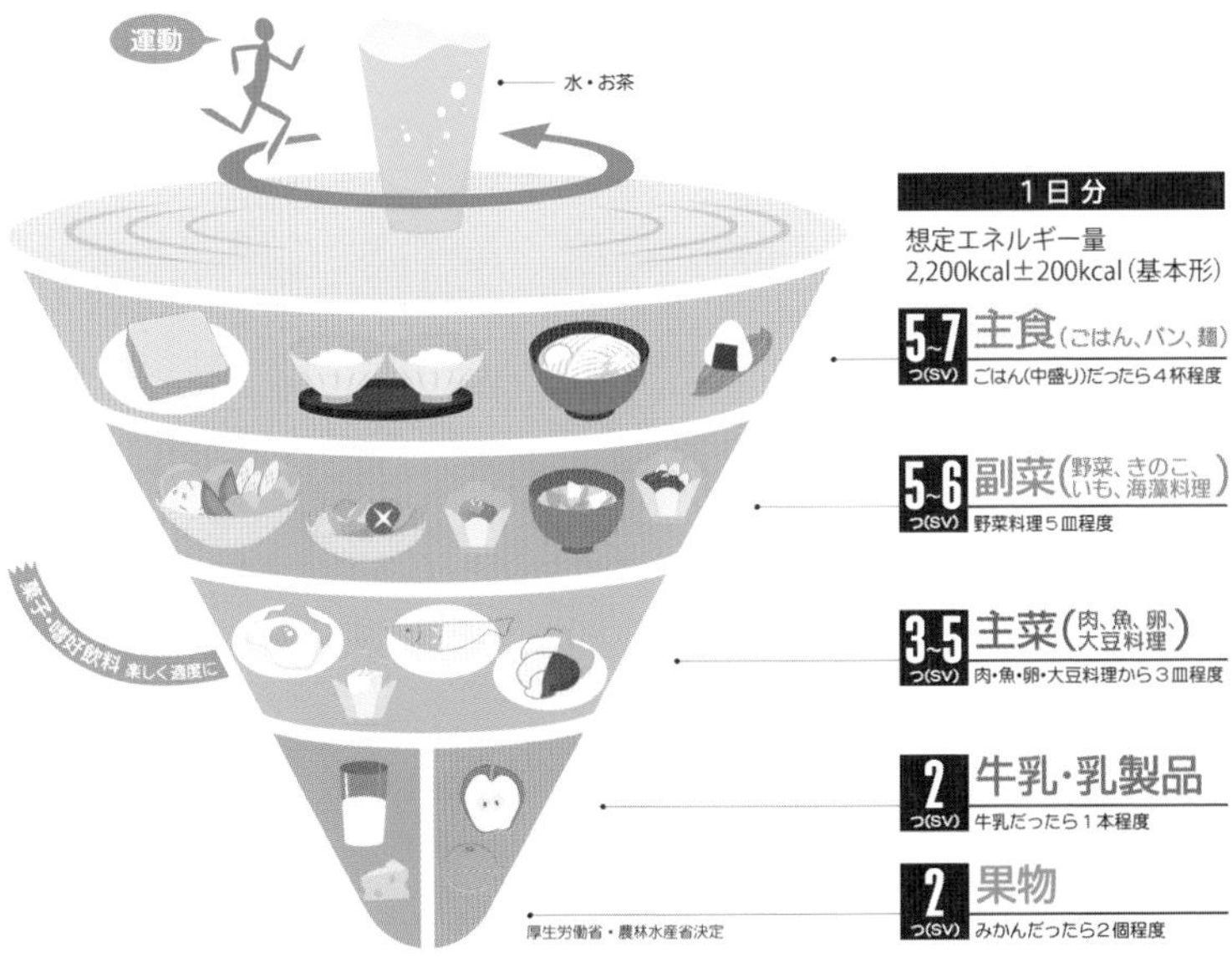

※農林水産省ホームページより

正しい姿勢を意識しながら、からだ全体の筋肉をバランスよく維持する

姿勢が悪くなると、「飲みこみ力」が弱くなる

猫背になると、頭が前に倒れます（猫背は、専門用語では「円背」と呼びます）。そうなると、顔を正面に向けるために、あごを前に突き出さざるを得なくなります。背中が曲がり食べるときにあごを引けなくなるので、飲みこみにくくなってしまうのです。

また、背中が曲がっていると、胸を大きく開きにくくなり、深い呼吸が難しくなります。呼吸がうまくできないと、気管に異物が流れこんでもうまく外に出せなくなります。

反り腰は、お腹やお尻の筋肉が弱い女性に多くみられます。反り腰の状態では、お腹が前に出てしまい、腹式呼吸がうまくできなくなります。

姿勢をよくする方法

①正しい姿勢を意識する

ふだんの生活の中で意識していないと、気がつかないうちに、姿勢は悪くなっていくものです。

姿勢をよくするためには、まず姿勢を意識することから始めてみてください。具体的には、からだに軸をつくりましょう（98・99ページ）。立っているとき、歩いているとき、どんなときでもかまいません。それだけでも、姿勢はよくなります。

②からだ全体の筋肉量を維持する

よい姿勢を保つためには、正しい姿勢を意識するだけではなく、からだ全体の筋肉をバランスよく維持することが重要です。

姿勢は、からだ全体の筋肉に支えられて成り立って

います。ですから、背中やお腹の筋肉さえしっかりしていれば、姿勢がよくなるわけではありません。

筋肉はつねに合成と分解をくり返しています。分解される筋肉量は高齢者でも若年者でも変わりません。一方で、合成される筋肉量は、年齢とともに低下していきます。そうなると、分解される筋肉量のほうが、多くなってしまい、徐々に筋肉量が減少してしまうのです。筋肉量を減少させないためには、筋肉の合成を増やさなければなりません。高齢になっても適切な訓練を行えば、必ず筋肉は合成されます。

筋肉は運動をすることで変化します。「筋肉は適度に使えば発達し、筋肉を使わなければ萎縮する。筋肉を使いすぎてしまっても萎縮する（ルーの法則）」ことがわかっています。ここでいう「適度」とは、少し疲れる程度の負荷のことです。簡単すぎる動きでは、筋肉は発達しません。もちろん筋肉を使うことである程度維持することができますが、筋肉の衰えを防ぐことはできないのです。

ですから、ふだんの運動は、からだに負荷をかけることを心がけましょう。たとえば、ウォーキングをする場合、のんびりと歩くのではなく、軽く息が切れる程度のスピードで歩くことが大切です。

筋肉量を減少させないために

姿勢をよくする

①ふだんから、からだに軸をつくるように意識する

②からだ全体をバランスよく鍛える

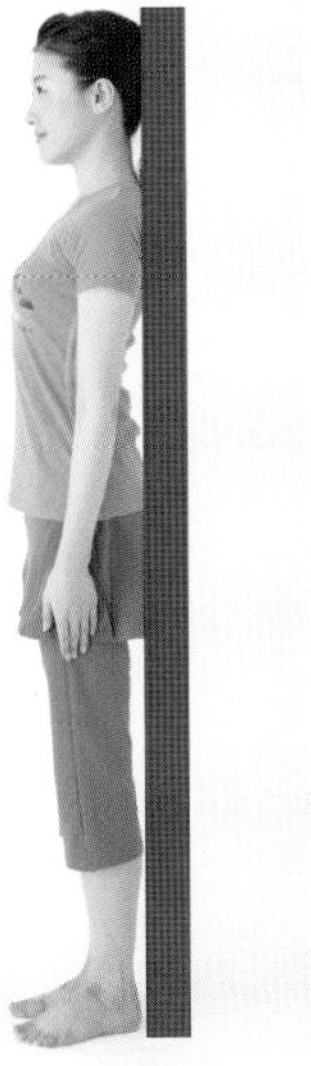

ウォーキングをする

からだに軸をつくり、軽く息が切れる程度の速さで歩きます。両腕は、しっかり振るようにしてください。ただ、ゆっくり歩くだけでは、筋肉は増えません。

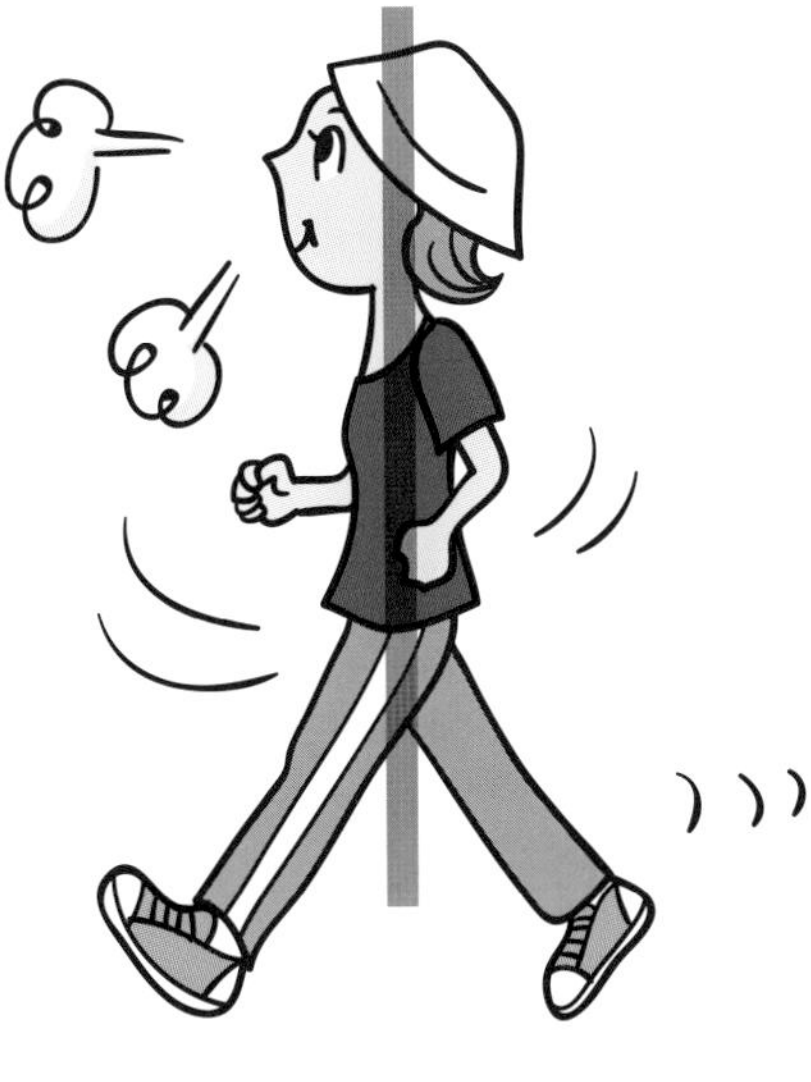

改訂前との指導法のちがい

わたし自身この本を最初に出版したときには、既存の嚥下診療の影響を受けており、予防法の指導理論がはっきりとしていませんでした。さらに指導を続けていくと、健常者に行う「予防」であれば、従来のリハビリとは違う2つの利点が活かせることに気づいたのです。それは次の2つです。

①実際に飲みこんで練習することができる
②自分の意思で訓練することができる

それらを踏まえて、指導法を見直しました。

まず、水を積極的に飲んで練習するよう指導することにしました。健常者は、水を飲んでも誤嚥せず、口の中がきれいであれば、誤嚥してもしっかり吐き出せば肺炎にはならないので、水を飲みこんで練習できるのです。水を飲みこんで喉頭を上に動かして止める練習をするのに加え、あえて飲みこみにくい体勢で飲むよう指導しています。そうすると負荷がかかり飲みこむ動作をからだで覚えやすくなります。誤嚥することもあるのですが、そのときは、あえて強くむせるようにして、誤嚥したときの感覚や対処法も指導します。

さらに、自ら動作を感じるために、使うからだの部位を具体的に意識してもらうようにしました。喉頭を上に動かす舌骨上筋のうち、指で触れる部分を「ごっくん筋」と呼び、飲みこむときに収縮するのを感じてもらうようにしたのです。

また、喉頭を動かすイメージをつかみやすくするため、舌を大きく動かすことも訓練にとり入れました。舌は喉頭と連結しているので、舌を動かせば喉頭もある程度動きます。単に舌を動かすのではなく、首の前を触って喉頭を動かすことを意識しながら行います。

なんとなく行っている動きを、一つ一つ感じることが、飲みこむときの動作を意識的に行えることにつながることがわかってきたのです。

第5章

「飲みこみ力」の低下で起こる危険な病

誤解されている「高齢者の肺炎」

どんどん増えている「肺炎」

「肺炎」と聞くと、むかしの病気と思われるかもしれません。しかし、いま、肺炎が激増しています。

平成30年の統計では、肺炎による死亡者は約13万人（肺炎＋誤嚥性肺炎）。悪性新生物で№1の「肺がん」や循環器疾患で№1の「心不全」でも約7〜8万人ですから、肺炎がいかに多いかがわかります。肺炎は全死因の9・8％を占める国民病なのです。

肺炎は高齢者の病気。肺炎で死亡する人の90％以上が、65歳以上です。

高齢者の肺炎とはどういうものなのでしょうか？

一般的な説明はこうです。「肺炎は、細菌やウイルスが肺に感染して起こります。肺炎にかかると、高熱や咳・痰が出ます。年齢とともに抵抗力が弱くなるので、肺炎が重症化してしまいます。肺炎はひどくなると、うまく酸素を肺に取り入れられなくなって、死に至ってしまうのです。肺炎を予防するために、体力をつけてください。ワクチン注射を打ちましょう…」

しかし、この説明には大切なことが抜け落ちています。高齢者の肺炎ほど、世の中で誤解されている病気はありません。

実は、高齢者でも、健康的であれば、ふつうの肺炎で命を奪われることはほとんどありません。

高齢者の肺炎は、静かにしのびよってくる

肺炎にかかったら、すぐに気づくはず。そう思ってはいませんか？

肺炎は、「急に体調が悪くなって、高熱、咳・痰が出る病気」とイメージされているかもしれません。

一般的な肺炎はそうなのですが、高齢者の肺炎はちがいます。高齢者の場合、気づかないうちに肺炎になっていることがよくあります。高齢者は肺炎にかかって

も、はっきりとした症状がないことがあるのです。

では、どうして、症状があらわれにくいのでしょうか？　それは、高齢になると、からだの防御反応が弱くなってしまうからです。

人のからだは、細菌やウイルスなどの敵から身を守るために、いろいろな反応をしています。たとえば、インフルエンザにかかると高熱が出ます。それは、ウイルスが悪さをして体温を上げているのではありません。体温が上がると免疫細胞が活動しやすくなるので、自分のからだが反応して体温を上げているのです。

年をとると、からだが感染に反応しにくくなります。症状がないと楽に感じます。しかし、感染から身を守れないと、からだがどんどん障害されていきます。たとえば、肺炎にかかると、そのまま肺が壊れていき、ついには息ができなくなってしまいます。ですから、高熱や咳がなかったら、軽い肺炎というわけではありません。

さらに、肺炎の症状があらわれにくい原因があります。それが「誤嚥」です。

主な死因の構成割合（平成30年）

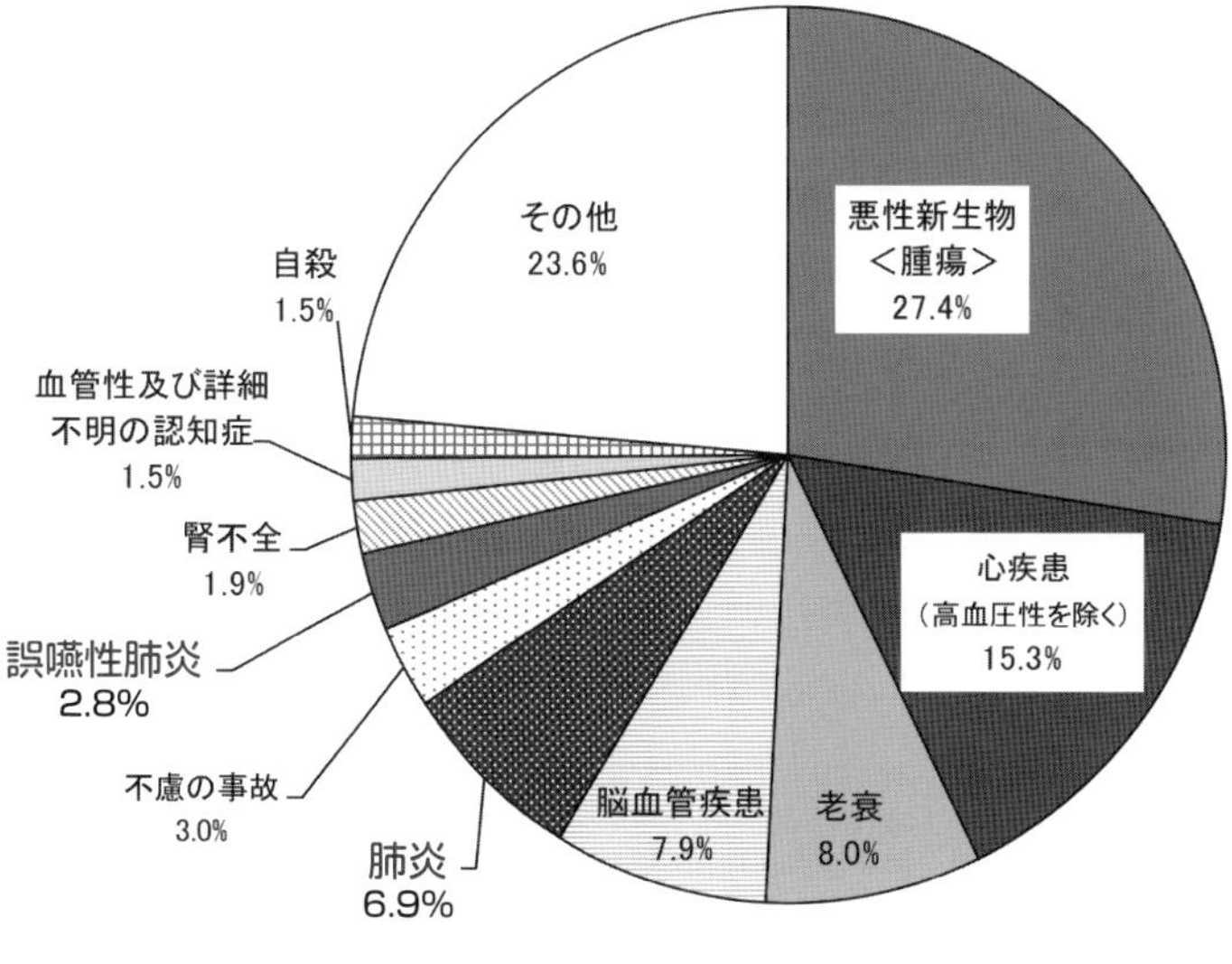

注　死因としての肺炎は平成29年から肺炎と誤嚥性肺炎に分けて登録されるようになりました。全体の肺炎のうち、誤嚥性肺炎が占める割合は約29%となるものの、誤嚥性が明確でない場合は肺炎に分類されます。はっきりとした研究結果はないものの、肺炎のうち誤嚥性肺炎が占める割合は40～50%といわれています。嚥下機能が悪化すると肺炎が起こる可能性が高くなるため、誤嚥性肺炎と診断されなくても誤嚥は肺炎のリスクファクターになります。

高齢者の肺炎の多くは「誤嚥」が原因

高齢者が肺炎にかかりやすいのはうまく飲みこめなくなるから

なぜ、肺炎だけがこんなに増えているのでしょう?もし抵抗力が弱くなっているだけであれば、敗血症といったほかの感染症も死因としてもっと増えていいはずです。

実は、「誤嚥」が、高齢者の肺炎のおもな原因です。誤嚥すると、本来なら食道に送られるべき食べものや唾液が、気管や肺に流れこんでしまいます。うまく飲みこめないと、息がつまってむせたり咳きこんだりします。それが「誤嚥」の症状です。

誤嚥性肺炎は、気管に流れこんだ異物を足がかりにして、細菌が肺に感染して起こる病気です。

高齢になると、のどの筋力が弱くなって、上手に飲みこめなくなり、のどの中に食べものの残りカスや唾液がたまってしまいます。それに気がつかないうちに気管に食べものが流れこんでしまいます。気管に異物が入っても、うまく吐き出せれば、肺炎は起こりません。しかし、気管の感覚も鈍くなると、咳やむせが出ず、肺に異物が入ったまま外に出せなくなってしまいます。そうすると、肺が汚くなり、肺炎が起こります。

つまり、高齢者が肺炎にかかりやすいのは、うまく飲みこめなくなることのが原因なのです。

誤嚥性肺炎はふつうの肺炎とはちがい、比較的ゆっくりと症状があらわれます。なぜなら、しっかり飲みこめなくなっても、はじめはわずかしか異物が肺に流れこまないからです。異物が少し入ったくらいでは、軽い炎症しか起こらず、症状はほとんどありません。

高齢者が肺炎になっても、症状があらわれにくい理由がここにあります。

細菌性の肺炎の場合、抗生剤を投与して治れば、それでおわりです。しかし、誤嚥性肺炎は、うまく飲みこめないかぎり、炎症がずっと続きます。肺炎をくり返すことで、だんだん抵抗力や体力を奪われてしまい、死に至るのです。

まん延する誤嚥性肺炎に対策が必要

誤嚥性肺炎はあまり聞きなじみのない病気だと思います。しかし、誤嚥性肺炎は、日本中でまん延しています。年間約4万人の死因がこの病気なのです。

誤嚥性肺炎が爆発的に増えているいま、この病気をどのように減らしていくかを真剣に考えなくてはなりません。

誤嚥性肺炎で入院すると、退院後もすべての栄養を口から摂取できる人は59％にとどまります。つまり、誤嚥性肺炎にかかるくらい「飲みこみ力」が弱くなると、自立した生活ができなくなる可能性が高くなります。

栄養を口からしっかり摂取できない場合は、鼻にチューブを入れたり、お腹にあなを開けたりして、栄養を注入しなければなりません。そうなると、生活のすべてに介助が必要になってしまいます。

また、誤嚥性肺炎後の1年以内の死亡率は17％、2年以内だと50％と報告されています。この死亡率は、進行したがんに匹敵するほど悪い数字です。

つまり、誤嚥性肺炎にかかるくらい「飲みこみ力」が弱くなると、治る可能性はかなり低いのです。

**一般的な
誤嚥性肺炎発症のしくみ**

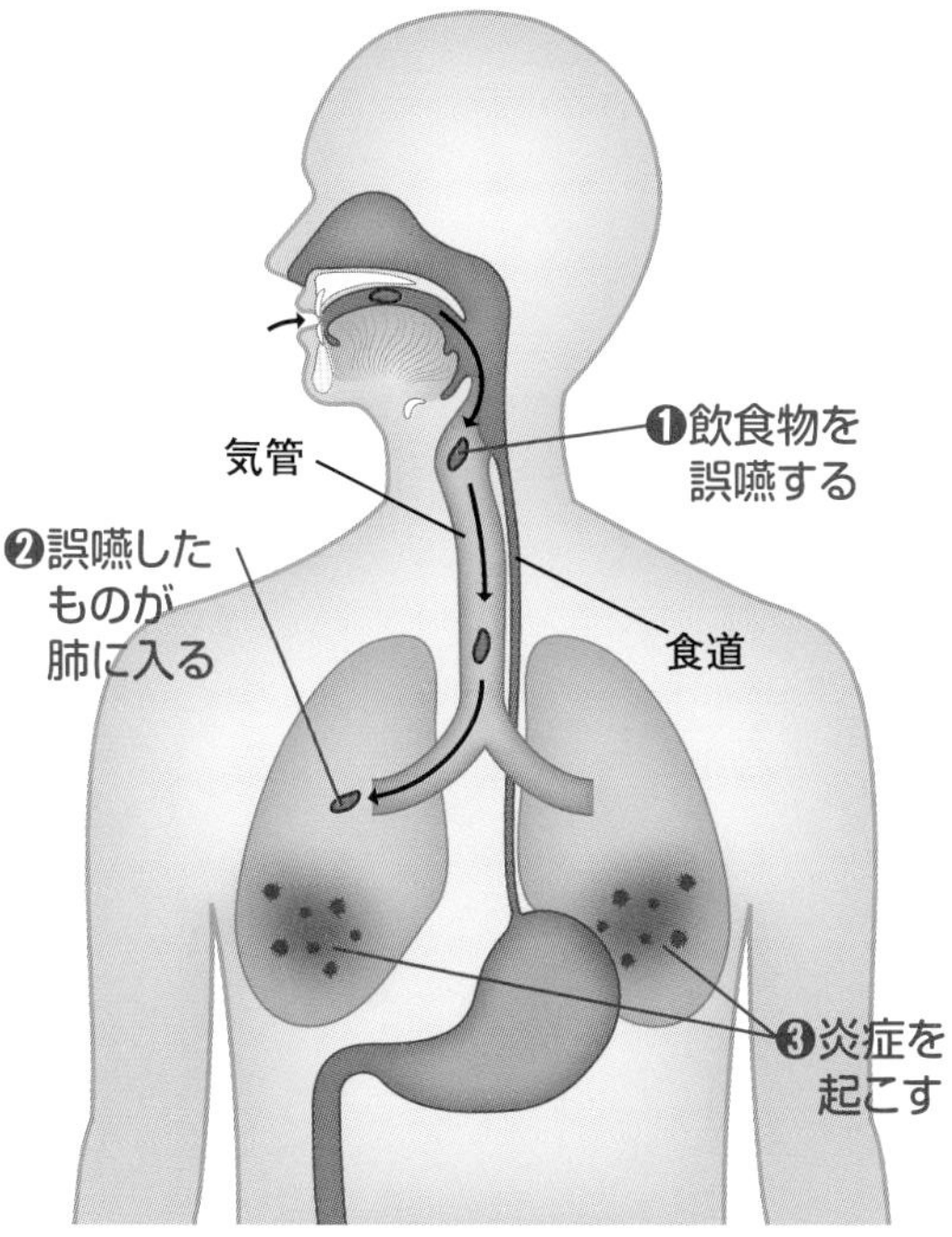

「飲みこみ力」が弱くなるとどんな症状があらわれるのか？

「飲みこみ力」が弱くなり誤嚥性肺炎にかかるまで、からだの中ではどのようなことが起こっているのでしょうか。悪くなる過程を見ていきましょう。

①唾液がのどにたまる

まず、唾液がのどにたまるようになります。唾液がのどにたまると、飲みこむときにつまった感じがしたり、こもった声になったりします。また、のどがつまった感じや違和感があらわれることもあります。

唾液がのどにたまっても、のどの感覚が鈍くなっている場合、症状があらわれないこともあります。

②夜間に唾液が気管に流れこむ

寝ている間は意識がありません。無意識の状態では、気管に異物が流れこんでも気づきにくくなります。ですから、「飲みこみ力」が弱くなると、まず、寝ている間に唾液が少しずつ気管に流れこむようになります。気管に流れこむ量や回数がふえると、夜間に咳が出るようになってきます。

年をとってくると、胃や腸の働きも悪くなります。すると、食べものや胃酸がのどに戻ってきてしまいます。とくに、睡眠中はからだを横にしているので、食道から逆流してきたものが気管に流れこみやすくなります。

食道からの逆流を防ぐには、食後2時間は横にならずに、頭の位置を高くして寝るようにしましょう。

③頻繁に食事で誤嚥する

さらに、「飲みこみ力」が弱くなると、食事中に食べものや飲みものが気管に流れこんでいきます。そうなると、気管から食べものを排出するため、むせたり咳をしたりするようになります。また、食べきったと思っていても、のどに食べものが残ってしまいます。

残った食べものは、少しずつ、気管の中に流れこみ、食後にもむせや咳が起こります。

しかし、それでもすぐにひどい肺炎にかかるわけではありません。気管に食べものが入っても、咳が反射的に出て、気管から食べものが排出されるからです。

④症状がはっきりしない肺炎が起こる

気管に流れこむ唾液や食べものの残りかすが増えてくると、少しずつ肺に炎症が起こるようになります。最初は、炎症の程度が軽いので、発熱や痰などといった症状がはっきりしません。そのため、本人もまわりの人も肺炎が起こっているとは気づきません。しかし、このような肺炎をくり返すと、食事の量が減っていないのに体重が減っていきます。肺炎によって、体力や抵抗力が削られていくからです。嚥下障害がひどくなるにつれ、徐々に炎症が重くなると、咳や発熱といった症状がはっきりするようになります。

⑤重症の肺炎を起こす

咳嗽《がいそう》反射が衰え、気管に異物が入っても咳が出なくなると、異物がそのままとどまり、それを足がかりに細菌感染が起こってしまいます。これが目に見える誤嚥性肺炎です。病院に入院するくらいの誤嚥性肺炎は、これくらい「飲みこみ力」が弱くなって起こるのです。

「飲みこみ力」の低下であらわれるからだの症状

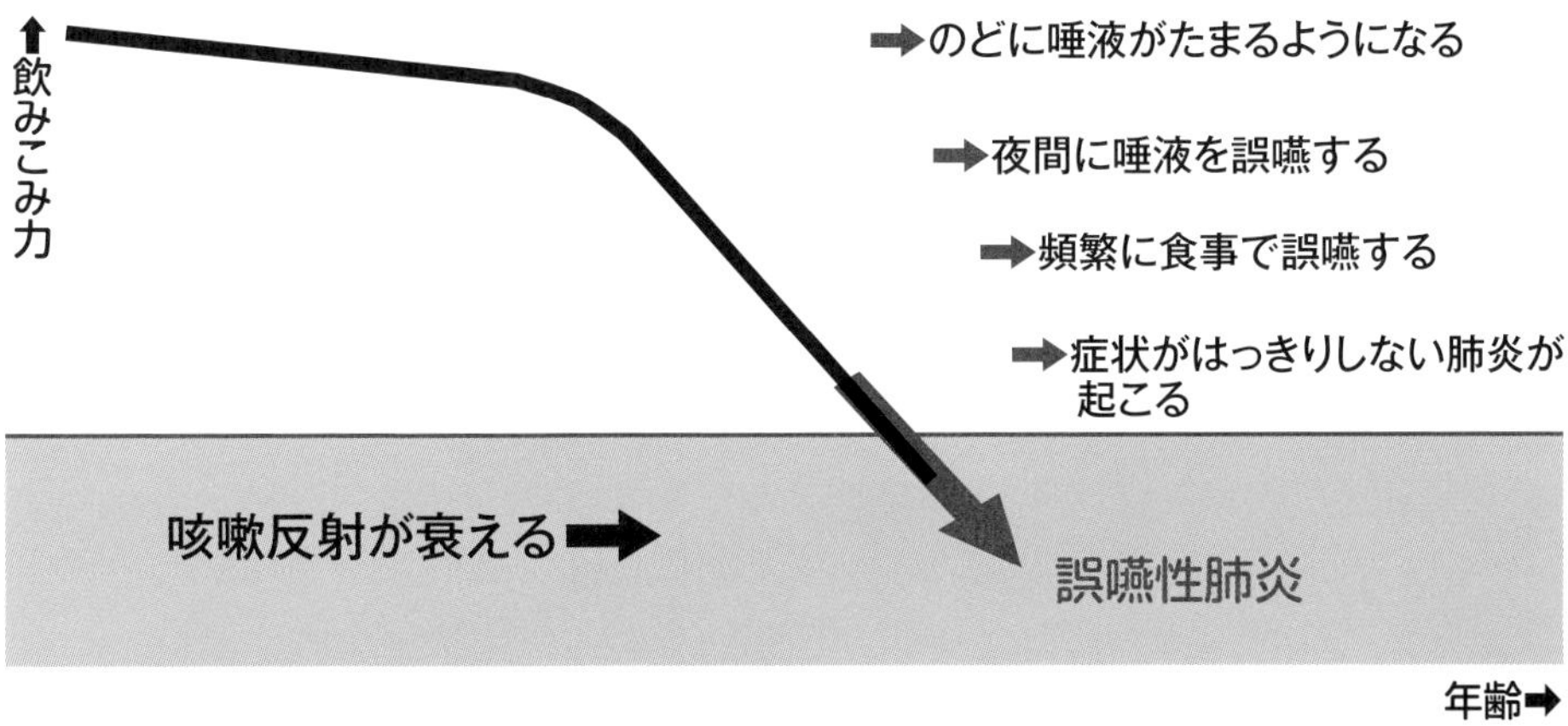

誤嚥性肺炎は、
「飲みこみ力」が衰えきると発症します。

知っておきたい肺炎予防の知識

どうすれば、誤嚥性肺炎を予防できるのでしょうか。誤嚥性肺炎を予防するためには、「飲みこみ力」を改善するしかありません。

ほかの方法でも、誤嚥性肺炎に対処できるのでは？と思うかもしれません。しかし、「飲みこみ力」を改善する以外の方法では、不十分です。

予防接種では誤嚥性肺炎を防げない

「肺炎を予防しましょう」と宣伝する、ワクチンのCMをよく見かけます。たしかに肺炎球菌を予防するワクチンは、高齢者の肺炎に対してある程度の効果があります。65歳以上に起こる肺炎の約30％が、「肺炎球菌」で、原因菌のなかでいちばん多いからです。

しかし、残りの70％の細菌は予防できませんし、複数の細菌が感染していることも多いのです。

そもそも、肺炎球菌ワクチンは、急性肺炎に対しての効果について、まだはっきりとした評価が得られて

誤嚥性肺炎の予防対策は？

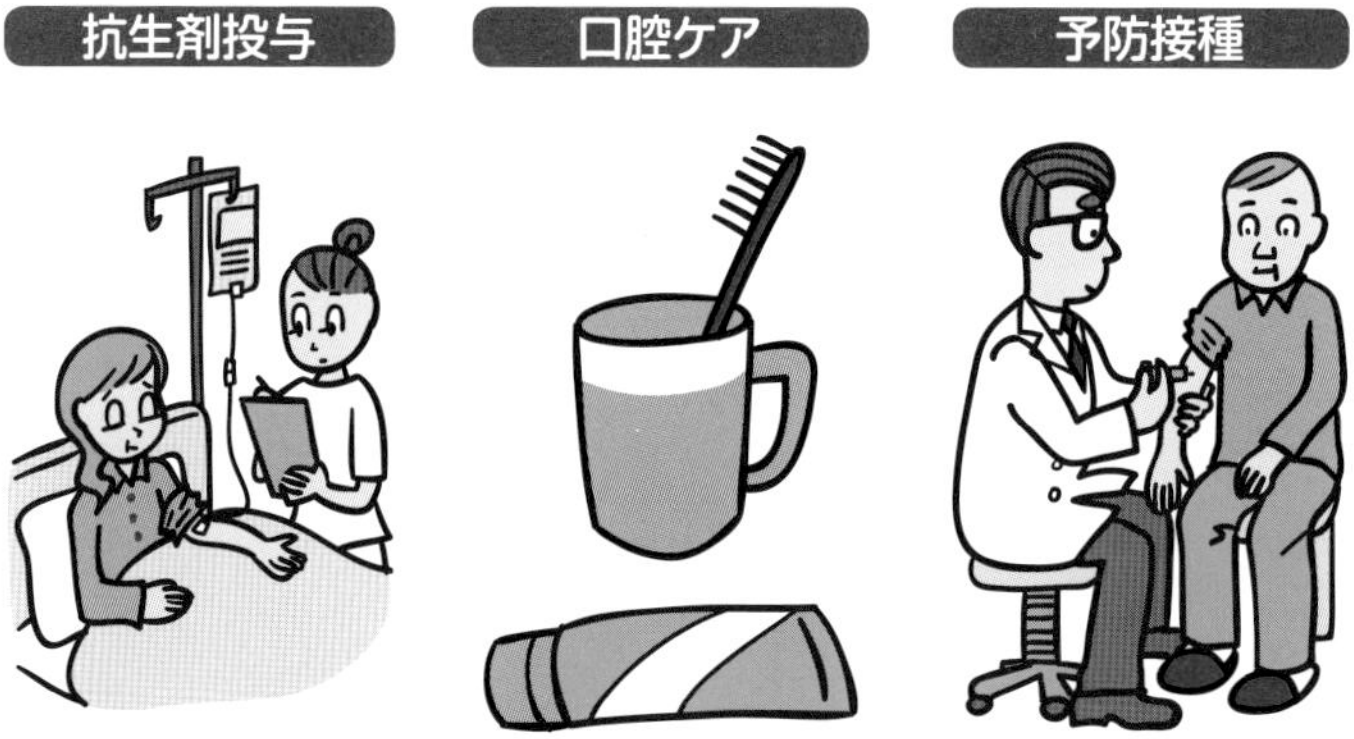

誤嚥性肺炎には、いろいろな対策があります。しかし、根本的な解決策は「飲みこみ力」を鍛えることしかありません。

いません。しかも、誤嚥性肺炎の場合、肺炎球菌とは異なる嫌気性菌によって起こることが多いので、ワクチンで予防することはほとんどできないのです。

口の中をきれいにするだけでは、誤嚥性肺炎を防げない

口の中をきれいにすると誤嚥性肺炎にかからないと考えている専門家もいます。

たしかに、口の中をきれいにすると、唾液中の細菌は減るので、唾液が気管の中に入っても、肺炎にかかりにくくなります。また、口に刺激をあたえるので、感覚を高めることができます。

しかし、口の中をきれいにしても唾液が気管に流れこむのを防ぐことはできません。気管に入る唾液の量が増えれば、それだけ肺炎にかかる可能性が高まります。また、食べものや飲みものが気管に流れこんでしまうと、すぐ肺炎にかかってしまいます。

口の中をきれいにすると、誤嚥性肺炎を減らすことはできます。しかし、「飲みこみ力」を維持できていなければ、誤嚥性肺炎を予防することはできません。

肺炎をくり返すと、抗生剤が効かなくなる

肺炎になっても、抗生剤の投与でよくなるから大丈夫と思われるかもしれません。しかし、最初は、抗生剤の投与で改善しても、肺炎をくり返すとだんだんと薬の効果はなくなってきます。理由は3つあります。

1つ目は、**肺炎をくり返すと、抵抗力が弱くなる**からです。抵抗力が弱くなると、抗生剤で細菌を減らせてもなかなか病気を治せません。

2つ目は、**炎症が続くと、肺の組織が変化**してしまうからです。けがをして傷ができると、治っても痕がのこります。それは、傷が治る過程で「線維化」という現象が起こってしまうからです。同じように、肺炎をくり返すと、肺の組織が線維化を起こして、感染に弱い構造になってしまうのです。

3つ目は、**抗生剤が効きにくい細菌が出現する**からです。抗生剤を使い続けると、細菌が抵抗力をもってしまいます。このような細菌を耐性菌といいます。MRSA（メチシリン耐性黄色ブドウ球菌）は耐性菌の代表例です。うまく飲みこめないかぎり、誤嚥性肺炎は何度もくり返します。くり返しているうちに、抗生剤がどんどん効かなくなってしまうのです。

窒息❶

窒息は、もっとも多い死亡事故

窒息とは、大きな異物が気管に入ってしまい、呼吸ができなくなってしまうことです。

誤嚥性肺炎と同様に、窒息も「飲みこみ力」が弱くなることが原因です。飲みこむタイミングが悪いと、本来、食道に送りこまれるべきものが、間違って気管に入ってしまいます。気管に入る異物が小さければ、むせてすぐに吐き出すことができます。しかし、異物が大きいと気管が詰まってしまいます。気管は空気の通り道ですから、詰まってしまうと息ができません。

空気中の酸素は、脳細胞にとって不可欠で、５分間肺に酸素が届かないと、脳細胞はすぐに機能しなくなってしまいます。脳細胞の死は、人の命の死を意味します。

ですから、窒息は絶対に防がなければならない事故なのです。

窒息事故の死亡者数

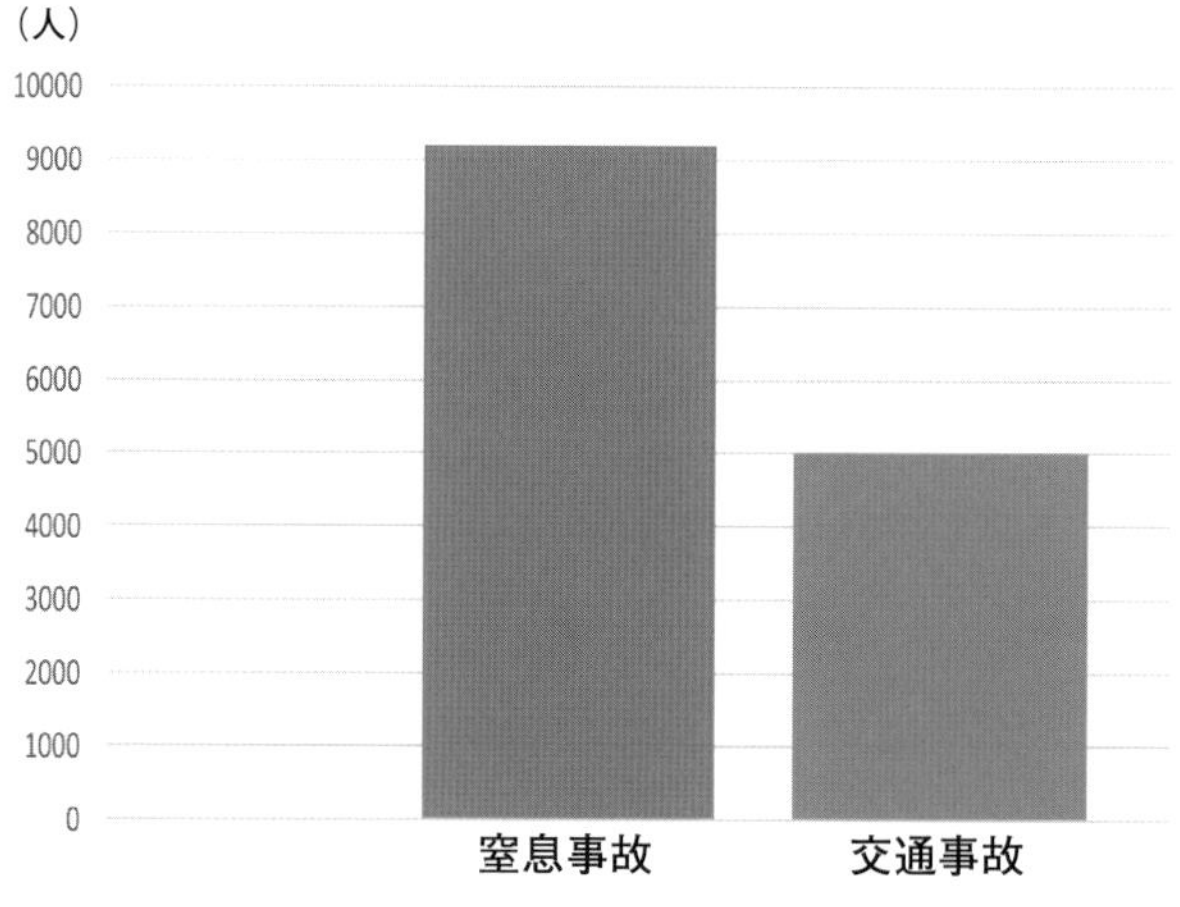

交通事故で亡くなる人よりもはるかに多い人が、
窒息事故で死亡しています。

出典:2018年度厚生労働省人口動態統計

交通事故より怖い窒息事故

窒息事故は、あまり多くないと思っていませんか。テレビのニュースで窒息事故が報道されるのは、お正月に多くの人がもちを詰まらせたとき、有名人が死亡したときくらいで、ほとんど世間の話題にはなりません。

しかし、窒息事故は年々増加しています。死亡者数は9194人（2017年）で、不慮の事故でもっとも多い死因が窒息事故です。交通事故による死亡者数が5004人（2017年）ですから、交通事故のほぼ倍近くの人数が、窒息事故で亡くなっていることになります。そして、その死亡者の8割以上は、「飲みこみ力」が弱くなった65歳以上の高齢者です。

つまり、窒息事故が増えている理由は、高齢化で「飲みこみ力」が弱くなった人が増えたからなのです。

窒息の原因

では、どうして、窒息事故が起こるのでしょうか？

本来であれば、飲みこんだ瞬間、喉頭が上に動き、声門（気管の入り口）は喉頭蓋の後ろに隠れるので、異物が気管に入りこむことはありません。

①喉頭が上に動くタイミングがずれる

喉頭が上に動くタイミングがずれてしまうと喉頭が上に動くスピードが遅くなったり、のどの感覚が鈍くなったりすると、食道が開くタイミングが合わなくなり、異物が気管に流れこんでしまいます。

②喉頭が十分に上に動かない

喉頭がしっかりと上に動かないと、声門を喉頭蓋でしっかり隠すことができません。そうなると、異物が気管に入りこんでしまいます。

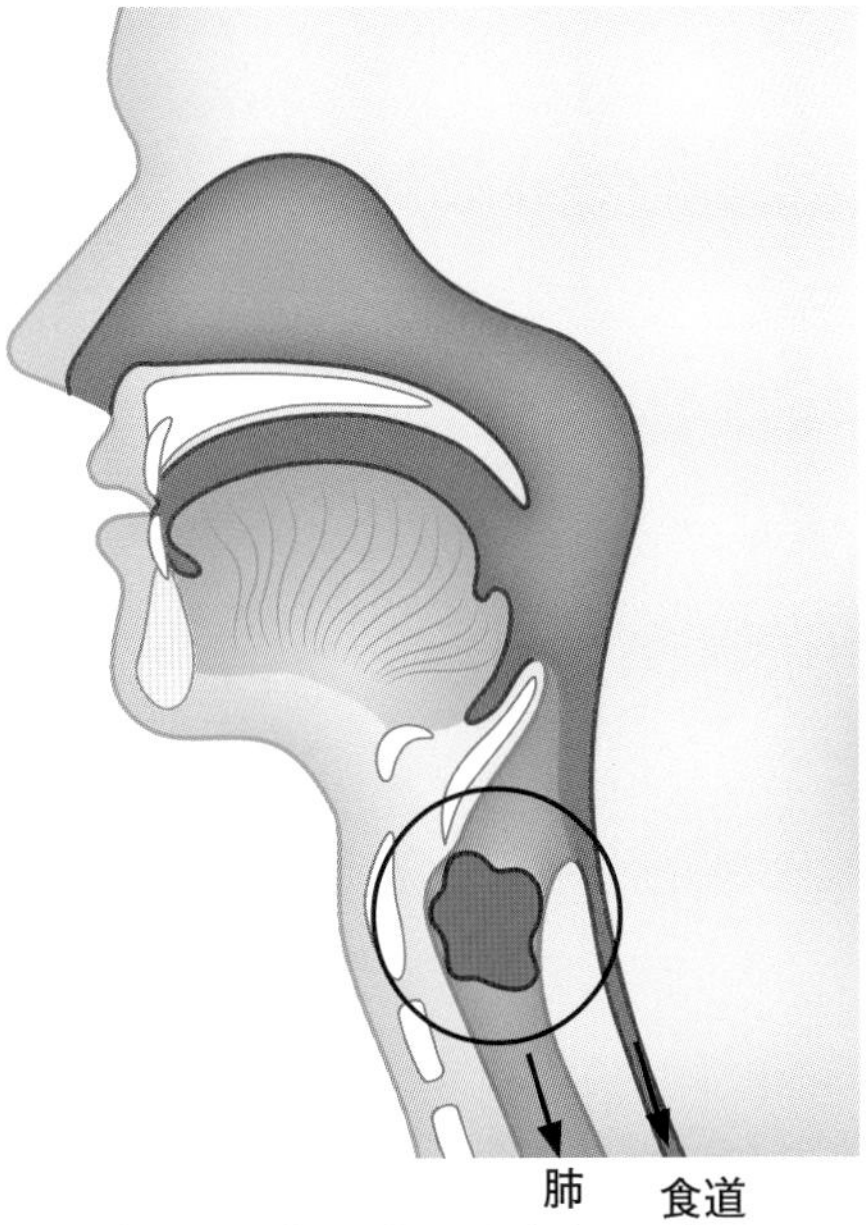

声門や気管に異物が詰まると窒息します。

誤嚥・誤飲事故を予防しよう

誤嚥・誤飲事故を起こさないためには、次のことに注意しましょう。

①食べものを、飲みこめる形や大きさに整える

もちやご飯など粘り気が強い食品は、飲みこめる大きさにするまで、何度もかまなくてはなりません。しかし、年をとるとかむ力も弱ってくるために、適切な大きさまで砕くことができません。かたまりのままのどを通って気管に入ると、その粘り気のせいで、咳をしても吐き出すことができず、窒息してしまうのです。

また、飴やコンニャクのように硬くて表面がなめらかなものも、すぐに気管に到達してしまうため、窒息しやすくなります。

②飲みこみやすいものを食べる

とろみがついた食べものが飲みこみやすい代表例です。病気で一時的に「飲みこみ力」が弱くなると、絶食が指示されます。その後、病気が治癒してくると食事を再開するときに、食べるのがとろみ食です。

とろみがあると、粘膜に接している時間が長くなり、食べ物がのどにあることを意識しやすくなります。また、とろみでまとまった食べものは、のどで散らばらないので、誤嚥する可能性が低くなるのです。

飲みこみやすい食べものは、

- **均一な密度**
- **ばらばらになりにくい**
- **まわりにくっつきにくい**
- **形が変わりやすい**

といった特徴があります。この特徴を満たしているのが、とろみがついた食べものです。

ただし、とろみ食は水分が多くなるため、量の割に摂取できる栄養分が多くありません。また、食感が悪いので、おいしくありません。

ですから、とろみをついたものだけで日常に必要な栄養を摂取するのは困難です。

飲みこみやすくする方法

①食べることに集中する

「ながら」の食事は、誤嚥しやすくなります。あごを引き、しっかりと喉頭をもち上げられれば、誤嚥しにくくなります。

②飲みこみにくい食べものは避ける

もち、パン、おにぎり、団子、こんにゃくなどが窒息しやすい食材です。細かくきざんだ食べものは、のどの中でばらけてしまい、誤嚥しやすくなります。

③飲みこみやすい食べものにする

食べものは均一で、軟らかく、まとまっているものが飲みこみやすくなります。

④ひと口量を少なめにする

一度にたくさんの食べものを口に入れると誤嚥しやすくなります。

⑤背筋を伸ばして座る

背中が曲がっていると飲みこみにくくなります。

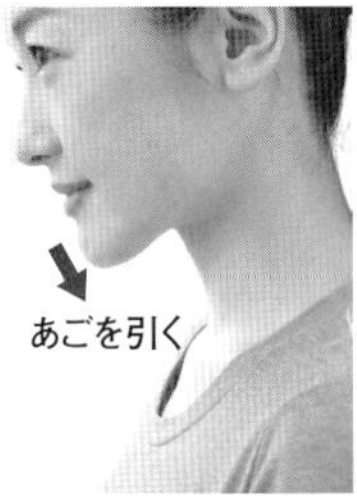

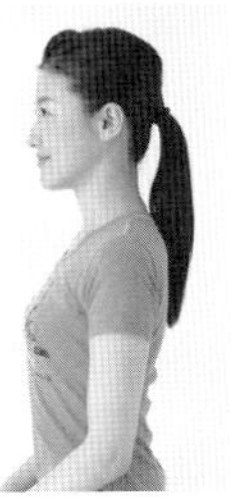

背筋を伸ばす

窒息したら、どうするの？

のどに異物が詰まったらどうすればよいでしょう。まず、息を吐かせることが大事と覚えておきましょう。簡単なのは、背中をたたき強制的に息を吐かせる方法です。

ハイムリッヒ法は、患者の後ろから両腕を腹部に回し、こぶしを重ねて、お腹の上のほうを強く圧迫します。腹圧をかけることで、横隔膜を上に動かし、息を吐かせているのです。

水を飲ませるのは、気管に異物を押しこむことになり、逆効果です。ですから、むせたときと同じように、窒息したときは、絶対に水を飲ませてはいけません。

のどに異物が詰まったときは…

ハイムリッヒ法

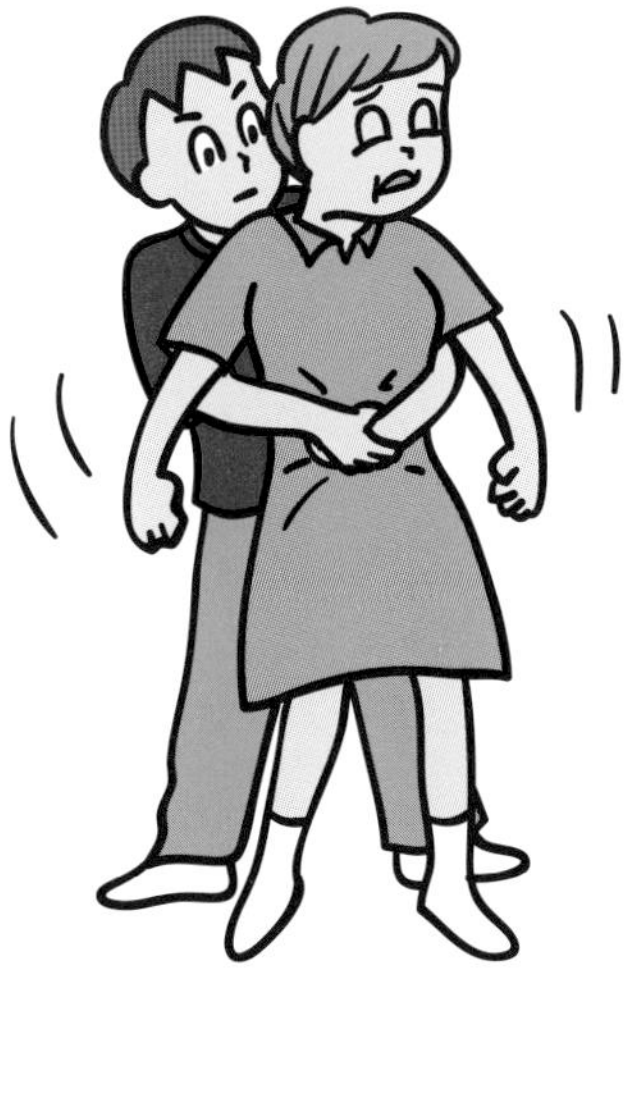

薬の誤飲・誤嚥を予防する

錠剤を飲むと、のどにひっかかったり、飲みこめなかったりしたことはありませんか?

「飲みこみ力」が弱くなると、錠剤が飲みこみにくくなります。また、薬やPTP包装の誤飲・誤嚥事故も増えます。

錠剤を飲みこむ方法

薬のなかでも錠剤は硬く、粘膜にくっつきやすいので、飲みこむのが苦手な人もいます。そこで、錠剤を楽に飲みこむ方法を紹介します。

方法は大きく分けて2つあります。

①錠剤を飲みこみやすくする

基本的に、錠剤はある程度小さいほうが飲みこみやすくなります。

そこで、同じような効果の薬であれば、小さい錠剤を処方してもらうようにしましょう。医師はなかなか、錠剤の大きさまで把握していないので、かかりつけ薬局で、小さい粒の薬を聞いてみましょう。必要であれば、薬局で錠剤を割ってもらうこともできます。

錠剤が小さすぎても、のどに張りついて飲みこみにくくなるので、飲みこみやすい大きさを理解しておきましょう。

錠剤を割るカッターもあります。安いものは、100円ショップでも販売されています。ただし、錠剤によっては、割ってはいけないものもあるので、薬剤師に確認してください。

錠剤をオブラートで包み水に浸けると、飲みこみやすくなります。オブラートを水に浸けると、適度なとろみが出るので、錠剤がのどにくっつきにくくなるのです。

②嚥下しやすいものを使って、錠剤を飲みこむ

錠剤は水で服用しなくてもかまいません。水よりもとろみのついた液体といっしょのほうが錠剤を飲みこみやすくなります。錠剤を飲みこむためのゼリーが販

売されています。「飲みこみ力」が弱くなっている人には、試してみる価値のある方法です。

PTP包装、薬での誤嚥・誤飲事故に気をつける

誤嚥・誤飲事故の約半分は、食べもの以外が原因です。食品以外の製品では、入れ歯、PTP包装、錠剤などが原因になります。中身が見やすく、1錠ずつ押し出すことができる薬のPTP包装は、おもに錠剤やカプセルの包装に用いられています。

　PTP包装がのどや食道に入ると、粘膜が切れて出血し、かなりの痛みを伴います。十二指腸に刺さって、穿孔になり、緊急手術になった事例もあります。また、気管に入ると、最悪の場合、窒息してしまいます。小分けしたPTP包装はCTでも写らないことが多く、内視鏡下で摘出しようとしてもかなりの手間がかかります。ですから、PTP包装の誤嚥は大事故になってしまうのです。

　PTPシートは一方向しかミシン目が入っていません。シートのままであれば、誤嚥することがないからです。ですから、はさみで1錠ずつ分けたりせず、シートのまま包装から錠剤を出すようにしましょう。

　処方された薬を一包化すると、PTP包装から取り出す必要がなく便利です。処方した医師や薬局に頼むと一包化してくれます。

　薬の誤嚥は、たくさんの薬を飲む人に多く起こります。いろいろな種類の薬を飲む場合は、一度に飲むのではなく、少しずつ分けて飲むようにしましょう。

錠剤を飲みやすくする方法

①小さな錠剤やOD錠（口の中で溶ける錠剤）を選ぶ

②錠剤をオブラートに包み、水に浸けて飲む

③錠剤カッターで割る（割ってはいけない錠剤もあります）

④多めの水で飲みこむ

⑤とろみ水で飲みこむ

⑥服薬用のゼリーといっしょに飲む

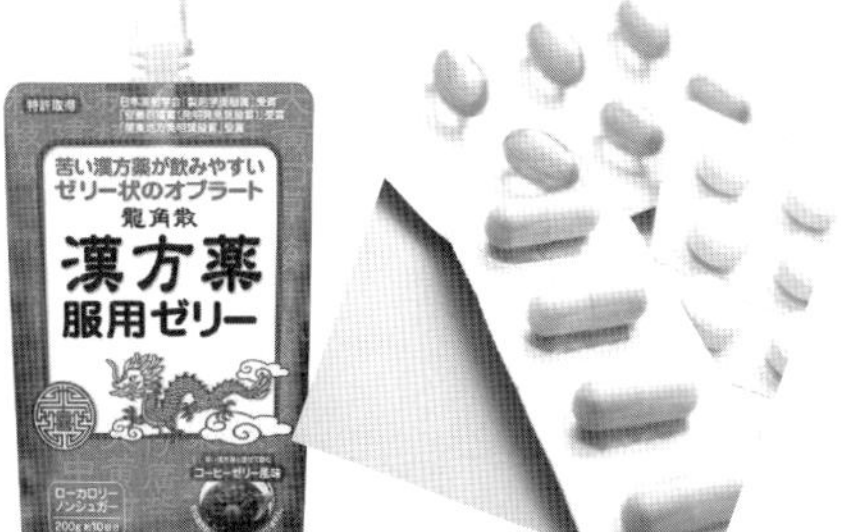

PTP包装

嚥下障害はこのように診察する

嚥下障害で医療機関を受診するパターンで多いのが、**①嚥下障害になって、誤嚥性肺炎を合併**する場合、**②脳血管障害が起こって、嚥下障害を合併**する場合です。つまり、嚥下障害だけで医療機関を受診する場合はあまりなく、受診したとしても明確な対処法がないのが現状です。肺炎や脳梗塞などの急性疾患にかかっている場合は、その治療をまず行い、その後、嚥下障害の治療を開始します。

医療機関では次のような過程で、嚥下障害を診療しています。

①嚥下機能を評価して重症度を判定する

医師が飲みこむときののどの動きを観察して、どの程度の「飲みこみ力」があるかを調べます。

②原因を調べて、今後どうなるかを予測する

老化以外にも、脳血管障害や神経疾患などが嚥下障害の原因になります。原因によって、その後、障害が

嚥下障害の診療～治療を行う医療スタッフ

医師 （耳鼻咽喉科、消化器内科、リハビリテーション科など）	「飲みこみ力」を評価して、必要な治療（おもにリハビリテーション）を指示します。
歯科医師	口腔内を評価して、口腔ケアの内容を指示します。
言語聴覚士	嚥下リハビリを行います。
看護師	からだ全体の健康管理を行います。 嚥下専門の認定看護師もいます。

改善するかどうかが異なります。

③治療を行う

嚥下障害は、飲みこむ機能の低下によって起こるので、機能を改善させることが目標になります。嚥下障害の治療は、リハビリテーションが中心です。

④診療環境を整える

嚥下障害は、継続的な診療が必要で、かかりつけの医療スタッフを確保しなければなりません。

　また、家族を含めた介護者が嚥下障害を理解する必要もあります。

嚥下機能を評価して、重症度を判定する

「飲みこみ力」をしっかり調べるためには、飲みこむときにのどがどうなっているかを見なければなりません。飲みこむときののどの状態を把握することで、どのような訓練が必要なのかを調べます。検査方法はおもに2つあります。

　ひとつは、嚥下内視鏡検査（VE）です。VEでは、内視鏡を用いて、飲みこむときののどの様子を観察します。見やすくするために、色をつけたゼリーや水を被検者に飲んでもらいます。うまく飲みこめると、一瞬でゼリーや水がのどの中からなくなります。しかし、飲みこみが悪いと、ゼリーや水が声門に流れこんだり、のどに残ったりしたままになってしまいます。内視鏡があれば簡単にできるので、ほとんどの医療機関で「飲みこみ力」の評価に用いられています。

　もうひとつは、嚥下造影検査（VF）です。ヨード造影剤を飲みこんでいる様子をX線透視で観察します。VEと異なり、飲みこんだ瞬間ののどの動きを確認できるのが長所です。しかし、大がかりな機器を用いる、検査食を用意するのに手間がかかるなどが理由で、VEほど一般的ではありません。

嚥下内視鏡検査（VE検査）

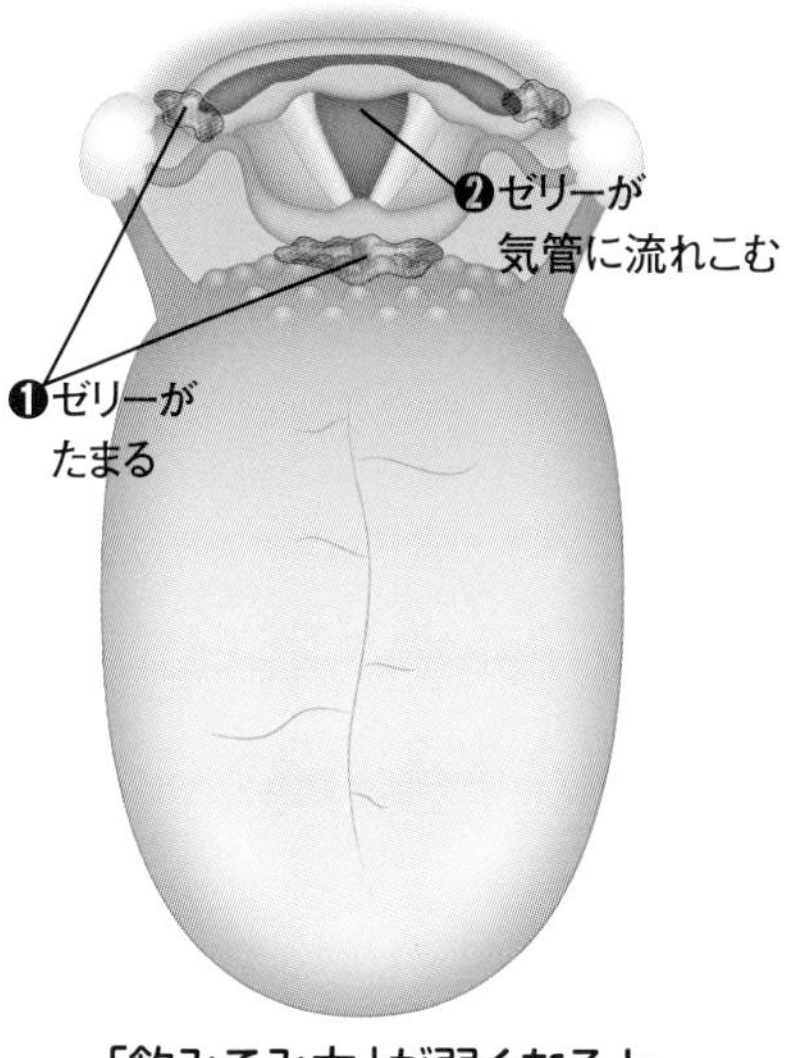

「飲みこみ力」が弱くなると

嚥下障害はどうして起こるのか

老化

喉頭や舌の筋力や感覚が衰えると、「飲みこみ力」が弱くなります。

老化での嚥下障害は、誤嚥性肺炎にかかるまで、病院で診断されることはほとんどありません。そのため、老化による嚥下障害は、「飲みこみ力」が衰えきった状態で診察されます。そのような状態では、体力がかなり低下しており、「飲みこみ力」をしっかりと鍛えるのはなかなか難しくなるのです。

治療薬による影響

抗コリン薬、カルシウム拮抗薬《きっこうやく》、三環系抗うつ薬など、筋肉を弛緩《しかん》させる薬は、のどや舌の動きを弱くするので、「飲みこみ力」にはよくありません。

また、唾液の分泌を妨げる利尿薬や抗ヒスタミン剤もよくありません。

脳血管障害

脳梗塞や脳出血といった脳血管障害は、嚥下障害の原因としてよく知られています。これらの脳血管障害の50～１００％に嚥下障害が起こります。しかし、脳血管障害の場合、一時的に食事をとれなくなることがありますが、損傷される脳の場所や範囲で異なるものの、リハビリで治る可能性が高いのです。

なぜなら、脳に障害が起こっても、飲みこみにかかわる筋肉は衰えていないからです。障害されていない脳組織が代わりに働くことで、機能を回復できるのです。しかし、「飲みこみ力」は弱くなっていますから、健康な人に比べて、体調が悪化すると嚥下障害を発症しやすくなります。

神経や筋肉が徐々に障害される疾患

神経に異常をきたす病気は、嚥下障害を引き起こします。医学の発展により、治療の糸口が見つかりつつあるものの、治療法が確立していません。

神経疾患の多くは、ゆっくりと進行していきます。そのため、これらの神経疾患から起こる嚥下障害は、進行性かつ難治性です。

・パーキンソン病　からだの動きがなめらかでなくなる病気です。ドパミンという神経伝達物質をつくる神経細胞が脳内で減ることで起こります。

・ＡＬＳ（筋委縮性側索硬化症）　手足・のど・舌の筋肉や呼吸に必要な筋肉がだんだんやせて力がなくなっていく病気です。筋肉を動かす神経だけが障害されることで起こります。

・アルツハイマー病　認知症の原因になります。

食べものの通路がふさがる疾患

のどや食道に腫瘍ができると、通路がふさがれて、食べものが通りにくくなります。また、のどや口に炎症が起こると痛くて食べられなくなります。

嚥下障害は原因によって「飲みこみ力」の回復度が異なる

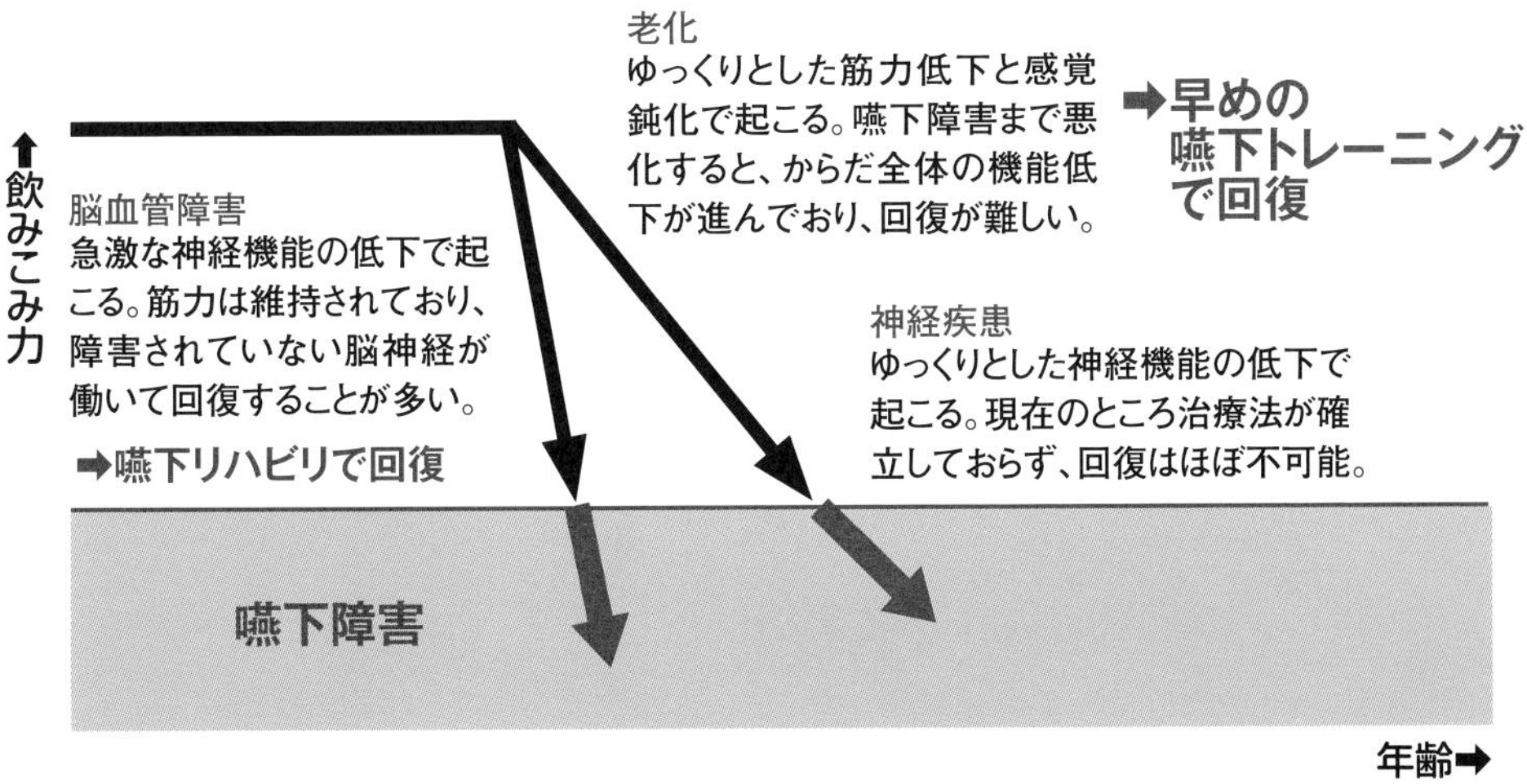

↑飲みこみ力
老化
ゆっくりとした筋力低下と感覚鈍化で起こる。嚥下障害まで悪化すると、からだ全体の機能低下が進んでおり、回復が難しい。
➡早めの嚥下トレーニングで回復
脳血管障害
急激な神経機能の低下で起こる。筋力は維持されており、障害されていない脳神経が働いて回復することが多い。
➡嚥下リハビリで回復
神経疾患
ゆっくりとした神経機能の低下で起こる。現在のところ治療法が確立しておらず、回復はほぼ不可能。
嚥下障害
年齢➡

嚥下障害はどのように治すのか

嚥下リハビリテーション

嚥下リハビリテーションは、言語聴覚士がおもに行います。言語聴覚士は、医師が行う検査をいっしょに確認し、決定したメニューでリハビリを行います。口から飲みこむのが困難と判断すると、まず間接訓練を始めます。

間接訓練とは食べものを用いない訓練のことです。具体的には、のどの粘膜を冷たい綿棒で刺激するアイスマッサージや舌の運動などを行います。

患者の体調がよくなり、検査を行い食べものを飲みこめると判断すると、直接訓練を始めます。

直接訓練とは食べものを用いる訓練です。「飲みこみ力」に応じて、食べものの形態や量、食べる姿勢を変えます。食事時間30分程度、食事量7割程度をリハビリの目標にします。

嚥下障害のリハビリテーションは、負荷が軽いと説

シャキア法

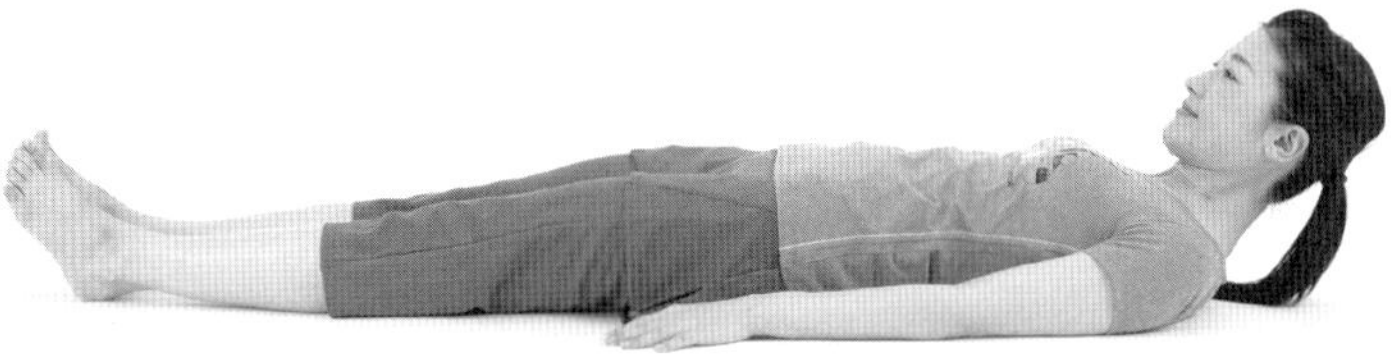

①仰向けで肩を床につけたまま、頭だけをつま先が見えるまで高く上げる。
「1分間頭を上げ続けた後、1分間休む」を3回くり返す。
②同じく仰向けで頭の上げ下げを30回連続してくり返す。
①②を1日3回、6週間続ける。

明しましたが、続けるのは簡単ではありません。

たとえば、シャキア法を見てみましょう。

これは、食べものを用いずに首の筋肉を鍛えて、「飲みこみ力」を改善させる方法です。しかし、このトレーニングを続けるのは、容易ではありません。そもそも横になるのが面倒なうえに、苦行といってもいいほどきついのです。飲みこむこととかけ離れたこの運動をずっと続けるのは、やる気を保てません。

嚥下障害を改善させる薬

「飲みこみ力」そのものを改善する薬はありません。しかし、サブスタンスPには嚥下反射や咳反射を起こさせ、誤嚥を防ぐ作用が知られています。ACE阻害薬、ドパミン作動薬、漢方薬の半夏厚朴湯《はんげこうぼくとう》は、血中サブスタンスPの濃度を上昇させる効果が知られています。これらの薬を飲むと、咳が出やすくなり誤嚥しにくくなります。

食べものでは、黒こしょうは、食欲を増進させ、飲みこむ動きを活発にします。この効果を活かすため、黒こしょうの貼り薬も発売されています（アロマパッチ®）。唐辛子の成分として有名なカプサイシンはサブスタンスPの分泌を高めることで知られています。

手術

嚥下障害を改善させる手術は、首の悪性腫瘍の治療を行っている耳鼻咽喉科で行われています。しかし、嚥下障害の患者は健康状態が悪く、手術を受けられないことが多いため、この手術を積極的に行っている医療機関は多くありません。

手術は、2種類あります。

誤嚥防止手術は、呼吸の通路と飲みこむ通路を完全に2つに分けてしまう手術です。代表的な方法は、喉頭摘出術です。口や鼻からではなく、首の前方に開けたあな（永久気管孔）から呼吸するようにするのです。しかし、手術によって、喉頭の一部である声帯がなくなってしまうので、声が出せなくなります。

嚥下機能改善手術は、飲みこむ機能を高める手術です。誤嚥防止手術と異なり、発声を犠牲にはしません。垂れてしまった喉頭の位置を上げて、飲みこみやすくする方法（喉頭挙上術）、硬くなった咽頭の筋肉を切断することで、食べものの通りを改善する方法（輪状咽頭筋切断術）が代表的です。

嚥下トレーニングとこれまでの訓練法との違い

嚥下体操や嚥下リハビリも、嚥下トレーニングと同じように、「飲みこみ力」の改善を目的としたトレーニングです。しかし、これらは「飲みこみ力」が極端に弱っている人を対象にしています。ですから、「飲みこみ力」があまり弱くなっていない人にとっては、どうしても負荷の軽いものになってしまいます。

本当に「飲みこみ力」を鍛えるのであれば、喉頭をしっかり上に動かさなければなりません。しかし、嚥下体操や嚥下リハビリでは、それらが重視されていません。一方で、嚥下トレーニングは、嚥下の動きそのものをよくするよう鍛えます。

「飲みこみ力」が弱りきっていなければ、ふだんの生活のなかに取り入れる嚥下トレーニングのほうが、もっと効果的で楽に「飲みこみ力」を高められます。

嚥下体操は「飲みこみ力」がかなり弱くなった人の基礎運動

多くの高齢者施設で、嚥下障害を予防するために、嚥下体操を指導しています（94～97ページ参照）。

嚥下体操は、もうすでに嚥下障害になってしまっている人、それに近い状態の人には有効です。

嚥下障害になると、首や口の筋肉が硬くなり、喉頭や舌の動きも鈍くなります。また、ふだんの生活で行う運動も少なくなります。それゆえ、食事の前に、首や口の筋肉を動かし、からだ全体をほぐすと飲みこみやすくなるのです。しかし、嚥下体操は、飲みこむ動きそのものを再現していません。つまり、嚥下体操はあくまで食事前の準備体操であって、「飲みこみ力」をしっかり鍛えるトレーニングではないのです。

「飲みこみ力」が弱くなりきっていない場合、入念な準備体操は必要ありません。なぜなら、人は食べるときだけ飲みこんでいるのではなく、のどに落ちてくる唾液をずっと意識せずに飲みこんでいるからです。

リハビリテーションは、嚥下障害の治療

嚥下体操以外の「飲みこみ力」を高めるトレーニングに、**嚥下障害のリハビリテーション**があります。嚥下リハビリは、病気や老化によって弱くなったのどや舌の機能を高めて、食事をできるようにします。

しかし、この嚥下リハビリは、嚥下障害から脱するためのトレーニングです。「飲みこみ力」低下を予防するトレーニングには、負荷が軽すぎます。

嚥下リハビリは、嚥下障害の「飲みこみ力」に合わせてトレーニングの内容が決められています。まったく食べられなくなると、誤嚥する危険性があるので、まず首や舌をただ動かす、ストローで空気を吐くなど、食べものを使わない訓練を始めます。食べものを用いた訓練の場合、とろみがついた飲みこみやすい食材を用い、かならず介助が必要です。たいていの嚥下リハビリは、それくらい「飲みこみ力」が極端に衰えた場合に行われるのです。

「飲みこみ力」によって、トレーニングの負荷は変わる

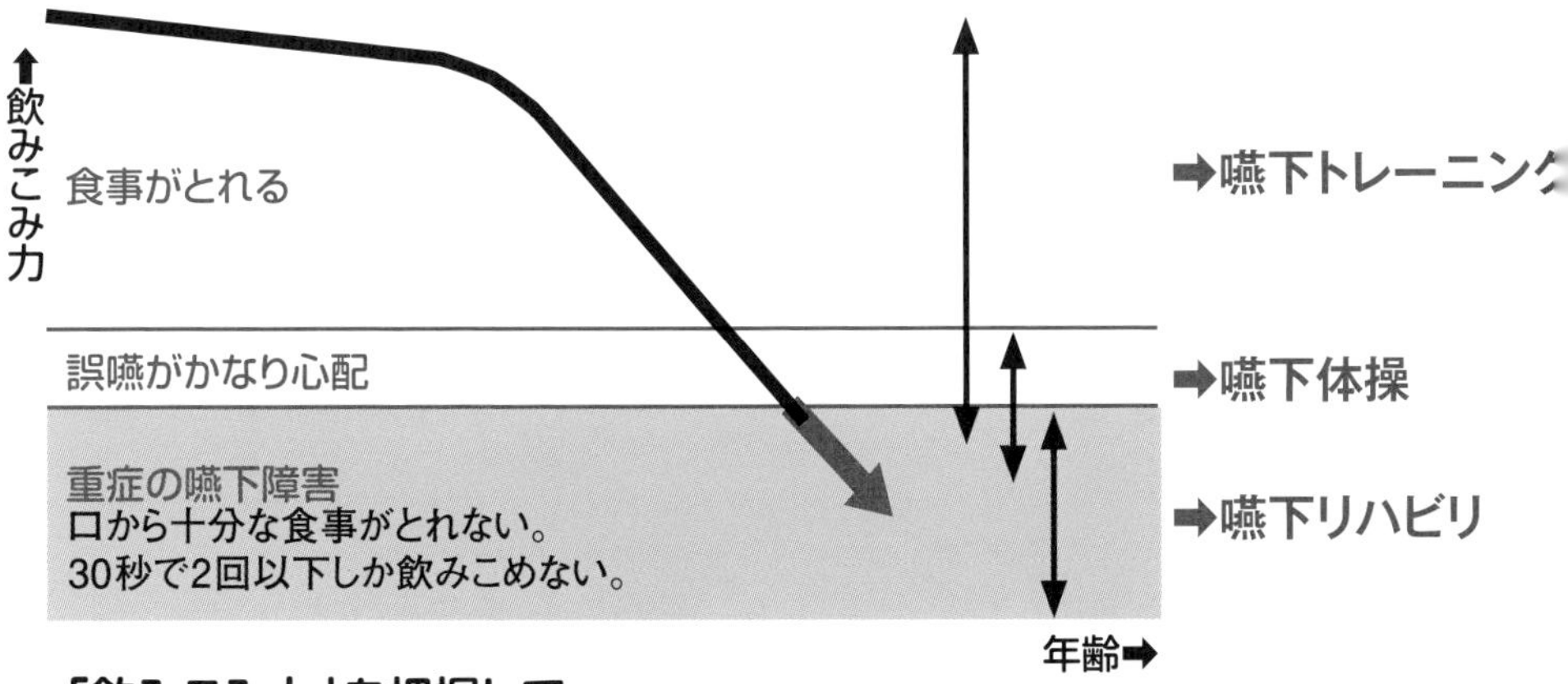

「飲みこみ力」を把握して、適切なトレーニングを行いましょう。

点滴・経鼻チューブ

点滴による栄養補給

点滴による栄養補給には、**①末梢血管からの点滴**、**②中心静脈栄養**があります。

末梢血管は、腕や脚の血管のことです。これらの血管に栄養分を多く含んだ液を点滴してしまうと、血管炎が起こってしまいます。そのため、末梢血管からの点滴では、水分や栄養分を補給することはできますが、生命を維持するのに十分な栄養分を補給することはできません。

中心静脈栄養は、上大静脈や下大静脈といった大きな血管にカテーテル（細い管）を挿入し、栄養分を多く含んだ液を点滴する方法です。必要な栄養分を点滴のみで投与できるため、広く用いられるようになりました。しかし、一方でその弊害が指摘されています。

中心静脈栄養を長期に続けると、胃腸の粘膜が萎縮してしまうのです。

口から食べる以外の栄養摂取の方法

①末梢点滴（腕や脚の末梢血管への点滴）
十分な栄養を投与できない

②中心静脈栄養（大きな血管への点滴）
長期間続けると、腸管に悪影響をおよぼす

③経鼻チューブによる栄養補給
鼻やのどが不快で、飲みこみを妨げる

④胃ろうによる栄養補給
嚥下できないまま、生命維持装置になってしまう場合もある

からだの器官は、活動することで正常な状態を維持しています。胃腸にまったく食べものが入らないと、胃腸は消化する役割を果たせません。そうなると、胃腸は退化してしまうのです。

また、人の腸管には、腸内フローラと呼ばれるさまざまな細菌が存在し、免疫機能を高めたり、病原菌の繁殖を妨げたりします。しかし、胃腸が働かないと、腸内フローラが死滅してしまい、からだにとって悪影響をおよぼします。

経鼻経管栄養

点滴での栄養補給を続けるのは、からだに良くありません。そこで、1週間~1カ月程度の短期間であれば鼻からチューブを胃まで挿入する方法が一般的に行われています。比較的簡単に挿入することができるため、よく行われています。

しかし、経鼻経管栄養には、次の欠点があります。

①鼻にチューブが入っているのが不快
②チューブを入れたままでは、チューブが不潔になる
③チューブが入っていることで、飲みこみにくくなる

口からチューブを挿入すると咽頭反射で、チューブを吐き出そうとしてしまいます。鼻からだとその反射が起こりにくく、チューブを挿入しやすいのです。

経鼻チューブは、栄養補給のときにしか使わないので、本来ずっと鼻に入れている必要はありません。しかし、食べるたびに鼻にチューブを入れることは、あまり行われていません。

経管チューブの挿入は、医師または看護師が行う業務です。なぜなら、誤って気管にチューブが入ると大事故になってしまうからです。胃にチューブが挿入されているのを確認するためには、チューブに空気を送りこんで注入音を聴診器で聞き、X線写真でチューブの先が写っているかを見なくてはいけません。そんなことを食事のたびにするのは、現実的ではありません。

経鼻チューブによる栄養補給

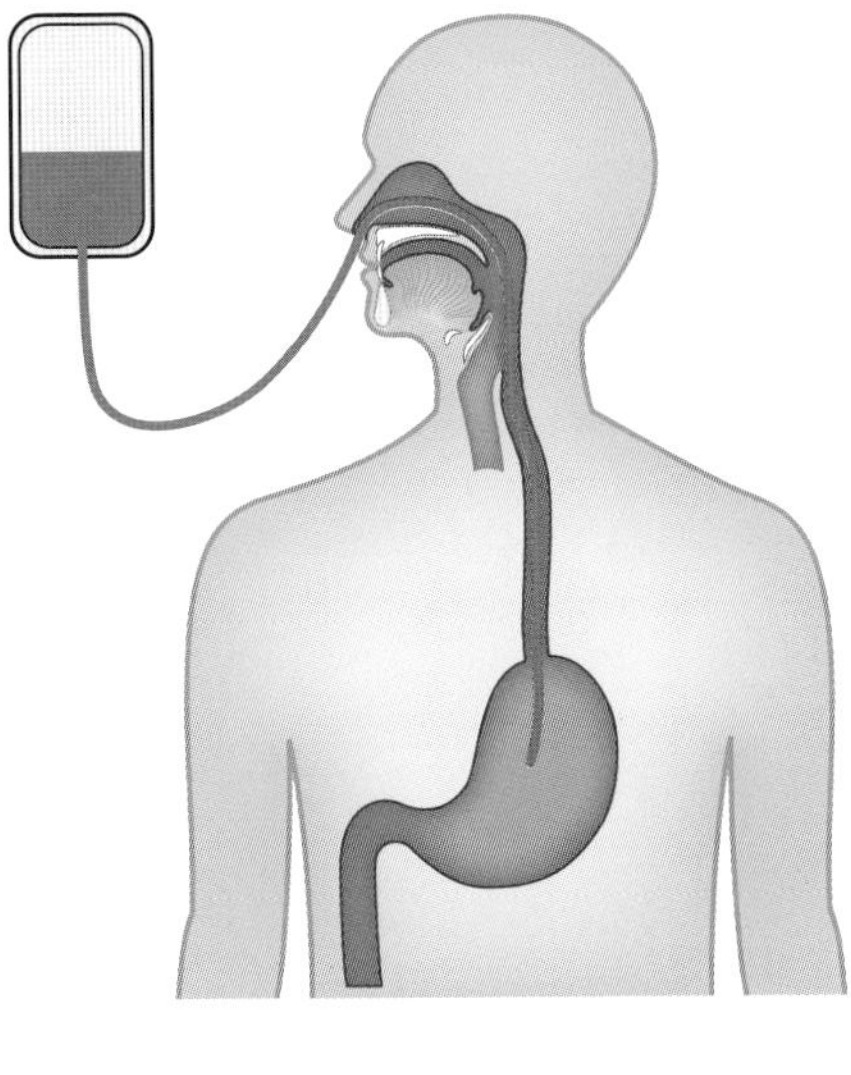

胃ろう

胃ろうによる栄養摂取が続くと食べる能力が衰える

胃ろうは、お腹にあなを開けて、胃に直接流動食を入れられるようにする方法です。

日本では、1995年くらいから普及してきました。胃に直接食べものを入れるので、誤嚥の心配がありませんし、中心静脈栄養と比べ、長期に留置することもできます。中心静脈栄養や経鼻チューブによる栄養補給にくらべて、管理が簡単であるため、急速に広まりました。

胃ろうは、口から食事ができない人が安全に栄養摂取する技術です。しかし、容易に栄養補給できるので、口から食べることが難しそうだと判断すると、すぐに胃ろうをつくってしまい、口から食べさせる努力が行われない場合も多くなったのです。口から食べる努力をしなくなったら、食べものをかむ能力や飲みこむ能力がさらに衰えてしまいます。

その結果、ほとんど意識のない状況で、胃ろうによって栄養が投与され、寝たきり状態の人が増加しました。

日本では、終末期をどう迎えるかについて本人の意思を明確にすることが一般的ではないため、なしくずし的に胃ろうがつくられることも多いのです。

本来であれば、尊厳死についてしっかり議論するべきです。しかし、尊厳死と安楽死の区別も一般的に知られていないうちは、この倫理的な問題を解決できそうにありません。（注※）

胃ろうをつくった場合嚥下訓練を行うことが大切

そこで、安易に胃ろうをつくるのではなく、嚥下機能評価や嚥下リハビリをしっかり行うよう、国が求めるようになったのです。

2014年度の診療報酬改定では、胃ろう造設術の診療報酬が大幅に減額され、①胃ろうをつくる前に、嚥下機能検査を行う ②患者や家族に今後の方針をしっかりと伝える ③術後に嚥下評価や訓練をしっかり行うことに比較的高い報酬が与えられました。ただ胃ろうをつくるのではなく、経口摂取を促すことが重要だと国が示したのです。

胃ろうをつくると、口から食べられなくなると思うかもしれません。しかし、胃ろうをつくり、しっかりと栄養補給をしたうえで、嚥下訓練を行うと、胃ろうを閉じられる可能性があります。

治る病気であれば、経口摂取ができないときに、しっかりと栄養補給しなくてはなりません。なぜなら、栄養不足になると、全身状態が悪くなって、いっそう経口摂取が難しくなるからです。ですから、できるだけ早くしっかりと栄養補給をできるように医療者は手を打たなければなりません。

胃ろうは大切な選択肢です。胃ろうが問題視されるのは、胃ろうをつくった後で、しっかり、経口摂取させる努力を怠った場合です。一時的につくられる胃ろうは悪者ではありません。

胃ろう

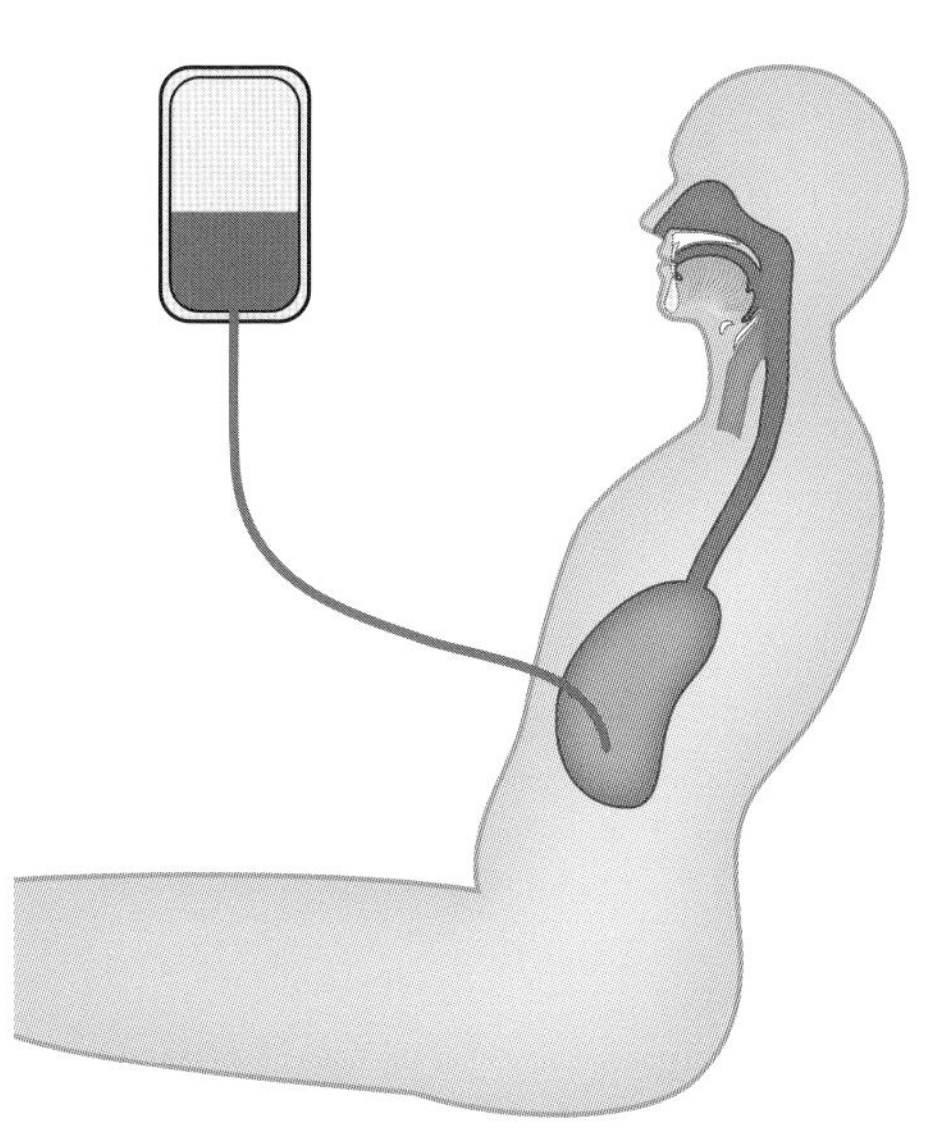

※尊厳死と安楽死

尊厳死は、延命措置を行わない、つまり、延命目的に、胃ろうをつくったり、人工呼吸をしたりしないで、結果として死を迎えることです。つまり、尊厳死とは自然死です。尊厳死では延命措置を行いませんが、鎮痛剤の投与など、症状を和らげる処置は行います。

安楽死は、医師の積極的な医療行為で、患者を死なせることです。安楽死の場合、「A医師が2015年9月9日9時9分に、ペントバルビタールナトリウムを静脈内投与する」としっかりと時間や方法が決まっています。

嚥下障害への新しいアプローチ

嚥下障害の重症化を予防するための診療

従来の嚥下診療では、医師が検査を行って患者さんがどれくらい飲みこめるかを判定し、言語聴覚士が食事の形態を調整するなどのリハビリを行います。しかし、この診療を受ける段階では、患者さんの状態が悪く、ほとんどの場合、嚥下についての理論を理解し、積極的に嚥下機能を高めるトレーニングを行うことができません。

そこで、従来とは異なる診療を行うため、2015年に新しい外来を神鋼記念病院に設置しました。

この外来の特徴は2つあります。まず、アニメーションや動画を使って嚥下のしくみを患者さんに理解してもらうこと。2つめは、内視鏡を指導目的で使うことです。従来の診療では、内視鏡は診療する側が、嚥下機能を評価するために使っていました。しかし、のどの中の動きを患者さん自らが内視鏡画面で確認してもらうと、嚥下動作を格段に理解しやすくなり、喉頭を動かす訓練を行いやすくなります。

従来の嚥下診療では、医師は検査のみを行い、実際のリハビリは言語聴覚士が行います。しかし、嚥下トレーニング外来では、医師が内視鏡を使用して、嚥下動作を指導します。

このような診療を受けるには、患者さんが説明を理解できる理解力が必要です。ですから、認知機能に異常がある人や、肺炎などの疾患で全身状態が悪い人は、この外来を受診することはできません。この外来を受診する人の多くは、自立度が高い軽症の患者さんです。しかし、重症の患者さんもコミュニケーションが十分に可能な場合は、受診が可能です。

この外来で得られた知見は、学会発表や論文で公開し、今後の嚥下診療に役立てていきます。

外来の進め方

最初の診察

①問診を行い、症状などをアンケートでチェックします。

②内視鏡で、嚥下機能と腫瘍性病変などの疾患の有無を評価します。

③内視鏡でのどの動きを確認し、アニメーションなどを使って嚥下のしくみを説明します。

④内視鏡で喉頭をどの程度動かせるかを確認し、状態に合わせたトレーニングの方法を説明します。

3~6カ月後

①1カ月に1回、内視鏡で嚥下機能や嚥下動作を評価し、症状の変化を確認します。

②喉頭を上に動かしてそのまま止める訓練ができるようになることを確認し、再度アンケートを取ります。

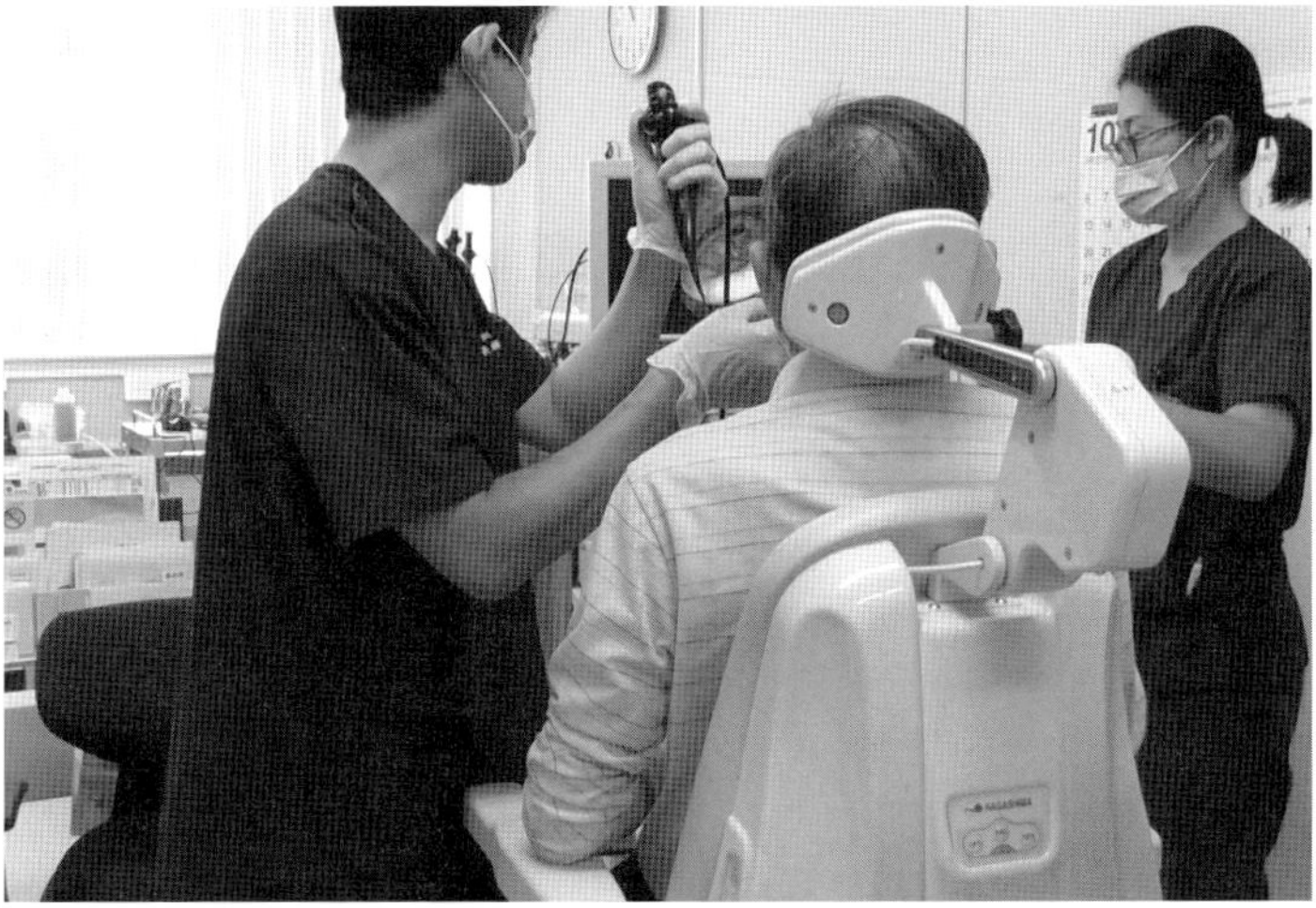

嚥下トレーニング外来は、神鋼記念病院で完全予約制（限定6人、木曜日午前、紹介状が必要です）で行っています。その他の施設につきましては、嚥下トレーニング協会のホームページhttp://www.enge.or.jp/を参照ください。

多職種の連携で嚥下障害を予防する

嚥下障害の予防法を確立し、それを普及させる活動を行うため、2017年に一般社団法人嚥下トレーニング協会を立ち上げました。この協会では、嚥下トレーニングを指導できる講師を養成し、活動してもらうための支援をしています。

嚥下動作は言葉だけでは理解しにくく、指導には「見える化」が必要です。協会では、嚥下動作を理解してもらうため、動画やアニメーションを駆使したわかりやすい教材を作製しています。これらの教材を講師が使うことで、効率のよい指導ができます。

また、講師として活動できる場所を提供しています。カルチャーセンターや団体に指導の場をつくっていただき、認定講師を紹介しています。また、オンラインを活用した指導も行うようにしています。

講師への支援だけでなく、活動をいろいろな人に知っていただくようホームページやSNSを利用した広報活動も行っています。YouTubeチャンネルでは、協会が推奨しているトレーニング方法や理論をわかりやすく説明しています。

また、指導の効果についての検証も行っています。嚥下トレーニングの効果についてエビデンスを構築するため、協会が主導して学会などでの発表や論文作成を行っています。

「嚥下」といえば「高齢者」と結びつけがちですが、予防のために早期介入することが大切と説く当協会では、高齢者よりも若い世代、とくに小児への指導を充実させる予定です。予防医療は医療の専門家でなくても参加できる分野です。とっつきにくい嚥下の間口を広くして、いろいろな世代や立場の人に参加してもらえる活動を行っていきます。嚥下トレーニングはまだまだ発展途上で、いろいろなアイデアが必要です。

協会の活動にご興味がございましたら、同協会ホームページ（http://www.enge.or.jp/）のお問い合わせフォームからお気軽にご連絡ください。

嚥下トレーニング協会の活動

指導法の確立と評価

- 指導法の改良
- 受講者がわかりやすい教材の制作
- 学会発表や論文作成とその支援

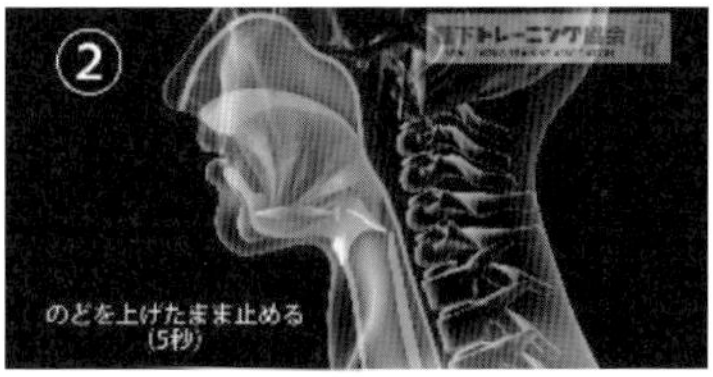

認定講師の養成

- 48名の認定講師(2020年3月31日)
- 耳鼻科医・歯科医・言語聴覚士・ボイストレーナーなど多職種の講師が在籍
- 年4回の研修会(神戸・東京)
- 指導者向け講座の開催

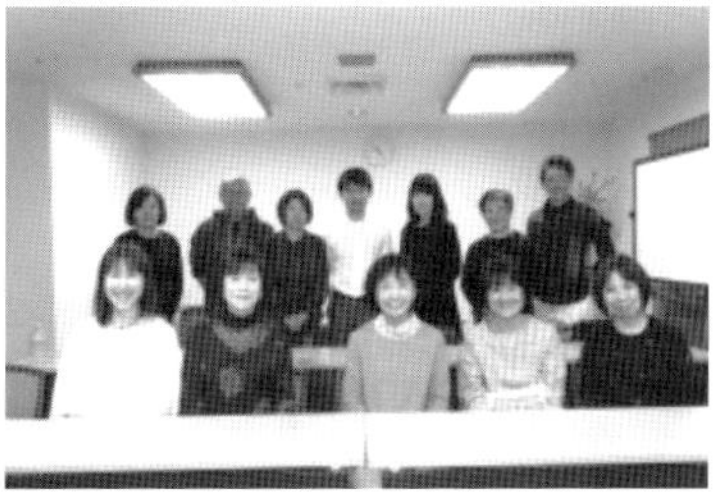

指導の場づくり

- カルチャーセンターや医療機関での指導の支援
- 教室や講演会で使う動画・イラストの提供

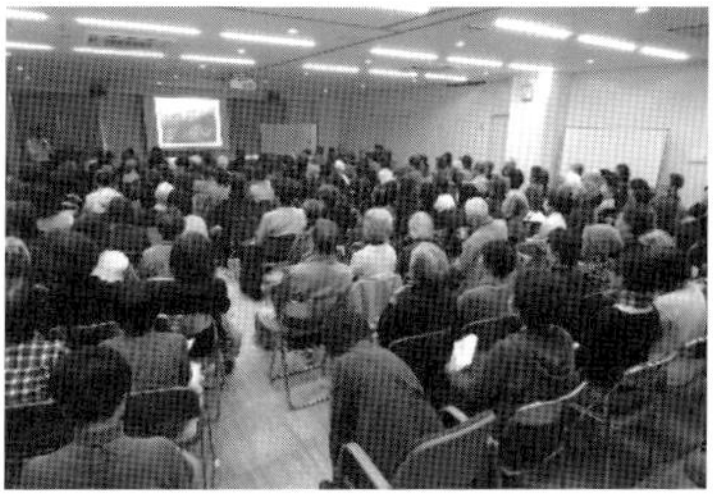

広報活動

- ホームページやパンフレットの作成
- 講演会やイベントの開催
- 書籍の作成
- テレビ・新聞・ラジオなどのメディアへの協力

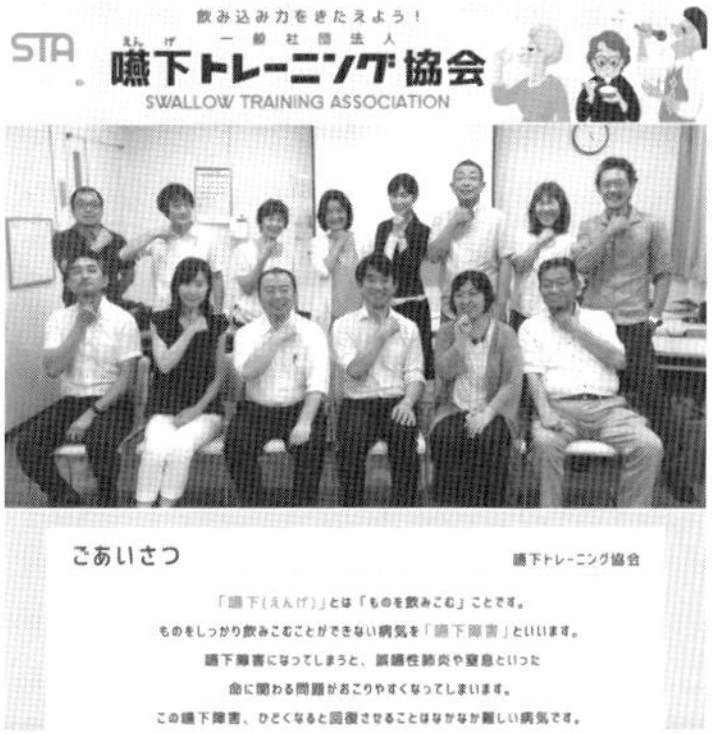
飲み込み力をきたえよう!
STA
一般社団法人
嚥下《えんげ》トレーニング協会
SWALLOW TRAINING ASSOCIATION
ごあいさつ
嚥下トレーニング協会
「嚥下(えんげ)」とは「ものを飲みこむ」ことです。
ものをしっかり飲みこむことができない病気を「嚥下障害」といいます。
嚥下障害になってしまうと、誤嚥性肺炎や窒息といった
命に関わる問題がおこりやすくなってしまいます。
この嚥下障害、ひどくなると回復させることはなかなか難しい病気です。

おわりに

口から食べられることが当たり前ではない時代になりました。そして、このことは、世の中でも知られるようになってきました。

嚥下障害は、すべての人に確実に近づいています。しかし、それを防ぐ方法は、まだ確立されていません。歩行障害と違い、何をしたらいいのかはっきりしていないのです。

超高齢化時代を迎える日本では、嚥下障害をどう防ぐかがより重要な課題です。しかし、いま、嚥下障害の予防訓練と呼ばれているものの多くは、既存の嚥下障害のリハビリをそのまま転用したものです。また、それらの予防効果は検証されておらず、効果に疑問があります。

耳鼻科医として、このような状況をすこしでも改善させたいと考えています。

声を出したり、額を押したりすることでは物足りないみなさまにとってこの本が役に立てば幸いです。

嚥下障害を予防するための試みは、まだ発展途上です。指導法はほぼ固まりましたが、効果を検証するための研究や広報活動がまだまだ不足しています。

これからもさらに賛同いただける仲間をふやして頑張ってまいります。

最後に、嚥下トレーニングの普及にご協力いただきました、一般社団法人嚥下トレーニング協会のみなさま、ありがとうございます。出版に尽力していただきました、スタジオパラムやメイツユニバーサルコンテンツのみなさまにもお礼申し上げます。

二〇二〇年九月十七日

浦長瀬昌宏

浦長瀬昌宏（うらながせ　あつひろ）
2003年神戸大学医学部医学科卒業。同大大学院医学研究科耳鼻咽喉科頭頸部外科学分野卒業。耳鼻咽喉科専門医。ENT medical lab主任研究員。神鋼記念病院耳鼻咽喉科（兵庫県）にて、鼻治療と嚥下障害の予防を中心に耳鼻咽喉科の診療と研究を行う。2015年に日本初となる嚥下トレーニング外来を開設、嚥下障害の予防トレーニングの普及を目的として2017年に一般社団法人嚥下トレーニング協会を設立した。「あさイチ」（NHK）や「主治医が見つかる診療所」（テレビ東京）への出演や、『アレルギー性鼻炎を本気で治す!』『誤嚥性肺炎が怖かったら「のど上げ体操」をしなさい』（ともに時事通信社）などの著書がある。

● Director	清水信次
● Editor	島上絹子
● Illustrater	まえだゆかり、手塚由紀、久保麻紀（FOXY COLORS）
● Designer	スタジオパラム
● Photographer	山上　忠
● Model	大橋規子（スペースクラフト）、緒方美穂
● Special thanks	一般社団法人嚥下トレーニング協会、神鋼記念病院

● 参考資料

「高齢者の嚥下障害診療メソッド」西山耕一郎　中外医学社
「"口から食べる"を支える―在宅でみる摂食・嚥下障害、口腔ケア―」新田國夫編　南山堂
「CGと機能模型でわかる!摂食・嚥下と誤嚥のメカニズム」里田隆博 戸原玄監修　医薬出版株式会社
「嚥下障害のことがよくわかる本」藤島一郎監修　講談社
「脳からわかる　摂食・嚥下障害」馬場元毅　鎌倉やよい　Gakken
「頸部聴診法を使った嚥下の見える評価マニュアル」大野木宏彰　メディカ出版
「高齢者の嚥下障害」木村百合香 MBENTONI　全日本病院出版会
「高齢者における反復した顕性誤嚥症例の臨床的研究」桂秀樹ら　日老医誌
第7回厚生科学審議会予防接種･ワクチン分科会予防接種基本方針部会 議事録平成27年版高齢社会白書　内閣府

のどを鍛えて誤嚥性肺炎を防ぐ！ 嚥下トレーニング
1日5分で「飲みこみ力」に差がつく！

2020年11月15日　第1版・第1刷発行

著　者　浦長瀬　昌宏（うらながせ　あつひろ）
発行者　株式会社メイツユニバーサルコンテンツ
（旧社名：メイツ出版株式会社）
代表者　三渡　治
〒102-0093 東京都千代田区平河町一丁目1-8

印　刷　株式会社厚徳社

ご意見・ご感想はホームページから承っております。
ウェブサイト　https://www.mates-publishing.co.jp/

編集長：折居かおる　副編集長：堀明研斗　企画担当：折居かおる

※本書は2015年発行の『健康長寿は「飲み込み力」で決まる! 100歳まで「食」を楽しむための嚥下トレーニング』の増補改訂版です。